Frauen essen anders, Männer auch

Jörg Zittlau

Frauen essen anders, Männer auch

Eichborn.

Fakten und Hintergründe zum Speiseplan der Geschlechter

Die Deutsche Bibliothek - CIP-Einheitsaufnahme
Zittlau, Jörg:
Frauen essen anders, Männer auch : Fakten und Hintergründe zum Speiseplan der Geschlechter / Jörg Zittlau. - Frankfurt am Main : Eichborn, 2002
ISBN 3-8218-3905-8

Umschlaggestaltung: Christiane Hahn
Lektorat: Simone Kreuzberger
Satz: Fuldaer Verlagsagentur, Fulda
Druck und Bindung: GGP Media, Pößneck
ISBN 3-8218-3905-8

Verlagsverzeichnis schickt gern:
Eichborn Verlag, Kaiserstraße 66, D-60329 Frankfurt/Main
www.eichborn.de

Inhaltsverzeichnis

Einleitung

Schon ein Blick in den Alltag zeigt, dass Frauen und Männer sich in ihren Ess- und Trinkgewohnheiten unterscheiden: Frauen essen häufiger Obst, Männer vertilgen mitunter schon beim Frühstück große Mengen an Schinken und Eiern; weiblicher »Sundowner« Nr. 1 ist der Wein, während Männer sich lieber beim Bier zusammensetzen. Selbst beim Esstempo gibt es Unterschiede: Männer essen schneller als Frauen, die dafür häufiger bei ihren Mahlzeiten rauchen. Dafür findet man mehr Männer in Stehimbissen, während Frauen gerne von den Speisen naschen, die sie am heimischen Herd zubereiten. Andererseits: Die meisten Köche sind männlichen Geschlechts, Frauen dürfen allenfalls als Diätassistentinnen glänzen.

Wissenschaftliche Studien belegen die geschlechtlichen Unterschiede beim Essen und Trinken. Nun dürften diese eigentlich auch den Laien nicht erstaunen. Denn körperlich und auch psychisch gibt es ja bekanntermaßen große Unterschiede zwischen ihnen. Tatsache ist jedoch, dass die meisten Unterschiede keinerlei psycho-biologische Rechtfertigung haben. Ihre Ursachen liegen vielmehr in kulturellen und sozialen Überlieferungen.

Nicht zu vergessen die geschlechtsspezifischen Einstellungen zum Thema »Wunschgewicht und Diäten«. Laut einer repräsentativen Erhebung stellen sich 63 Prozent der Frauen, aber nur 42,5 Prozent der Männer mindestens einmal wöchentlich auf die Waage; 45 Prozent der Frauen, aber nur 20 Prozent der Männer geben zu, im letzten Jahr eine Diät durchgeführt zu haben. Aus medizinischer Sicht hätten aber Männer eine Gewichtsreduktion sogar erheblich nötiger als Frauen. Fazit: der ausgeprägte Hang zur weiblichen Diätkasteiung hat allein gesellschaftliche Gründe, er hängt mit Schönheitsidealen, Karrierewünschen und Machtverhältnissen zusammen.

Geschlechtsspezifische Ernährungsunterschiede entspringen also oft nicht den medizinischen Bedürfnissen, sondern kulturellen Überlieferungen. Und die stehen oft in krassem Gegensatz zu dem, was Frauen und Männer tatsächlich brauchen:

- So enthält der weibliche Organismus weniger Wasser als der Männerkörper, weswegen gerade Frauen möglichst wenig harntreibende Getränke verzehren sollten. Tatsache ist aber, dass sie besonders oft zu Tee und Kaffee greifen, die ihren Körper regelrecht entwässern.

- Weiterhin ist der Kalorienbedarf von Frauen deutlich geringer, nicht nur aufgrund der meistens geringeren Körpergröße. Tatsache ist aber, dass Frauen heute weit über ihrem Kalorienbedarf essen.

- Frauen kommen aufgrund ihrer Hormone besser mit tierischen Fetten zurecht. Und doch sind es die Männer, die überwiegend Fleisch auf ihren Speiseplan setzen und dadurch ihr Gicht- und Herzinfarktrisiko nach oben treiben.

- Die spezifische Hormonkonstellation und der Monatszyklus der Frau erfordern eine spezielle Zufuhr von Vitaminen und Mineralstoffen. Der alltägliche Speiseplan der heutigen Frauen nimmt darauf jedoch keine Rücksicht.

- Andererseits greifen Frauen häufiger zu Nahrungsergänzungsmitteln - ohne Gewissheit, dass ihnen diese Mittel irgendeinen Nutzen bringen.

- Nicht zu vergessen: die Psyche. Frauen lieben es auf ihren Speisetellern bunter und abwechslungsreicher, sind jedoch aufgrund der Vorlieben ihrer Männer oft dazu gezwungen, immer dieselben, langweiligen Gerichte auf den Tisch zu bringen.

In diesem Buch wird erläutert, worin sich die Trink- und Essbedürfnisse von Männern und Frauen tatsächlich unterscheiden, warum das jeweils so ist und wie man diese Unterschiede in der täglichen Ernährung berücksichtigen kann. Ein Unterfangen, das sich lohnt. Denn wenn es gelingt, die Ernährung nach den geschlechtsspezifischen Besonderheiten auszurichten, lassen sich viele Fitness- und Gesundheitsprobleme in den Griff bekommen. Aber nicht nur das: eine kulinarische Versöhnung der Geschlechter, wie sie am Ende des Buches angeregt wird, würde nicht nur einen Beitrag zur Verständigung der Geschlechter, sondern auch einen Schritt hin zu gesellschaftlicher Emanzipation und Gleichberechtigung bedeuten.

Klöpse für die Kerle und Schoko für die Mäuse: Geschlechtsspezifische Ernährung im Alltag

Typisch Mann: »Willste noch was Ketchup drauf?«

Kathy arbeitet schon sechs Jahre lang als Wirtin in der »Klause« am Düsseldorfer Hauptbahnhof. Ein anstrengender Job ohne sonderliche Perspektiven. Ursprünglich hatte Kathy ja auch nur als Aushilfskellnerin gestartet, sozusagen als Zwischenlager, weil sie auf ihre nächsten Stelle als Verlagskauffrau wartete. Doch leider tat sich dort gar nichts, mit der Folge, dass sie irgendwann sogar von der Aushilfe zur Chefin der ‚Klause' mutierte. Und das bedeutet, dass sie in diesem Laden wohl irgendwann einmal sterben wird.

Die Arbeitszeit von Kathy, die eigentlich Katherine heißt, dauert von sechs Uhr abends bis eine Stunde nach Mitternacht. Der Stil der ‚Klause': durch und durch konservativ. Im Kellergeschoss vier Kegelbahnen, oben eine Theke mit Stehhockern, im Raum ein paar Tische, die im Halbdunkel versinken, an den Wänden blinkende Spielautomaten und in der Ecke eine artgeschützte Jukebox, gegen deren Auswahl sich selbst Bayern 3 wie ein Anarcho-Sender anhört. Genau jene Sorte von Kaschemme also, in der sich Männer aufhalten, die nicht mehr nach Hause wollen. Und diese Männer hat Kathy im Laufe der Jahre bis ins Detail kennen gelernt. So gut, dass sie von ihr nur noch in bestem Düsseldorfer Platt angepöbelt werden. Abgeschreckt hat das freilich niemanden, man liebt die üppige Mittfünzigerin seitdem sogar mehr als vorher. Kathys Resümee: »Männer lieben in ihrem Leben nur zwei Frauen: die erste gibt ihnen die Mutterbrust, die zweite macht ihnen die Striche auf den Bierdeckel.«

Apropos Striche auf dem Bierdeckel: was trinken und essen denn die Kerle so? »Wer in so einer Kneipe arbeitet wie ich«, erklärt Kathy, »der weiß, dass auf seiner Speisekarte nur das Nötigste zu stehen hat.« Das heißt: Schnitzel mit Kartoffelsalat oder Pommes, und zu besonderen Anlässen einen Schweinebraten mit Klöpsen. Jedes Mal mit viel Sauce drauf. Und Salat? »Überflüssig. Höchstens mal einen Krautsalat aus der Büchse«, antwortet Kathy und lacht. »Zuviel Vitamine würden unsere Patienten nur ins Koma schicken.« Und Trinken? »Bier, Bier, und noch mal Bier. Für die besonders Harten oder Fertigen auch mal einen Kurzen. Und bei den Kegelbrüdern gibt es regelmäßig das ‚Gedeck': Bier plus Schnaps, bis die Leber um Hilfe schreit«.

Mit Leber in Not hat Else nur wenig zu tun, doch auch sie garantiert ihren Kunden vitaminfreie Kost. Die gebürtige Wattenscheiderin betreibt seit acht Jahren eine Imbissbude in Hamburg. Ihre Hauptkundschaft: Arbeiter aus dem Gewerbegebiet, und jede Menge LKW-Fahrer. Am häufigsten kredenzt sie das obligatorische Schnitzel mit Kartoffelsalat, »mit den Fleischlappen überm Tellerrand, damit die Jungs auch was im Magen haben«. Obligatorisch die Frage: »Jupp, willste auch noch Ketchup drauf?« Nicken: »Auch auf dem Kartoffelsalat.« Ja, Else. Echt super. Und man sieht dem Mann an, wie wohl er sich fühlt.

Doch nicht immer lassen sich Männer mit einem Schweinelappen über dem Tellerrand abspeisen. Das weiß Gisela nur zu gut. Sie betreibt ein Hotel-Restaurant an der norddeutschen Ostseeküste. Ihre Erfahrung: Gerade »die Kerle« sind es, die beim Essen »rumzicken«. Für Männer geht der Urlaub nur dann in Ordnung, wenn es auch mit dem Essen hundertprozentig stimmt. Es mag tagelang in Strömen regnen, die Kinder können sich auf dem Spielplatz die Knochen brechen – aber wehe, das Essen ist nicht in Ordnung. Wobei Männer eigentlich überhaupt gar keine Ahnung von guter Küche haben. »Am schlimmsten sind die«, klagt Gisela, »die mit großem Gusto teure Weine bestellen, obwohl sie nicht einmal ahnen, dass uns der liebe Gott vier Geschmackssinne gegeben hat. Und sich dann beim Probieren darüber mokieren, dass der Wein ja wohl doch ein bisschen trocken ist, obwohl ihnen bei dem Wort eigentlich nichts anderes einfällt als der bröselige Marmorkuchen von ihrer Mama.«

Typisch Frau: Eine kleine Sünde sei erlaubt

Carlo ist erledigt. Er hat gerade ein Gespräch mit einer Kundin hinter sich. Die wollte alles wissen über die Babynahrung, die er in seiner Bremer Drogerie verkauft. Musste alles biologisch, ökologisch und kontrolliert sein. »Am besten wäre es gewesen«, jammerte Carlo, »ich hätte ihr erzählen können, wie die Hühner heißen, von denen das Fleisch stammt.« Dass Frauen darauf achten, was ihre Babys essen, das könnte er ja noch verstehen. Aber wenn sie dann, nachdem sie 30 Jahre lang selbst »jeden Mist in sich hineingestopft haben«, zu Hohepredigerinnen in Sachen gesunder Ernährung werden, hört bei ihm das Verständnis auf.

Tim hat solche Probleme nicht. Er arbeitet in einem vegetarischen Restaurant. Und hier verkehren hauptsächlich Frauen. Der Geschäftsführer hat extra ihn als Kellner geholt, »weil die Mädels mehr springen lassen, wenn sie von einem knackigen Kerl verwöhnt werden«. Ein Urteil, das Tim nur bestätigen kann. Denn Frauen können durchaus spendabel sein, wenn man sie freundlich behandelt. Oft nervt es ihn aber auch, wenn »die von jeder Bohne und jeder Sprosse wissen wollen, wo die herkommt und was das Besondere daran ist«. In solchen Momenten beneidet er seine Kollegen, die im Steakhaus arbeiten. »Denn dorthin kommen vor allem Männer. Und denen ist egal, was für ein Fleisch auf ihren Teller kommt, Hauptsache, es ist zart und blutet schön.«

Auch Lukas weiß, dass er von seinem Chef angeheuert wurde, um Frauen anzulocken. Er arbeitet in einem Hamburger Café. Seine Kundschaft besteht in erster Linie aus den klassischen Kaffeetanten. Standardbestellung: ein Kännchen Kaffee, ein Stück Kuchen, selbstverständlich mit Sahne. Und wenn dann noch Platz im Magen ist, eine Portion Eis hinterher. Lukas arbeitet nur nebenberuflich als Kellner, eigentlich studiert er Sport. Er geht davon aus, dass viele der Frauen »an einem Nachmittag so viele Kalorien verputzen wie andere an einem ganzen Tag«.

Lukas' jüngstes Erlebnis an der Volkshochschule, wo er als Sportdozent arbeitet, hat sein Unverständnis für ein solches Ernährungsverhalten auf die Spitze getrieben. Da saß doch tatsächlich eine Kursteilnehmerin vor der Umkleidekabine, um sich noch schnell ein Stück Erdbeertorte mit Sahne reinzudrücken. Ihr Argument: »Jetzt kann ich mir ja diese kleine Sünde erlauben, ich mache ja gleich Sport, um das wieder abzutrainieren.« Lukas blieb angesichts so vielen Schwachsinns glatt die Luft weg. »Die Torte hätte sie noch nicht einmal wegtrainiert, wenn ich sie um ganz Hamburg gescheucht hätte.«

Was Männer und Frauen so essen

»Männer und Frauen passen einfach nicht zueinander«, so formulierte es einmal der Komiker Loriot. In punkto Ernährung scheint dieses Urteil mehr als irgend sonst zuzutreffen.

Frauen lieben es süß, haben aber auch gerne Kräuter auf ihren Speisen; Männer lieben es salzig und deftig, und wenn schon Kräuter, dann irgendetwas Stinkendes wie Knoblauch, als ginge es darum, das Revier zu markieren. Fleisch ist Männersache, Nudeln hingegen sind Frauensache. Soft- und Milcheis ist was für Frauen, während Männer mit Mettwürstchen und Räucherspeck die Belastbarkeit ihres Magens austesten. Auch Vegetarisches ist Frauensache, Fische sind allerdings wieder Männersache. Aus den Cafés wird uns meistens von Kaffeetanten berichtet, während wir die Onkels aus der Werbung für Babynahrung (Onkel Hipp), Orangensaft (Onkel Dittmeyer) oder Fischstäbchen (Käpten Iglo) kennen. Apropos: Werbung. Hier sind es überwiegend Männer und Söhne, die essen, und Frauen, die kochen. Und da die Werbung exakt auf die realen Bedürfnisse der Gesellschaft ausgerichtet ist, bleibt der Verdacht bestehen, dass die Frau als Herrscherin zwischen Herd und Spülbecken nach wie vor die Stellung hält, weit vor ihren emanzipierten Kolleginnen - auch wenn in ihrer Küche der Gasherd mittlerweile durch die Kurzwelle und das Waschbecken durch die Spülmaschine ausgetauscht wurden.

Wo bleibt da der Spaß?

Regelrecht abenteuerlich wird es, wenn Diäten thematisiert werden. Denn die sind überwiegend Frauensache. Männer leiden zwar auch häufig unter Übergewicht, Bluthochdruck sowie erhöhten Harnsäure- und Cholesterinwerten, doch wenn es ums Abspecken geht, sind Frauen weit vorn. Denn für sie hat Schlank-Sein nicht nur die Bedeutung von Gesundheit und Fitness, es hat für sie fast schon eine existenzielle Dimension (Näheres zum Diätenwahn siehe Seite 19). Nicht zu vergessen schließlich all die zwanghaften Esserinnen: Frauen, die sich gleichzeitig zum opulenten Mahl per Teelöffel 30 Diättropfen einflößen. Messerkünstlerinnen, die ihren Apfel in 32 Schnipsel teilen, damit er besser satt macht. Und Brutalo-Asketinnen, die sich selbst mit einer einstündigen (Tor-)Tour auf dem Hometrainer abstrafen, wenn ihnen gerade mal wieder eine Schoko-Tafel die Kehle hinuntergeschlüpft ist.

Wissenschaftler vom Deutschen Institut für Ernährungsforschung stellten fest: »Frauen sind eher bereit, auch weniger gut schmeckende Speisen zu essen, wenn sie ihrer Gesundheit dienen.« Wenn es also gesund ist, sagen Frauen eher als Männer: »Hauptsache rein, egal, wie es schmeckt.« Schließlich meinte auch schon unsere Großmutter: »Was gesund ist, muss auch bitter sein.« Oder sauer. Wie etwa einer der aktuellen Fitness-Drinks, der Apfelessig. Männer bringen es gerade noch über sich, ihn über den Salat zu gießen. Den erzsauren Apfelessig aber auf nüchternen Magen frühmorgens im Schnapsglas herunterzuwürgen, das schaffen nur Frauen. Fazit: Kalorien- und gesundheitsbewusste Ernährung um jeden Preis sind kein Spaß, und da das Leben vieler Frauen hauptsächlich davon geprägt ist, wird es wohl auch kaum Spaß machen.

Und die Männer? Haben sie Spaß am Essen, Trinken und Leben? Weit gefehlt. Denn das Verhalten der Drei-Sterne-Köche, Restaurantkritiker und Lebemänner hat weniger etwas mit Spaß und Lust zu tun, als vielmehr mit traditionell-männlichem Prahlverhalten. Die Wahrheit ist: Der klassische

Durchschnittsmann isst zu fett, trinkt zu alkoholisch, und das alles tut er schnell und mit zu wenig Genuss.

Auch der Mann erfreut sich also nur wenig am Essen, Trinken und Leben. Und das hat, wie bei den Frauen, gesellschaftliche Gründe. Allerdings steckt hinter seiner Unlust nicht der Diätenwahn, sondern die klassische Vorstellung, dass er ein echter Kerl zu sein hat. Und zu diesem Bild passt es nicht, sich sinnlich gehen zu lassen und leckere Speisen einfach zu genießen.

Zwischen Vorurteilen und Fakten

Der Blick auf den Alltag zeigt deutliche Unterschiede im Ernährungsverhalten von Männern und Frauen. Doch Vorsicht! Eine differenzierte und tiefere Betrachtung tut not. Denn nicht alle der beobachteten Unterschiede entsprechen so ganz der Wahrheit.

So ist es wohl richtig, dass Frauen bei ihrer Ernährung mehr auf die Gesundheit achten als Männer. Tatsache ist aber auch, dass sie beim Essen häufiger Kompromisse machen und aus Bequemlichkeit, um des lieben Friedens willen oder aus anderen Motiven auch einmal etwas Ungesundes essen. Ähnliches finden wir auch beim Thema Fleisch und BSE. Neuere Erhebungen zeigen, dass Frauen zwar erheblich sensibler auf den Veitstanz der Kühe reagierten und dass sie weitaus häufiger als Vegetarier am Tisch sitzen als Männer. Andererseits findet man die Hardliner unter den Rohköstlern laut einer Studie der Universität Gießen überwiegend unter jungen Männern.

Wer die unterschiedlichen Ernährungsweisen von Männern und Frauen differenziert betrachten will, muss dabei berücksichtigen, dass diese Unterscheidung an sich schon recht grob ist. Denn beim Verhalten am Essenstisch spielen soziale Vorgaben eine große Rolle. Ob ich mir am Kiosk ein Dosenbier kaufe oder mir vom Kellner einen Edeltropfen einschenken lasse, das ist auch eine Frage von Einkommen und sozialem Status. Die

Hausfrau etwa achtet bei der Ernährung auf andere Dinge als das gestresste Female-Single mit Hang zum Erklimmen von Karriereleitern. Und beide unterscheiden sich wiederum von den Ernährungsgewohnheiten einer Frau, die berufstätig ist und sich gleichzeitig als Hausfrau um eine Familie kümmern muss. Und um zu begreifen, dass ältere Frauen anders übers Essen denken als jüngere, braucht man nur mal seine Oma danach zu fragen, was sie denn in ihre Bratensauce gegeben hat, um sie so schön cremig zu machen.

Ähnliche soziale Unterschiede gibt es natürlich auch bei den Männern. Der Langzeitarbeitslose trinkt häufiger Dosenbier als der Oberstudienrat, und der BWL-Student hat weniger Probleme mit dem Mensa-Essen als der Studiosus für Ökotrophologie. Der endorphinsüchtige Triathlet betrachtet Müsliriegel als Lösung für seine Kohlehydratprobleme, während der dickliche Gourmand darin eher eine Notfallration für die Zeit nach dem Super-GAU sieht. Wer im 20. Semester Philosophie studiert, gestaltet sein Frühstücksbüfett anders als ein jung-dynamisch-erfolgreicher Manager. Und um zu begreifen, dass ältere Männer anders übers Essen denken als jüngere, braucht man nur mal seinem Opa dabei zuzuschauen, wie er gerade mit wackelndem Gebiss den dritten Nachschlag von Omas Rostbraten vertilgt.

Den Mann und *die* Frau gibt es also nicht. Dennoch werden wir bei unseren Betrachtungen feststellen, dass es trotz aller sozialen »Störgrößen« essenzielle Unterschiede zwischen den Ernährungsgewohnheiten der Geschlechter gibt, Unterschiede, die vor sozialem wie psychischem wie biologischem Hintergrund eine Rolle spielen.

Zwischen Völlerei und Diätenwahn: Wissenschaftliche Fakten zum Ernährungsverhalten von Mann und Frau

»Dazu finden Sie nix«

»Tut uns leid, aber dazu sind uns keine Forschungsarbeiten bekannt«, »In diesem Zusammenhang müssen wir Sie leider auf den Kollegen X von der Universität Y verweisen« – so lauteten die Standardantworten, die dem Journalisten begegneten, als er zum Thema »Frauen essen anders, Männer auch« recherchierte. Und die Anfrage bei Kollegen X erbrachte in der Regel einen Hinweis auf den Kollegen Y von der Universität Z, der zuvor auf seinen Kollegen X verwiesen hatte. Nur in wenigen Fällen, wie etwa bei der Dr. Rainer-Wild-Stiftung für gesunde Ernährung, kamen positive Rückmeldungen in Form von konkreten Literaturtipps. Frustrierend. Doch am desillusionierendsten waren die Statements von jenen Ernährungswissenschaftlern, die kategorisch behaupteten, dass zu diesem Thema bislang noch nicht explizit geforscht worden wäre. Einer beglückwünschte den Journalisten sogar zu dem »hochinteressanten Thema«, um gleich hinzuzufügen: »Doch finden werden Sie dazu nix.«

Auch der Berufsverband der Frauenärzte attestierte sich selbst, »keine geeignete Fundstelle« zu Fragen im Hinblick auf Frauenernährung zu sein. Dies passt zu dem Bild, das der Epidemiologe Prof. Jörg Hasford in seiner »Pegasus«-Studie zur Anwendung von Arzneimitteln bei schwangeren Frauen entworfen hat: »Das wichtigste Ergebnis unserer Forschungen ist bislang die äußerst mangelhafte Anwendung präventiver Maßnahmen von Seiten der Frauenärzte.« So ist seit vielen Jahren bekannt, dass die Einnahme von Folsäure das Risiko für Neuralrohrdefekte am Embryo um 50 bis 70 Prozent senkt, dennoch nehmen gegenwärtig weniger als 5 Prozent der Frauen während der Schwangerschaft Folsäure ein. Dafür werden schwangere Frauen von ihren Gynäkologen mit antibiotischen Tetrazyklinen vollgestopft - und die gelten für die Entwicklung des Embryos als ausgesprochen gefährlich. Fazit: Schwangere Frauen sollten sich in den Händen ihres Arztes nicht allzu sicher wähnen.

Für den Journalisten stellte sich bei seinen Recherchen freilich die bange Frage, wo er denn Material für sein Thema finden sollte. Die Ernährungswissenschaftler wissen »nix«, und die Frauenärzte auch nicht. Wer bleibt da noch? Vielleicht die Soziologen, und hier vor allem die neu eingerichteten Bereiche zur Frauenforschung? Und tatsächlich: eine Professorin beeilte sich, ihr Buch zu empfehlen, »in dem Sie schon das Passende finden werden«. Tatsache war jedoch, dass überhaupt nichts Passendes drin stand, und der Journalist am Ende schließlich froh war, das Buch nicht für teures Geld gekauft, sondern nur ausgeliehen zu haben. Und von den übrigen Frauenforschern war in der Regel dasselbe zu hören, wie von den befragten Ernährungswissenschaftlern, nämlich Schweigen.

Blieb also nichts anderes übrig, als von der klassischen Recherche des Nachfragens auf die modernen Investigationsmethoden des Internets umzuschalten. Der Journalist erwartete allerdings, hier vor allem auf Arbeiten aus den USA zu treffen. Doch weit gefehlt! Es zeigte sich, dass auch in unseren Breiten fleißig zu dem Thema geforscht wurde. Zwar nicht unbedingt zu den ernährungsphysiologischen Unterschieden von Mann und Frau, dafür aber zu ihren unterschiedlichen Ernährungsgewohnheiten. Da fanden sich doch tatsächlich Arbeiten wie »Zur Rolle der Geschlechter im Ernährungsverhalten« und »Ernährungsgewohnheiten berufstätiger Frauen«, die den Journalisten jubeln ließen. Fragt sich, warum keiner der zuvor befragten Ernährungswissenschaftler und Soziologen davon wusste. Weil hiesige Professoren sich nicht sonderlich für das interessieren, was ihre Kollegen machen?

Auch ein Problem der Emanzipation

Nichtsdestoweniger: Der Löwenanteil der Arbeiten zum Thema ‚Geschlechtsspezifische Ernährung' stammt aus den angloamerikanischen Ländern. Dort wird auch am ausführlichsten zu den ernährungsphysiologischen Unterschieden von Mann und Frau geforscht. Besonders interessant aber ist die Tatsache, dass man in den USA und England keinen Zweifel daran lässt, dass die Ernährungsfrage auch eine zutiefst feministische Angelegenheit ist. Büchertitel wie »Fat is a feminist issue«, »Women, Food and Sex" und »Women's Conflicts about Eating and Sexuality" sprechen deutlich aus: Ernährung ist nicht nur ein Teilaspekt, sondern ein Kernstück im Verhältnis von Mann und Frau. Wer profund darüber reden will, der muss auch darüber reden, wer zu welcher Zeit an welchem Ort welche Speisen zubereitet und zu sich nimmt. Und er muss auch darüber reden, warum Körperfett für die moderne Frau zu so etwas wie einer »bösen Materie« geworden ist, die man unter allen Umständen unter Kontrolle bringen muss.

Emanzipation bedeutet für die Frau auch Befreiung von den Diktaten von Küche und Waage. Wer tatsächlichen feministischen Fortschritt haben will, muss auch die uralten sexistischen Denkmodelle und Vorurteile im Hinblick auf die Ernährung überwinden. Bleibt die Frage, warum solche Fragen in Deutschland kaum thematisiert werden. Weil hierzulande zwar viel darüber geredet wird, ansonsten aber gar kein sonderliches Interesse an einer echten Gleichstellung von Mann und Frau besteht?

Wer isst und trinkt was?

Einen ersten Überblick zu den Ernährungsgewohnheiten von Männern und Frauen ergibt die Einkommens- und Verbraucherstichprobe, die alle fünf Jahre vom Statistischen Bundesamt durchgeführt wird. Demzufolge übertreffen Männer die Frauen vor allem in ihrem Verzehr von Fleisch und Wurst sowie von Milchprodukten, Speisefetten und Alkohol. Einige konkrete Zahlen:

- Der deutsche Mann verzehrt in den neuen Bundesländern 63,3 und in den alten Bundesländern 70,7 g Fleisch (ohne Wurst und Dosenware) pro Tag, bei den Frauen sind es 57,1 und 60,9 g täglich. Zahlen, die nicht nur geschlechtsspezifische Unterschiede im Fleischverzehr belegen, sondern auch, dass zwischen Flensburg und Füssen immer noch mehr Schweinebraten, Kotelett und Co vertilgt werden als zwischen Greifswald und Dresden.

  Auch in den Alpen finden sich emsige Fleischvertilger - trotz BSE. So gehen im österreichischen Haushalt laut Statistischem Jahrbuch von 2001 fast ein Viertel des gesamten Ess- und Trinkbudgets für Fleischwaren drauf, vor allem für Wurst. Und der Löwenanteil davon wandert hier gleichfalls durch männliche Kehlen.

- Männer essen mehr Brot und Backwaren als Frauen. Besonders hohe Werte erreichen sie im Teeniealter von 15 bis 19 und im gesetzten Seniorenalter von über 65 Jahren, hier essen sie bis zu 25 Prozent mehr Brot und Backwaren als die deutsche Durchschnittsfrau. Über die Gründe für diesen enormen Unterschied kann nur spekuliert werden. Eine mögliche Erklärung für den hohen Backwarenverzehr der angehenden Männer liegt darin, dass sie in diesem Alter starke Tendenzen zum Essboykott der elterlichen Küche zeigen, oft halten sie auch ihr erstes selbstverdientes Geld in den Händen, und das führt dann eben in der Regel zum Zigarettenautomaten oder zur Bäckerei. Und dass die alten Männer vermehrt Brot essen, liegt möglicherweise einfach daran, dass in diesem Alter der Eiweißbedarf und damit auch der Appetit auf Fleisch stark zurückgeht. Sie essen dann nämlich auch deutlich mehr Gemüse als in jüngeren Jahren.

Bei den Milchprodukten kommt der deutsche Mann auf knapp 240 g (alte Bundesländer) und 212 g (neue Bundesländer) pro Tag, während die Frau mit 210 beziehungsweise 186 g auskommt. Auch hier bestehen deutliche Unterschiede zwischen Ost und West. Allerdings reicht selbst der milchfreudige Westen nicht annähernd an den Milchverzehr der Österreicher und Schweizer heran, die schon allein 15 kg Käse pro Kopf und Jahr verspeisen.

Im Verzehr von Butter und Eiern bestehen keine sonderlichen Unterschiede zwischen den Geschlechtern. Der Durchschnittswert liegt unisono bei etwa 20 g (Eiern) und 15 g (Butter) pro Tag. Besonders fleißig sind mit jährlich 240 Exemplaren die Eieresser in Österreich, das sind mehr als doppelt so viele wie in Irland. Wobei die österreichischen Männer etwas mehr davon vertilgen als die Frauen, weil sie mehr Omeletts auf ihrem Teller liegen haben.

Sofern ein anderes Speisefett als Butter genommen wird, schlägt der deutsche Mann zu, vor allem im Osten. Hier schafft er es auf 30 g pro Tag, im Unterschied zu 25 g bei den ostdeutschen Frauen. Deren westdeutsche Pendants kommen sogar nur auf 18 g pro Tag. Der ostdeutsche Mann vertilgt also fast doppelt so viel Speisefett wie die westdeutsche Frau. Mit anderen Worten: Seinen im Verhältnis zum Westen eher bescheidenen Fleischkonsum wertet er dadurch auf, indem er es aus seinen Koteletts schön triefen lässt.

Beim Obst bestehen zwischen Männern und Frauen keine großen Unterschiede. Interessant: Während man im Westen eher auf einheimisches Obst setzt, gönnt man sich im Osten vor allem Südfrüchte. Ostdeutsche Frauen essen über 36 Prozent mehr Kiwis, Orangen und andere Exoten als ihre westdeutschen Pendants, als hätten sie seit der Wende nach all den bananenfreien Jahren eine kompensatorische Sucht noch entwickelt.

- Frauen essen mehr Gemüse als die Männer. Ihr Verzehr liegt zwischen 90 und 100 g pro Tag, Männer kommen auf 80 bis 87 g. Demzufolge muss auch ihre Vitaminaufnahme höher eingeschätzt werden als bei den Männern.

- Bei den Süßwaren fand das Statistische Bundesamt keine signifikanten Unterschiede zwischen den Geschlechtern. Kein Indiz also für die Behauptung der amerikanischen Bestseller-Autorin Debra Waterhouse (»Frauen brauchen Schokolade«), wonach Frauen 22-mal häufiger zu Schokolade greifen als Männer. Vielleicht trifft diese Zahl ja nur auf den amerikanischen Markt zu - wobei allerdings zu bedenken ist, dass gerade in den USA eher unattraktive Schoko-Waren verkauft werden, die im Verhältnis zu mitteleuropäischer Schokolade wie zuckergetränkte Ledersohlen schmecken.

- Frauen streuen mehr Gewürze über ihre Speisen, sie setzen dabei vor allem auf frische Kräuter. Dafür mögen Männer es lieber salziger und deftiger.

Wer isst und trinkt wo?

Das Statistische Bundesamt gibt auch Aufschlüsse darüber, wo Männer und Frauen ihre Mahlzeiten zu sich nehmen:

- Männer essen häufiger in Imbissbuden und an Kioskständen als Frauen. Der deutsche Durchschnittsmann im Alter von 25 bis 51 Jahren kommt auf über zwei solcher Mahlzeiten pro Woche, sein weibliches Pendant gerade mal auf eine Mahlzeit aus der Kategorie »Schnell und Billig«.

- Männer führen auch in der Kategorie »Kantinenessen«. Was nicht wundern darf, da sie ja zur Mittagszeit immer noch häufiger bei der Arbeit anzutreffen sind als Frauen. Der Durchschnittsmann im Alter von 25 bis 51 Jahren kommt auf über fünf Kantinenmahlzeiten, die gleichaltrige Frau gerade mal auf drei, und im Alter von 51 bis 65 Jahren sind es sogar nur noch eineinhalb pro Woche.

- Nach dem Motto »Man(n) gönnt sich ja sonst nichts« führen Männer auch die Rangliste an, was den Besuch in Gaststätten und Restaurants angeht. Spitzenreiter sind hier die gut situierten Männer zwischen 51 und 65 Jahren, während die gleichaltrigen Frauen gerade einmal auf die Hälfte an Restaurantbesuchen pro Jahr kommen. Der alternde Gourmet lässt es sich also gut gehen (wobei vieles davon sicherlich als »Geschäftsessen« getarnt wird), während die Gattin zu Hause bei Kartoffeln und Quark zurückgelassen wird.

Fazit: Männer essen häufiger auswärts als Frauen. Egal, ob dort das Essen schlechter oder besser ist.

Frauen nehmen sich mehr Zeit

Eine weitere große Erhebung zum geschlechterspezifischen Ernährungsverhalten stammt vom Deutschen Institut für Ernährungsforschung in Potsdam. Hier wurden über 2.100 Erwachsene auf ihre Gewohnheiten und Einstellungen zur Ernährung abgeklopft. Und auch dabei traten einige signifikante Unterschiede zwischen den Geschlechtern zutage:

- Frauen betreiben bei der Zubereitung des Essens erheblich mehr Aufwand als Männer. Was natürlich auf den ersten Blick nicht wundern darf, da ja das Kochen für die Familie immer noch weibliche Domäne ist. Doch das ist nicht alles. Frauen sind auch bereit, etwas von ihrer Freizeit für das Kochen zu opfern, ein Opfer, das den

Männern nur einfallen würde, wenn Kochen gleichzeitig auch ihr erstes Hobby wäre.
Weiterhin konstatieren die Potsdamer Wissenschaftler: »Es liegt überwiegend bei den Frauen, den Tisch zu decken, Gästen etwas Besonderes anzubieten, das Essen als geselliges Ereignis zu gestalten und sich über die Speisenzubereitung auszutauschen.«

Nicht nur beim Zubereiten, auch beim Essen selbst nehmen sich Frauen mehr Zeit als Männer. In einer Erhebung der Medizinischen Klinik in Passau an 157 Patienten mit leichtem oder starkem Übergewicht gaben 64 Prozent der Männer zu, mit dem Essen immer wieder zu schnell zu sein. Dies entspricht auch den Beobachtungen der Potsdamer Forschergruppe, wonach sich die Stammkundschaft von Imbiss- und Kioskbuden hauptsächlich aus Männern rekrutiert. Und wer sich mal in einem Bahnhof etwas Zeit zum Beobachten nimmt, der wird feststellen, dass es meistens Männer sind, die sich beim Gehen eine Wurst, ein Stück Pizza oder ein Sandwich hineindrücken. Sie erinnern zwar dabei mit ihren Hackbewegungen im Halsgelenk an einen Geier, der gerade ein Stück Aas zerpflückt, doch das scheint sie nicht weiter zu stören.

Die Potsdamer Forschergruppe hält in ihrem Bericht weiterhin fest: »Frauen sind gegenüber neuen Speisen aufgeschlossener und probierfreudiger. Gaumenfreuden bevorzugen sie mehr als Männer.« Sie suchen beim Essen die größere Vielfalt, während Männer ihr Leben lang eigentlich immer nur dasselbe essen wollen. Und was ist das? »Es ist im Wesentlichen das«, so die amerikanische Feministin Sally Cline, »was ihnen schon bei ihrer Mama geschmeckt hat.« Ein Phänomen, das heute noch so aktuell ist wie vor zig Jahren: Mütter sind erst dann so richtig glücklich, wenn ihr Sohn eine Frau bekommen hat, die ihn gut umsorgt und verpflegt, ähnlich gut (gleich gut klappt ja ohnehin nicht), wie sie es jahrelang tat. Und

Sohnemann ist nur glücklich, wenn seine Mutter glücklich ist. Was bedeutet, dass er sich schließlich irgendwann einmal eine Frau angeln muss, die ihn umhegt, quasi als Ersatz-Mutti, auch wenn man mit anderen Frauen vielleicht mehr Spaß am Sex haben kann. Und damit ist das Drama auch schon komplett: Der Mann sucht sich eine Frau, die für ihn dieselben Sachen kocht wie Muttern; den Sex vergisst er, oder er holt ihn sich woanders. Die Frau will aber gar nicht so kochen wie Muttern, und dass sie für ihren Mann auch noch sexuell uninteressant ist, sorgt für zusätzlichen Frust. Da wurden schon griechische Tragödien geschrieben, in denen erheblich weniger Zündstoff lag ...

Essen hebt die männliche Stimmung

Jeder Mann ist davon überzeugt, dass sein Leben das schwerste von allen ist. Morgens früh aus dem Haus, dann sich krumm und bucklig schuften, abends spät zurückkommen, nörgelnde Ehefrauen und krakeelende Kinder im Nacken, und penetrant der Blick darauf, dass auch genug Kohle in die Kasse kommt und später die Rente stimmt. So ein Leben ist hart, und da ist es nur recht und billig, ein gutes Essen einzufordern. Ein Klischee? Möglich, doch Männer scheinen noch daran zu glauben.

Die Wissenschaftler des Deutschen Instituts für Ernährung stellen jedenfalls fest: »Gutes Essen hebt die Stimmung bei Männern mehr als bei Frauen. Essen als Belohnung für hartes Arbeiten hat bei ihnen einen höheren Stellenwert.« Weswegen denn auch vielen Männern nichts anderes einfällt, als ihre Frauen zur Feier des Tages zum Essen einzuladen, während Frauen sich auch vorstellen könnten, mit ihrem Liebsten einmal ins Theater, in die Oper oder zu einem Konzert zu gehen, nicht zuletzt auch deshalb, weil ihr Alltag ohnehin schon um die Versorgung kreist und deshalb durch einen Restaurantbesuch nicht unbedingt aufgepeppt wird. Die einen sehen Essen als belohnenden Ausgleich für tägliche Drangsale, für die anderen ist das Essen ein Teil der Drangsale, der nach Ausgleich verlangt.

Ein schwer versöhnbares Missverhältnis, und das hat Folgen. So sieht man auf kulturellen Veranstaltungen oft hochinteressierte Frauen mit missmutig-ignoranten Männern, und in Restaurants gutgelaunte Männer mit frustrierten Frauen im Schlepptau. Volkshochschulkurse scheinen ohnehin nur für Frauen gemacht zu sein (was aber auch damit zu tun hat, dass Männer sich traditionell nichts sagen lassen), während manche Restaurants derart auf männliche Wünsche geeicht sind, dass man sich wundert, dass sie überhaupt noch Frauenklos haben. Und wer noch Zweifel daran hat, dass Männern gutes Essen wichtiger ist als Frauen, sollte sich mal eine der zahlreichen Messeveranstaltungen der Nahrungsmittelindustrie gönnen. Dort findet man hauptsächlich Männer, und sie alle sind davon überzeugt, genau zu wissen, was die Frau zu ihrem Glück zwischen Kühlschrank und Herdplatte wirklich braucht.

So wie gutes Essen die männliche Stimmung anhebt, auch wenn alles sonst im Argen liegt, so sinkt diese durch schlechtes Essen auf Tiefststände, selbst wenn sonst alles im Lot ist. »Nichts kann einem Mann derart den Urlaub vermiesen«, so die Potsdamer Forscher, »wie ein schlechtes Essen.« Da helfen auch die bestgemeintesten Beschwichtigungsversuche der Familie nicht, seine Stimmung bleibt im Keller, und das oft so lange, bis man wieder im Flieger nach Hause sitzt. Der Grund: Durch die schlechte Mahlzeit hat man den Mann dort verletzt, wo es ihm besonders weh tut. Er fühlt sich schlichtweg verarscht, hat er doch für sein schwer verdientes Geld nicht das gekriegt, was ihm zusteht. Mit dem Servieren einer schlechten Mahlzeit zieht man also den Wert seiner Arbeit in Zweifel – und das kann ein Mann nicht verzeihen.

Frauen sind bessere Genießer

Auch wenn die meisten Drei-Sterne-Köche, Restaurant-Kritiker und Koch-Autoren männlichen Geschlechts sind, die Beobachtung, wonach Frauen sich mehr Zeit zum Essen nehmen und dort nach mehr Vielfalt suchen, legt es bereits nahe: Frauen genießen mehr als Männer. Eine Studie des Instituts für Genussforschung bestätigt diese These.

»Für Frauen ist das Genusserleben ein umfassendes Sinneserlebnis, das sie viel gefühlvoller erleben als Männer«, so der Leiter des Instituts, Prof. Reinhold Bergler. Beispiel: Essen-Gehen. Während für Frauen hier auch das Ambiente von Bedeutung ist, die Freundlichkeit der Bedienung, die Ausstattung des Restaurants und das Publikum, achtet der Mann hauptsächlich auf das Essen. Nach dem Motto: »Dafür habe ich bezahlt, und das muss daher auch stimmen«. Und bei niedriger oder mittlerer Einkommensklasse achten Männer beim Restaurantbesuch vor allem auf eines, nämlich die Menge des Essens. Wenn sich das Schnitzel über den Tellerrand biegt und man sich nach dem Besuch beim Griechen vor Magenfülle nicht mehr bewegen kann, dann ist der deutsche Durchschnittsmann zufrieden.

Auch in der heimischen Küche zeigt sich immer wieder, wie bescheiden Männer in ihrem Anspruch ans Drumherum sind. Sie haben keine Probleme, Flaschenbier gleich kistenweise leer zu trinken, »volley« versteht sich, ohne Glas natürlich. Und wenn sie der Hunger zwickt, dann essen sie auch schon mal die Spiegeleier direkt aus der Pfanne. Nicht zu vergessen schließlich jene Männer-Species, die eine Woche lang beim Essen und Trinken mit einem Geschirr auskommt, weil die fürs Spülen zuständige Spezialistin gerade in Urlaub ist.

Bei Frauen sieht man solche Frevel nur selten. Wenn sie essen und trinken, dann wollen sie das in der Regel auch genießen. Ganzheitlich, auch zu Hause. Beim Frühstück müssen Käse, Wurst, Marmelade und Müsli komplett auf dem Tisch stehen, auch wenn sich eigentlich nie ein Abnehmer für den Käse findet. Beim Abendessen werden auch schon mal Kerzen angezündet und die Zimmerlampe abgedunkelt, auch wenn kein Verführungsversuch geplant ist. Und einen Wein aus dem Limoglas zu trinken, ist für Frauen einfach unvorstellbar.

Nichtsdestoweniger: Oft genug werden auch Frauen zum Verbrecher am Essgenuss. Dann nämlich, wenn sie eine Diät machen und ihre vom Kalorienentzug gepeinigte Seele weder Zeit noch Lust am Genießen mehr findet. Und da Frauen ziemlich häufig Diäten machen, finden wir dieses Phänomen fast so häufig wie bei den männlichen Barbaren. Doch davon wird noch später ausführlich die Rede sein (siehe Seite 45 ff.).

Naschkatzen sind tatsächlich weiblich

Den Magen voll schlagen und erst zufrieden sein, wenn dieser bis zum Bersten gefüllt ist, das sind typisch männliche Merkmale beim Essen. Frauen haben damit keine Probleme. Gleich mehrere wissenschaftliche Studien belegen, dass sie eher mit dem Essen aufhören können, selbst wenn sie noch nicht satt sind. Außerdem essen sie deutlich weniger, wenn es nicht schmeckt, während Männer öfter auch mal Widerwärtiges in sich hineinschlingen (vor allem in Restaurants, denn da hat man ja für sein Essen besonders teuer bezahlt).

Aufhören-Können, bevor man satt ist; Nein-Sagen-Können, wenn es nicht schmeckt - eigentlich für Frauen eine gute Basis zum Schlank-Werden. Wenn da nicht der Hang zum Naschen wäre.

Eine Passauer Erhebung ergab, dass zwei Drittel aller Frauen zwischendurch immer wieder etwas naschen müssen. Das sind über 20 Prozent mehr als bei den Männern. Auch in amerikanischen Umfragen stellte sich heraus, dass 57 Prozent der Frauen fortwährend mit »einschießenden Essgelüsten« zu kämpfen haben, die in über zwei Dritteln der Fälle auf Schokolade ausgerichtet sind.

Die Naschkatze ist also tatsächlich weiblich. Und sie futtert vor allem Schokolade. Das ist schon ein echtes Problem, wenn man mit aller Gewalt schlank sein will.

Alkohol ist Männersache

Als im Sommer 2001 der Fall des Schauspielers Klaus Löwitsch verhandelt wurde, ging des Öfteren ein Raunen durch den Gerichtssaal. Am lautesten war es jedoch nicht zur Urteilsverkündung, sondern als vorgelesen wurde, was der Vorzeige-Macho an jenem Abend, an dem er sich zum chauvihaften Übergriff auf ostdeutsche Frauenfronten entschlossen haben soll, in sich hineingeschüttet hatte: 16 doppelte Grappa, zwei Flaschen Rotwein, ein Achtelliter Weißwein und einen Kräuterschnaps. Aus den Reaktionen des Publikums hörte man Fassungslosigkeit, aber auch so etwas wie Respekt. Denn immerhin saß der Schauspieler noch quicklebendig vor ihnen, obwohl man damals 5,1 Promille in seinem Blut gemessen hatte. Vielleicht hatte ja auch der Kräuterschnaps seinem Magen geholfen, all die Grappas und Weine erfolgreich zu verdauen.

5,1 Promille sind in der Tat ein historischer Wert, doch ansonsten ist das Verhalten von Löwitsch wahrlich nichts Besonderes. Denn Studien belegen: Männer trinken mehr Alkohol, etwa doppelt so viel wie Frauen. Ihr alkoholisches Lieblingsgetränk ist das Bier. Etwa 80 Prozent der über vier Millionen Alkoholsüchtigen in Deutschland sind Männer. Und die Wege, die sie zum Alkohol führen, sind heute noch dieselben wie vor 50 Jahren. Dass sie nämlich durch Trinkfestigkeit einen Beweis ihrer Männlichkeit geben, und dass ihre trauten Bier- und Schnapsorgien nach wie vor als Entlastungsventil für die ach so strapazierte Männerseele legitimiert sind. Frauen können sich derartiges allenfalls zum Altweiberdonnerstag erlauben, weswegen sich denn auch die meisten Alkoholikerinnen klammheimlich zu Hause zuschütten, ohne dass es die Umwelt mitbekommt. Manche Dinge ändern sich eben nie.

TV-Esser sind meistens männlich

Männer essen beim Fernsehen mehr als Frauen, dafür vertilgen Frauen zu festlichen Gelegenheiten mehr Knabbereien als Männer. Für die tägliche Kalorienzufuhr ist aber sicherlich das männliche »Essglotzen« von größerer Bedeutung, denn das findet im Unterschied zu den Festlichkeiten täglich statt.

In einer Studie der Brigham Young University im amerikanischen Utah fanden sich unter TV-Guckern, die täglich mehr als vier Stunden vor der Glotze hingen, mehr als doppelt so viele Übergewichtige wie bei Testpersonen, die weniger als eine Stunde pro Woche fernsahen. Als Ursache für dieses Phänomen gaben die Wissenschaftler mehrere Ursachen an:

- Wer viel vor dem Fernseher sitzt, bewegt sich wenig. Und Bewegungsmangel zählt zu den Hauptursachen für Übergewicht.

- Wer viel vor dem Fernseher sitzt, wird auch mit den zahlreichen Werbebotschaften zu kalorienreichen Nahrungsmitteln wie Schokoriegeln, Milchschnitten, Bier und Gummibärchen zugeschüttet. Dadurch steigt die Neigung, sich diese Kalorienbomben beim nächsten Besuch im Lebensmittelgeschäft in den Einkaufswagen zu legen.

- Fernsehen lenkt davon ab, Appetit und Sättigungsgrade zu spüren. Wer also gleichzeitig fernsieht und isst, verliert die Kontrolle über die Mengen, die er isst. Bei den Männern fällt dieser Kontrollverlust besonders dramatisch aus. Der Grund: Sie verzehren vor der Glotze nicht nur Knabbereien und Bier, sondern auch vollständige Mahlzeiten. Typisch ist in Deutschland vor allem der vor der Glotze kauernde beziehungsweise kauende Fußballfan, links die Bierpulle in der Hand, rechts die Gabel, und auf dem Schoß den Teller mit dem Schweineschnitzel.

Die Tellerleerputzer

Fast jeder wurde in seiner Kindheit schon mit dem Satz konfrontiert: »Iss den Teller leer, sonst gibt's kein gutes Wetter.« Vor allem der Nachkriegsgeneration, aber auch den Generationen danach gilt es als Frevel, den Teller nicht ratzekahl leer zu essen. Denn zu gut sind noch jene Zeiten im Gedächtnis, in denen es nur wenig Nahrung gab und man froh war, überhaupt irgendetwas Essbares auf dem Küchentisch zu haben. Wer so etwas hinter sich brachte, der hat seine Schwierigkeiten damit, einen halbleeren Teller zurückgehen zu lassen. Und das bringt er auch seinen Kindern bei.

Die Passauer Erhebung ergab, dass 34 Prozent der Frauen und 29 Prozent der Männer zu Hause ihren Teller leer essen, obwohl sie schon satt sind. Hier gibt es also keine sonderlichen Geschlechterunterschiede.

Im Restaurant sieht die Sache allerdings anders aus. Nach dem Motto »Bloß keine Anstandsreste, denn ich habe ja teuer genug dafür bezahlt« essen hier fast zwei Drittel Männer alles auf, was ihnen serviert wird. Bei den Frauen verhält es sich hingegen eher anders herum. 53 Prozent von ihnen lassen im Restaurant stets einen Rest auf dem Teller zurück. Ein deutlicher Hinweis auf den weiblichen Willen, sich beim Essengehen nicht den Magen voll zu schlagen, sondern das Ganze zu genießen.

Wenn jedoch Frauen zu Müttern werden, dann werden auch sie zu »Tellerleerputzern«. Wenn nämlich die Kinder etwas im Gläschen oder auf dem bruchsicheren Kunststoffteller zurücklassen, ist Mama da und vertilgt den Rest. Und das ohne schlechtes Gewissen, denn bei der Kindernahrung achtet sie ja in der Regel auf gute Qualität. Der Haken an der Geschichte: Viele Frauen klagen nach der Geburt ihrer Kinder über eklatante Gewichtsentgleisungen. Und das hat einen Grund sicherlich auch darin, dass sie nicht die Finger vom Essen ihrer Kleinen lassen können. Männer haben in dieser Hinsicht keine Probleme. Denn sie schützt vor dem Übergriff auf den Kinderteller nicht nur die Tatsache, dass Väter nur selten für die Abfütterung des Nachwuchses zuständig sind, sondern auch ihre Überzeugung, wonach Baby- und Kinderfutter nun einmal keine probate Nahrung für »echte Kerle« ist.

Was Frauen und Männer für gesund halten

Psychologie-Professor Leon Rappoport von der amerikanischen Kansas State University hat sich ausführlich damit auseinander gesetzt, was Frauen und Männer eigentlich von all den zahlreichen Nahrungsmitteln für gesund, und was sie davon für ungesund halten. Sein Resümee: »Bei über 70 Prozent der Nahrungsmittel haben Männer und Frauen sehr unterschiedliche Meinungen, was deren gesundheitlichen Wert angeht.« Einer der entscheidenden Unterschiede besteht bereits darin, dass Männer ihren Speiseplan, sofern es um Gesundheit geht, eigentlich nur nach »gut« und »schlecht« einteilen, während Frauen dabei erheblich differenzierter vorgehen.

Ein Beispiel dazu: Fleisch. Aufgeschreckt durch die Skandale der letzten Zeit haben auch Männer ihren Fleischkonsum geändert und versuchen jetzt, vermehrt Geflügel und Fisch auf den Tisch zu bringen. Frauen tun das auch, doch haben sie gleichzeitig Bedenken, da ja bekanntlich auch die Produktion unserer Geflügel- und Fischwaren nicht unbefleckt von Skandalen ist, man denke nur an die Käfighaltung und den Antibiotikamissbrauch bei Hühnern und die Massentierhaltung beim Lachs. Derartige Bedenken hat der Mann weniger. Geflügel und Fisch sind »gut«, und das bleiben sie auch erst einmal. Was allerdings zu bröckeln beginnt, ist die kritische Ablehnung von Rindfleisch.

BSE und die Folgen

Die Berichte und Bilder über die Rinderseuche BSE haben dafür gesorgt, dass mehr als die Hälfte der Bevölkerung zumindest kurzfristig ihre Essgewohnheiten geändert und vor allem Rindfleisch vom Speisezettel gestrichen hat. Wobei dieser Anteil laut einer Allensbach-Erhebung vor allem auf Frauen zurückgeht, von denen 58 Prozent ihre Essgewohnheiten geändert haben - bei den Männern liegt die Quote gerade einmal bei 47 Prozent.

Die erhöhte BSE-Sensibilität der Frauen hat mehrere Gründe. Zum einen fühlen sie sich durch die traditionelle Rollenverteilung immer noch in der alleinigen Hauptverantwortung für die Gesundheitsqualität der Familiennahrung, zum anderen achten sie generell mehr als Männer auf gesunde Ernährung. Männer sind laut Umfragen viel eher als Frauen dazu bereit, die BSE-Krise zu »verzeihen« und wieder gutes, altes Rindfleisch auf den Speiseplan zu setzen. Doch das hat nichts mit Offenheit gegenüber neuen Trends zu tun, sondern mit der Rückkehr zu alten Essgewohnheiten.

Ganz auf Möhren und Kartoffeln

Pythagoras von Samos, Goatama Buddha, Thomas von Aquin und Immanuel Kant - sie alle lehrten, der Mensch solle die Tiere schonen, um nicht selbst zu verrohen. Seitdem sind viele Jahre vergangen, in denen sich auch im Vegetarismus viel geändert hat. So werden die heutigen Vegetarier eher von gesundheitlichen Motiven geleitet als vom Mitgefühl für die Kreatur. Außerdem sind es nicht mehr überwiegend Männer, sondern Frauen, die den Vegetarismus pflegen. Geblieben ist aber die Tendenz, dass er hauptsächlich von Intellektuellen betrieben wird.

Der Vegetarismus zählt zu den alternativen Kostformen mit langer Tradition, und deswegen liegen hier auch schon zahlreiche Erhebungen vor. Sie zeigen in der Regel, dass es mehr Frauen sind, die auf Fleisch verzichten und lieber den fettgeschützten Hafen der essbaren Pflanzen ansteuern. Wobei ihr Vorsprung zu den Männern nicht groß ist. Die Frauenquote liegt beim Vegetarismus zwischen 55 und 70 Prozent, bei jüngeren Vegetariern kann man mitunter sogar mehr Männer finden.

Das Image der Vegetarier konnte zwar in den letzten Jahren etwas zulegen, doch die meisten Menschen sehen in ihnen immer noch blasse, unterernährte und lustfeindliche Menschen, die werktags Möhren und sonntags zusätzlich noch eine Kartoffel mümmeln. Tatsache ist, dass Ovo-Lakto-Vegetarier, die sich neben Nahrungspflanzen auch noch Milch- und Eierprodukte gönnen, große gesundheitliche Vorzüge genießen. Sie haben in der Regel niedrigere Blutfettwerte als die Fleischesser und ein dementsprechend geringeres Risiko, an Herz und Kreislauf zu erkranken. Auch ihr Darmkrebsrisiko ist niedriger, und schon länger bekannt ist, dass Vegetarier generell seltener unter Übergewicht leiden.

Wer vegetarisch lebt, fügt seinem Körper außerdem einen natürlichen Schmerz- und Entzündungshemmer zu, nämlich Salicylsäure, den nebenwirkungsfreien Vorläufer des bekannten Arzneistoffes ASS (Azetylsalicylsäure). Schottische Wissenschaftler fanden heraus, dass im Blut von Vegetariern zwölfmal so viel Salicylsäure kursiert wie in dem von normalen Mischköstlern. Eine Erklärung für dieses Phänomen konnten die Forscher jedoch nicht liefern. Denn zwar enthalten manche Gemüsesorten gewisse Mengen an Salicylsäure, doch diese reichen nicht aus, um den Salicylsäurevorsprung der Vegetarier zu erklären. Auf der anderen Seite erklärt aber dieser Vorsprung, warum sie seltener als andere Menschen unter rheumatischen Erkrankungen leiden.

Nicht zu vergessen schließlich: Frauen profitieren in besonderem Maße von einer ovo-lakto-vegetarischen Kost. Denn Vegetarierinnen leiden seltener unter Beschwerden vor und während der Menstruation, auch ist ihr Osteoporose-Risiko geringer, weil das Knochenmineral Kalzium aus Gemüse besser verwertbar ist als aus Fleisch. Auch kommen sie leichter durch die Wechseljahre. Die ursprüngliche Hoffnung jedoch, durch vegetarische Kost das Brustkrebsrisiko zu senken, hat sich in den letzten Jahren als trügerisch herausgestellt.

Nichtsdestoweniger: Insgesamt überwiegen die gesundheitlichen Vorteile einer ovo-lakto-vegetarischen Kost. Von Ernährungswissenschaftlern eher angezweifelt wird allerdings der gesundheitliche Wert einer veganen

Kost, in der neben Fleisch auch Milch- und Eierwaren vom Speisezettel gestrichen wurden. Denn das bewirkt zumeist eine Mangelversorgung mit Eisen, Kalzium, Selen, Jod, Zink und Vitamin B12, insofern diese Biostoffe in pflanzlichen Nahrungsmitteln entweder nur in geringen Mengen vorkommen oder aber in Verbindungen vorliegen, die vom menschlichen Körper nicht ohne weiteres verwertbar sind. In »Bestandsaufnahmen« am Blut zeigte sich allerdings, dass viele Veganer es doch irgendwie schaffen, sich mit den oben angegebenen Stoffen zu versorgen - vorausgesetzt, dass sie ihr Gemüse nicht nur roh verzehren, sondern hin und wieder auch mal kochen.

Rohkost für Bubi

Immer mehr Menschen in Europa und den USA verzichten darauf, ihre Nahrungsmittel auf die Herdplatte zu stellen oder in den Backofen zu schieben. Die Zahl der mehr oder weniger entschiedenen Rohköstler geht wahrscheinlich schon in die Millionen. Jedenfalls zählen Bücher wie »Willst Du gesund sein? Vergiss den Kochtopf!« von Helmut Wandmaker oder »Fit vor Life« von Harvey und Marilyn Diamond zu den Spitzenreitern der Bestsellerlisten. Wie Forscher der Gießener »Arbeitsgruppe Rohkost« unlängst herausfanden, kommen die Anhänger der rohen Ernährungsform überwiegend aus gebildeten und einkommensstarken Bevölkerungsschichten. Getragen werden sie von der Überzeugung, dass ihre Lebensweise nicht nur besonders naturnah, sondern auch besonders gesund ist.

Je strenger und kategorischer die jeweilige Rohkostform, desto höher der Anteil an jungen Männern. Bleibt die Frage, warum ausgerechnet in der Rohkostszene so viele Jungmänner unterwegs sind, wo doch sonst Frauen zu alternativen und gesunden Ernährungsformen neigen. Eine der Antworten: Junge Männer sind immer dort vertreten, wo es darum geht, eine Theorie - unabhängig von ihrer wissenschaftlichen Haltbarkeit - kategorisch durchzupauken. Das Predigen von unausgegorenen Ideologien und das fanatische Hetzen gegenüber anders Denkenden findet man weniger bei Frauen und männlichen Senioren, sondern vor allem bei den »Bubis«. Vor allem bei jenen Typen, die nicht zum Establishment (man findet kaum einen Rohkostanhänger unter Managern!), sondern zu den Underdogs, Aussteigern oder Nicht-Einsteigern gehören, die sich im quasireligiösen Verfechten von Ideologien wie der Rohkost jene Anerkennung und Selbstbestätigung holen, die Männer nun einmal brauchen.

Doch es gibt auch noch andere Gründe, warum Frauen sich bei der Rohkost zurückhalten. Denn sie besitzen, wie bereits oben ausgeführt, im Unterschied zu Männern einen differenzierten Blick für den gesundheitlichen Wert von Nahrungsmitteln. Sie teilen ihre Speisewelt nicht in »Gut« oder »Böse«, sondern betrachten sie aus unterschiedlichen Blickwinkeln. Und diese Sichtweise sagt ihnen, dass strenge Rohkost wohl zu den alternativen, nicht aber zu den eindeutig gesunden Ernährungsstrategien zählt.

Wobei die Rohkost durchaus ihre Vorteile hat. So ist unbestritten, dass beim Erhitzen zahlreiche Vitamine und Mineralien verloren gehen. Wasserlösliche Mineralverbindungen wie etwa Kalium- und Magnesiumsalze wandern beim Kochen von Gemüse fast vollständig ins Kochwasser, bei Vitamin B1 werden durch Erhitzen bis zu 70 Prozent vernichtet, bei der Folsäure 90 Prozent. Ähnliche Werte gelten auch für Vitamin C. Wer etwa seine Kartoffeln schält und danach 20 Minuten ins kochende Wasser legt, riskiert sogar einen Totalverlust des immunstärkenden Vitamins.

Zu den weiteren Pluspunkten von rohem Obst und Gemüse zählt, dass sie bei niedrigem Energiegehalt unseren Körper mit großen Mengen an essenziellen Stoffen versorgen. »Insbesondere Gemüse bietet komplexe Kohlenhydrate«, so die Gießener Ökotrophologin Dr. Carola Strassner, »die eine langsamere, stetige und damit gesündere Energielieferung für den Stoffwechsel gewährleisten.« Dadurch bleibt der Blutzuckerspiegel relativ stabil, man muss sich also weniger als bei Gebäck oder Süßwaren mit aufputschenden Blutzuckerspitzen und ermüdenden Blutzuckertälern herumplagen. Darüber hinaus müssen wir Rohkost intensiv kauen und einspeicheln, um sie überhaupt in den Magen schleusen zu können. Der positive Effekt dieser vermehrten Anstrengungen: Das Zahnfleisch wird gut massiert und sauber gehalten, außerdem stellt sich schneller ein Gefühl der Sättigung ein.

Gründe genug also, sich täglich ein frisches Stück Obst und eine Salatmischung zu gönnen. Wer jedoch auf Rohkost als Hauptnahrungsmittel setzt, riskiert eine Mangelernährung.

So haben Rohköstler große Probleme mit ihrer Bedarfsdeckung an Carotinoiden. Diese Biostoffe entfalten in unserem Körper entzündungs- und krebshemmende Eigenschaften, bilden außerdem die Vorstufe zu Vitamin A, das für Schleimhäute und Immunsystem gebraucht wird. Man findet große Mengen an Carotin in Möhren, Tomaten und roten Paprikaschoten - doch in rohem Zustand gehen diese Mengen größtenteils ungenutzt an unseren Darmwänden vorbei. »Verarbeitete Nahrungsmittel wie etwa gekochte Möhren oder Tomatensauce«, erklärt Dr. Achim Bub vom Karlsruher Institut für Ernährungsphysiologie, »führen zu einer deutlich besseren Carotinoidaufnahme, verglichen mit rohen Möhren oder Tomaten.« Darüber hinaus sollten carotinoidreiche Nahrungsmittel zusammen mit reichlich Fett verzehrt werden. Das Mümmeln einer knackfrischen Möhre hingegen macht aus carotintechnischer Hinsicht keinen Sinn.

Weitere Defizite zeigen Rohköstler bei den Vitaminen B2, B12 und Niacin sowie bei Zink. Diese Mängel können sich unter anderem auf den Stoffwechsel, auf den Gesundheitszustand von Haut und Haaren sowie auf die Funktionstüchtigkeit des Immunsystems niederschlagen.

Auf ein ganz anderes Problem der Rohkost macht die Zahnheilkunde-Abteilung der Universität Gießen aufmerksam. Die Wissenschaftler untersuchten die Zähne von 130 Personen, bei denen 95 Prozent der Nahrungsmittel in rohem Zustand auf den Tisch kommen. Das Ergebnis: die Zähne der Rohkostfans waren überdurchschnittlich stark »aufgebrochen«, also von so genannten Zahnerosionen betroffen. Gerade einmal zwei Prozent von ihnen hatten ein erosionsfreies Gebiss, im Unterschied zu 13 Prozent bei Menschen, die ihr Essen warm machten. Auslöser der verstärkten Zahnerosionen bei Rohköstlern sind vermutlich die hohen Säureanteile in rohem Obst und Gemüse, vor allem Zitrusfrüchte enthalten große Mengen an ätzenden Substanzen.

Schließlich gibt es auch frauenspezifische Gründe, besser die Finger von strenger Rohkost zu lassen. In ihrer Untersuchung an 572 Rohköstlern ermittelte nämlich die »Arbeitsgruppe Rohkost« erhebliche Versorgungsmängel bei Vitamin D. Besonders dramatisch ist der Mangel bei weiblichen Rohköstlern, die im Durchschnitt noch nicht einmal ein Fünftel der empfohlenen 5 Mikrogramm pro Tag erreichen. Außerdem wurde beobachtet, dass strenge Rohkost den weiblichen Monatszyklus beeinflusst. Bei 70 Prozent der »verrohköstigten« Frauen zeigen sich Zyklusstörungen, etwa ein Viertel von ihnen hat - obwohl im fruchtbaren Alter - überhaupt keine Monatsregel mehr. Gerade Frauen tun also gut daran, ihren differenzierten Blick auf Rohkost beizubehalten.

Tee für die Lady

In den letzten Jahren feierten Naturheilkunde und gesunde Ernährung einen beachtlichen Boom, und in ihrem Schlepptau kam auch das Teetrinken in Mode. Auf einmal schwappten Teesorten in deutschen Tassen, deren Namen man zuvor nie gehört hatte, wie etwa Lapacho, Pu-Erh, Kombucha, Oolong, Cystus oder Rooibos. Den größten Erfolg feierte aber der Grüne Tee. Er konnte zwar seinem schwarzen Pendant noch nicht den Rang ablaufen, doch mittlerweile gibt es ihn sogar bei Aldi zu kaufen.

Teetrinken ist eine weibliche Domäne, und das Trinken von gesunden Tees erst recht. Nach einer Erhebung des deutschen Teeverbandes hat der einheimische Teetrinker folgendes Profil: Er ist weiblich, beamtet, wandert gern und wohnt vorzugsweise im Norden (den meisten Tee in Deutschland trinkt man in Bremen!).

Frauen trinken nicht nur gesündere Tees, sie haben dabei auch mehr Klasse. Während Männer immer wieder auf Teebeutel zurückgreifen, die sie dann auch schon mal mit mäßig heißem Wasser aus dem Boiler zubereiten, bevorzugen Frauen die losen Blätter, die klassisch-korrekt mit kochendem Wasser aus dem Kessel überbrüht werden. Außerdem stellen sie ihre Teekannen gerne auf ein Stövchen mit einer Kerze drunter, sie zeigen sich also auch hier als Genießer, die Wert aufs Ganze legen. Allerdings sind es wiederum vorzugsweise Frauen, die gerne auf aromatisierte Tees zurückgreifen wie »Grüntee-Vanille«, »Rooibos-Kirsche« und »Lapacho-Melisse«. In diesen Tees brillieren oftmals zwei Komponenten, nämlich Zucker und billige Aromaverstärker. Und hier kann dann nicht mehr von einem natürlich gesunden Getränk die Rede sein, und von einem Genießer schon gar nicht.

Wer schluckt eigentlich Vitaminpillen?

Kaum ein Markt boomt in einem solchen Ausmaß wie die so genannten Nahrungssupplemente. Von Vitaminen und Mineralien über Flavonoide und Carotinoide bis zu Tomatenextrakt und Fischöl - kaum ein angeblich gesunder Biostoff, den man sich nicht in Form von Pillen, Dragees, Pülverchen oder Kau- und Lutschtabletten einverleiben könnte. Die Hersteller dieser Produkte werden nicht müde, uns die Überzeugung einzutrichtern, wonach die normale Alltagskost außerstande wäre, uns mit dem Lebensnotwendigen zu versorgen. Und deswegen, so argumentieren sie weiter, müsste man eben auf die Nahrungssupplemente zurückgreifen. Wissenschaftlich belegt ist diese These freilich nicht. Und selbst wenn uns in der alltäglichen Ernährung einiges fehlen sollte, erscheint fraglich, ob Nahrungsergänzungsmittel diese Mängel überhaupt beheben können.

Nichtsdestoweniger: Hersteller von diversen Vitaminpillen machen Jahr für Jahr Millionenumsätze. Eine repräsentative Erhebung der Universität Hannover ergab, dass etwa 40 Prozent der deutschen Bundesbürger derzeit mindestens ein Nahrungssupplement schlucken, angeführt von Multivitaminpräparaten, dann kommen Magnesium, Kalzium und Vitamin C.

Spitzenreiter beim Schlucken der Supplemente sind die Rentner, gefolgt von den Selbstständigen, erst mit weitem Abstand folgen Angestellte und Studenten. All das ist nicht überraschend. Überraschender ist da schon der Frauenanteil, er liegt nämlich um fast 25 Prozent höher als bei den Männern. Besonders drastisch fällt der Unterschied bei den Selbstständigen aus. 60 Prozent aller weiblichen Anwälte, Ärzte und anderer Freiberufler schlucken regelmäßig Supplemente, bei den männlichen Selbstständigen sind es gerade einmal 27 Prozent, also noch nicht einmal die Hälfte des Frauenanteils.

Nicht nur die Zahl der Vitamine und Mineralien schluckenden Frauen ist höher - wenn sie es erst einmal tun, dann tun sie es auch öfter. Sie supplementieren fast immer eine oder mehrere Einheiten pro Tag. Männer sind da eher Gelegenheitsschlucker. Mit einer Ausnahme: Nämlich Vitamin C. Das schlucken sie in etwa doppelt so hoher Anzahl und doppelt so großen Mengen wie die Frauen.

Sieht man jedoch von Vitamin C ab, sieht der Prototyp des extensiven Supplement-Schluckers etwa so aus: Weiblich, arbeitet für gutes Geld auf eigene Kappe, ohne Chef und Kollegen, dafür in Konkurrenz mit zahlreichen Mitbewerbern. Ein »tough girl« also, und weil sie eben so hart ist, muss sie offenbar der Natur etwas nachhelfen, damit sie auch schön tough bleibt. So weit, so gut. Bleibt die Frage, welches die Hintergründe für einen so hohen Frauenanteil bei den Konsumenten der Supplemente sind.

Eine mögliche Antwort wäre, dass Frauen eher den Werbeaussagen der Supplement-Hersteller glauben. Doch das tun sie nicht. Laut Studie der Universität Hannover glauben gerade einmal 20 bis 30 Prozent von ihnen an die Versprechungen der Supplementindustrie, bei den Männern sind es immerhin um die 40 Prozent. Frauen schlucken also mehr Mineral- und Vitaminpillen, doch an deren Nutzen glauben eigentlich nur wenige von ihnen. So etwas nennt man ein echtes Paradox.

Weniger paradox erscheint da schon die männliche Vorliebe für Vitamin C. Denn diese Vorliebe hat etwas mit dem Image zu tun, das Vitamin C mittlerweile genießt. Es gilt nämlich mittlerweile als eine Art Allzweckwaffe, die nicht nur vor Schnupfen und anderen Infekten, sondern auch vor Arteriosklerose, Herzinfarkt, Rheuma, Augenerkrankungen und Krebs schützt und damit nahezu unverwundbar macht. Allzweckwaffen und Unverwundbarkeit haben - nicht erst seit den Nibelungen - auf Männer eine starke Anziehungskraft. Mit dem Griff zur Vitamin-C-Pille erhofft sich also der Mann von heute so etwas Ähnliches wie Siegfried, als er seinen Körper mit Drachenblut beschmierte, nämlich Power und Unverwundbarkeit. Unfehlbar ist leider weder das Eine noch das Andere.

Nach der Scheidung die Sintflut

Mögen Männer auch halbwegs und Frauen noch mehr auf eine gesunde Ernährung achten - nach der Scheidung brechen alle Dämme. Eine Erhebung des Ernährungsinstituts der Universität Helsinki zeigte: »Das Essverhalten frisch geschiedener Männer und Frauen entfernt sich weit von den allgemeinen Richtlinien, die für eine gesunde Ernährung gelten.«

Der Trennungsschmerz schlägt also nicht nur auf den Appetit, sondern auch auf die Nahrungsqualität. Da kommt dann schon öfter mal eine Dose Ravioli in den Kochtopf und ein geräucherter Schinken aus der Plastikfolie aufs Brot, werden aus Frust mehr Schokoriegel, Bierpullen und Weinflaschen geknackt als vorher, als die Ehewelt noch in Ordnung war. Ganz zu schweigen davon, dass vor allem Männer kurz nach einer Scheidung zu Stammgästen bei Imbissbuden, Kantinen und Pizzabäckern werden, da ja niemand mehr für sie kocht.

Weibliche Ernährung gerät leichter außer Kontrolle

Frauen leiden häufiger als Männer unter Essstörungen wie Fresssucht, Bulimie und Magersucht. Und nicht nur das. Eine Studie des Passauer Mediziners Gülin Tunali an übergewichtigen Frauen ergab, dass ihr Essverhalten insgesamt mehr durch emotionale Faktoren beeinflusst wird. Im Einzelnen heißt das:

- Fast die Hälfte der Frauen essen auch, wenn sie keinen Hunger haben. Die Männerquote erreicht hier knapp 23 Prozent. Frauen gehören vor allem dann zu den »Non-Appetitessern«, wenn sie in geselliger Runde am Tisch sitzen.

- Frauen essen häufiger aus Langeweile.

- Frauen essen häufiger, wenn sie sich einsam fühlen. Und sie fühlen sich oft einsam.

- Frauen essen häufiger, wenn sie sich traurig fühlen oder frustriert sind.

- Frauen essen häufiger unter Stress. Im Unterschied zu Männern: Denen vergeht unter Stress in der Regel der Appetit.

- Frauen haben eher als Männer ein schlechtes Gewissen nach dem Essen. Vor allem dann, wenn sie Süßes gegessen haben.

Die Neigung zu Essstörungen wird bei Frauen schon im Teenageralter entwickelt. Denn sogar die selbstbewusste Generation der »Girlies« leidet unter Figur-Komplexen, findet sich zu dick. »Ich persönlich kenne kein Mädchen, das mit seinem Körper zufrieden ist«, erklärt Steffi Maus, ehrenamtliche Beraterin beim Bonner Kinder- und Jugendtelefon. Von drei Gesprächen führt sie zwei mit Mädchen, und die wollen wissen, ob es schlimm ist, dass ihre Brüste unterschiedlich groß sind. Oder aber sie jammern: »Ich fühle mich scheußlich. Ich bin einfach zu fett. Wie kann ich dünner werden?«

Auch die Bundesanstalt für gesundheitliche Aufklärung (BZgA) weiß davon zu berichten, dass sich zwei Drittel der 13- bis 14-jährigen Mädchen mit einem Makel an ihrem Körper belastet fühlen, meistens ist es Übergewicht. Und dieser Makel nimmt die Mädchen fürchterlich mit, nicht zuletzt auch deshalb, weil er von ihren Freundinnen und Schulkameraden ausgeschlachtet wird, um sie zu hänseln und zu diffamieren. »Die Mädchen kommen als starke Persönlichkeiten in die Pubertät«, so BZgA-Direktorin Elisabeth Pott, »und gehen geschwächt wieder hinaus.«

Mädchen sehen sich also schon früh unter starkem Erwartungsdruck, was ihre Figur angeht. Hier könnten die Eltern eine wichtige Pufferinstanz einnehmen, doch oft unterliegen sie demselben Druck und geben ein schlechtes Vorbild ab. Eine Reihe von Studien zeigt: Essen Eltern unkontrolliert oder unterwerfen sie sich immer wieder einer Diät, tendieren die Kinder zu Bulimie, Magersucht oder Fettsucht.

Gerne teilen Eltern den Speiseplan auch nach »guten« und »schlechten« Nahrungsmitteln ein. Der Haken daran: Ein völliges Verbot, zum Beispiel von Süßigkeiten oder Pommes frites, macht diese für Kinder nur besonders attraktiv. Genauso bekommt der Schokoriegel einen falschen Stellenwert, wenn Eltern ihn als Belohnung oder Trost zweckentfremden. Auf diese Weise produziert man »Frust-Schokoholics«, die immer dann zum Süßen greifen, wenn ihnen zum Schreien zumute ist. Diesen Schokotrost-Attacken folgt dann in der Regel das schlechte Gewissen, und das bildet wiederum den optimalen Nährboden für das Ausbilden von Essstörungen.

Der Diätenwahn

Aus den Mädchen mit Figurkomplexen werden schließlich Frauen. Eine Forsa-Umfrage an 1.000 Frauen zwischen 20 und 60 Jahren ergab: Jede zweite Frau findet sich zu dick, fast ebenso viele haben bereits eine Diät ausprobiert. Aus Angst vor zu viel Körpermasse kontrollieren viele Frauen fast ständig ihr Körpergewicht und ihr Essverhalten. »Das schlechte Gewissen sitzt fast ständig mit am Tisch«, resümieren die Autoren der Umfrage. Im Detail heißt das:

- Für 56 Prozent der Frauen ist es besonders wichtig, dass Essen nicht dick macht.
- 47 Prozent haben sich Essverbote für alles Fette und Süße auferlegt.
- Bei 88 Prozent hat sich der Blick auf ihre Ernährungsrealität bedenklich eingetrübt. Sie empfinden es noch nicht einmal als Diät, wenn sie an Schlankheits-Drinks schlürfen, komplette Mahlzeiten ausfallen lassen oder gezielt FdH praktizieren.

Noch fataler aber ist, dass es in Wahrheit mit dem Übergewicht der Frauen viel harmloser aussieht, als diese selbst es glauben. Ernährungsforscher der Universität Glasgow untersuchten Angestellte einer Bank und einer Universität im Hinblick auf ihre »figürliche Selbsteinschätzung«. Die Teilnehmer sollten angeben, ob sie ihr Gewicht für zu schwer, zu leicht oder genau richtig hielten. Danach wurde ihr Körper-Massen-Index (Body-Mass-Index) genommen, der normalerweise von der Medizin als Indikator für Übergewicht herangezogen wird. Das Ergebnis: Es waren eher die Männer, die zu viele Pfunde auf die Waage brachten, doch gerade die Frauen waren zumeist unzufrieden mit ihrem Gewicht. Sie hielten sich selbst dann noch für zu dick, wenn ihr Gewicht im Verhältnis zur Körpergröße im Norm-Bereich lag. Die Bankmitarbeiterinnen übten zehnmal so häufig Kritik an ihrem eigenen Aussehen wie ihre männlichen Kollegen, bei den weiblichen Universitätsangestellten war die Zahl immerhin noch dreimal so hoch.

Wissenschaftliche Ergebnisse, die der Alltag bestätigt. Denn auch hier zeigt sich, dass Frauen, die ja ohnehin mehr zur Selbstkritik neigen als Männer, ihren Körper einer gnadenlosen Diffamierungskampagne aussetzen. Da wird alles Fettgewebe zur »Materia non grata«, wird über Rettungsringe, Zellulitisdellen und Speckfalten sowie über hängende Wangen, Pobacken und Brüste geklagt, nur weil sie angeblich ein Makel in der Schönheit sind. Und es sind vor allem die »normalgewichtigen« Frauen, die das tun, während jene mit tatsächlich problematischem Übergewicht die Gegenstrategie eingeschlagen haben und ihre Körperfülle verleugnen, verstecken oder schönreden. Zu einem natürlichen Verhältnis kommen freilich weder die einen noch die anderen von ihnen.

Der Diäten-Check: Welche Abspeckkuren uns so richtig fertig machen!

Mittlerweile sind es Dutzende von Diäten, die den Weg zum Idealgewicht versprechen. Bei all dem Angebot an Diäten sollte es doch eigentlich der Fall sein, dass die Menschheit tatsächlich schlanker geworden ist. Doch davon kann keine Rede sein. Die Statistiken der WHO (Weltgesundheitsorganisation) belegen, dass die zivilisierte Menschheit nach wie vor reichlich Fett mit sich herumschleppt.

Was dafür in den letzten Jahren zielstrebig zugenommen hat, ist die Zahl der depressiven Störungen. Vermutlich ist das der eigentliche Effekt, den uns der Diätenwahn gebracht hat. Im folgenden Diäten-Check soll gezeigt werden, welche Diät uns richtig fertig macht:

Low Fat: Schlank wird vor allem das Portemonnaie

- Das Prinzip: Die meisten Abspeckwilligen sind sich darüber einig, dass sie vor allem den Fettkonsum herunterschrauben müssen, denn dort vermuten sie den Hauptschuldigen ihrer Gewichtsprobleme. Was ja auch naheliegend ist, da Fett auf engem Raum deutlich mehr Kalorien beherbergt als Kohlenhydrate. Außerdem beschert es der Lebensmittelindustrie mit ihren fettreduzierten

Light-Produkten gute Umsätze. Doch ob sie auch tatsächlich Übergewicht abbauen, ist fraglich.

- Der Haken: In Ländern wie den USA hat die Zahl der Übergewichtigen drastisch zugenommen, obwohl dort in den letzten 20 Jahren der Fettkonsum zurückging. »Ein deutlicher Hinweis darauf«, erklärt Prof. Walter Willett von der Harvard School of Public Health im amerikanischen Boston, »dass eine fettreiche Kost nicht der Hauptschuldige für die Gewichtsprobleme unserer Gesellschaft ist.« Und natürlich auch ein deutlicher Hinweis darauf, dass die Verringerung des Fettverzehrs nicht unbedingt Diäterfolge bringen muss. Bestätigt wird dieser Trend durch eine klinische Studie, die ebenfalls in Boston durchgeführt wurde. Hier wurden 101 Übergewichtige auf Diät gesetzt, teils mit 20, teils mit 35 Prozent Fettanteil. Die Kalorienzahl war in beiden Gruppen gleich. Ergebnis: der Gewichtsverlust fiel in der fettreich ernährten Gruppe deutlich höher aus, außerdem beendeten hier nur 46 Prozent der Teilnehmer vorzeitig die Diät, im Unterschied zu 80 Prozent in der fettreduzierten Gruppe.

- Die Psycho-Falle: Wer die Fettzufuhr stark reduzieren muss, verliert schnell die Lust am Essen. Und nicht nur das - eine englische Studie zeigt, dass es dabei insgesamt mit der guten Laune abwärts geht. Die Wissenschaftler verabreichten zwei Gruppen von Probanden vier Wochen lang jeweils eine fettarme (Anteil: 25 Prozent) und eine fettreiche (Anteil: 41 Prozent) Kost. Mit einem speziellen Fragebogen wurde die Seelenlage vor und nach dem Versuch ermittelt. Es zeigte sich, dass bei den Magerköstlern die Werte für Wut und Feindseligkeit stark nach oben gingen, während die fettreich Ernährten relativ gelassen blieben.

Fazit: Die Chancen für einen Gewichtsverlust durch Low-Fat sind bei weitem nicht so hoch, wie es die Industrie glauben machen will. Dafür steigen die Chancen auf schlechte Laune. Und das nicht nur dadurch, das Low-Fat-Produkte das Geld aus dem Portemonnaie ziehen.

Formula-Diäten: Dröge Pulver für schmachtende Seelen

- Das Prinzip: Formula-Kuren (vor allem »Herbalife« und »Slimfast«) zählen zu den beliebtesten Diäten überhaupt, und dementsprechend spülen sie saftige Renditen in die Kassen der Hersteller. Ihr Prinzip: Die Mahlzeiten werden ganz oder teilweise durch angeblich sättigende und vollwertige Pulver oder Fertiggerichte ersetzt. Der Vorteil dieser Produkte liegt auf der Hand: Man kann sie präzise dosieren und auf diese Weise eine exakte Reduktion von Kalorien erreichen.

- Der Haken: Gerade stark Übergewichtige schaffen es durch die Formula-Pülverchen tatsächlich, recht schnell ein paar Kilo abzunehmen. Sie lernen dabei allerdings nichts über sinnvolle Ernährung. Mit anderen Worten: Haben sie erst einmal die Kur hinter sich, stehen sie vor dem Problem, wie sie ihr neues Körpergewicht im Alltag halten sollen.
  Weiterhin bleibt offen, ob die Formula-Produkte nicht doch Mangelernährungen produzieren. Denn selbst wenn den Produkten allerlei Mineralien und Vitamine zugesetzt werden - sie werden vom Körper nicht annähernd so gut verwertet wie die entsprechenden Biostoffe aus natürlicher Kost.

- Die Psycho-Falle: Die Hersteller der Formula-Diäten betonen, dass ihre Produkte satt machen und außerdem noch schmecken. Beides widerspricht den Erkenntnissen der modernen Ernährungspsychologie.

Erstens: Satt wird man nicht nur durch die Füllung des Magens und das Anheben von Blutzuckerwerten, denn dann könnte man sich einen Ballon im Magen aufblasen und sich Zucker in die Blutbahnen spritzen lassen, um den Hunger auszubremsen. Der Sättigungsgrad wird auch durch zahlreiche andere Funktionen wie Kaubewegungen, Speichelsekretion, Geschmacksvielfalt und nicht zuletzt optische Faktoren (ein Teller mit warmem Essen sättigt optisch mehr als eine Milchschnitte, auch wenn ihr Kaloriengehalt ähnlich ist) beeinflusst. All das spielt bei den Formula-Pulvern jedoch keine sonderliche Rolle, weswegen denn auch ihr Sättigungsvermögen als eher mäßig eingestuft werden muss.

Und zweitens: Zum Geschmack gehört nicht nur das, was eine Speise auf unseren Geschmacksknospen hinterlässt, sondern auch das Drumherum. Wie etwa Gerüche, Garnituren, Dressings, Geschirrklirren oder auch das, was man als Ambiente bezeichnet. All das ist bei den Formula-Produkten entweder verschwunden oder stark reduziert, im Prinzip kann man die Pulver ganz nebenbei zu sich nehmen. Von Genuss kann also keine Rede sein, und daher im kulinarischen Sinne auch nicht von Geschmack. Und das ist nicht nur traurig, sondern auch problematisch im Hinblick auf die weitere Entwicklung des Körpergewichts. Denn bei den meisten Formula-Aktivisten keimt im Laufe der Kur der Wunsch heran, sich endlich mal wieder was zu gönnen, wenn das Martyrium mit den Pülverchen vorbei ist ...

Fazit: Der Nahrungstrieb gehört wie der Sexualtrieb zu den zentralen Lustfaktoren in unserem Leben: Ihre Befriedigung garantiert nicht nur den Fortbestand der Gattung, sie soll auch Spaß machen. Für die Ernährung gilt außerdem: Körpergewicht, Ernährungsverhalten und Genuss stehen in engem Zusammenhang. Wer mit Genuss isst und trinkt, verringert die Gefahr des Dickwerdens. Was also bei Formula-Diäten verloren geht, ist nicht etwa das Übergewicht, sondern der Spaß am Leben.

Markert-Diät: Kundenbindung ist alles

Das Prinzip: Die Markert-Diät wird gerne mit Attributen wie »Diät-Revolution« und »Turbo-Diät« angepriesen. Dabei ist sie nichts anderes als eine Form des modifizierten Fastens, wie wir es schon seit Diät-Urzeiten kennen.

Die Markert-Aktivisten machen nämlich das, was fast alle Diätierenden tun, sie schrauben ihren Kalorienverzehr drastisch nach unten. Und damit sie dabei nicht vom Fleisch fallen, gibt es ein spezielles Eiweiß-Präparat dazu. Damit die Diät nicht auf die Muskelmasse schlägt – und saftig Geld in die Kassen des Herstellers gespült wird.

Ziel der Markert-Diät ist es, unsere Schilddrüse zur Produktion von aktiven Stoffwechselhormonen zu überreden, damit unser Körper mehr Kalorien verbrennt. Und das soll wohl dauerhaft möglich sein. Jedenfalls verspricht Markert, dass der Stoffwechseleffekt auch nach der eigentlichen Fastenkur bestehen und damit auch der dazu gehörende Mensch schlank bleibt, sofern er nur weiter brav am Eiweiß-Drink schlürft. Wir können dann also schlemmen wie vorher, weil ja die aktivierten Schilddrüsenhormone alles gleich wieder verbrennen. Wenn das nicht nach Paradies klingt. Vor allem für den Hersteller des Eiweiß-Drinks.

Der Haken: Wer es schafft, eine Zeit lang weniger zu essen, hat gute Aussichten, für eine Weile schlank zu bleiben – um danach noch dicker zu werden als zuvor. Die Geschichte mit dem aktiven Schilddrüsenhormon entbehrt jeglicher wissenschaftlichen Grundlage. Im Gegenteil: Laut Studien senkt eine Fastenkur in Kombination mit einem Eiweiß-Supplement eher den Spiegel an aktivierten Schilddrüsenhormonen anstatt ihn zu erhöhen. Was ja auch Sinn macht. Denn warum sollte der Körper ausgerechnet während niedriger Nahrungs- und Energieaufnahme den Stoffwechsel und damit den Energieverbrauch ankurbeln?

- Die Psycho-Falle: Die Markert-Diät soll diejenigen unter den Abspeckwilligen überzeugen, die einer Diät erst dann Glauben schenken, wenn physiologisch etwas dahinter steckt. Und in der Tat: Physiologisch gibt es sehr wohl Unterschiede zwischen aktivierten und inaktivierten Schilddrüsenhormonen, und es ist auch richtig, dass die vermehrte Ausschüttung der aktivierten Form den Stoffwechsel anregt. Nur leider kann eben die Markert-Diät - wie alle anderen Diäten übrigens auch - nichts dazu beitragen. Ihr Schilddrüsen-Effekt ist also nichts als ein Bluff.

Zu den gängigen Psycho-Tricks des Marketings gehört auch, dem Kunden die Stabilität seines reduzierten Körpergewichts zu versprechen, wenn er nur weiter das Eiweiß-Produkt konsumiert. So baut man sich Stammkunden auf. Ob jedoch auch das Körpergewicht unten bleibt, ist mehr als zweifelhaft.

Fazit: Im Kampf gegen die Jo-Jo-Effekte ist auch die Markert-Diät ohne Chance. Denn auch bei ihr lernt der Abspeckwillige nichts Neues zur gesunden Ernährung. Die Einzigen, die bei Markert etwas lernen können, sind BWL-Studenten, die sich später mal aufs Marketing spezialisieren wollen.

Brigitte-Diät: Wenn das Futter ins Zentrum rückt

- Das Prinzip: Trotz strikter Reduktion von Kalorien und Fetten soll ein hohes Maß an »Esszufriedenheit« entwickelt werden. Jeder einzelne Diättag enthält ein Frühstück (200 kcal), eine warme Mahlzeit (400 kcal) und einen Imbiss (200 kcal) sowie zwei Zwischenmahlzeiten zu jeweils 100 kcal. Macht summa summarum 1.000 kcal. Ob Frau davon leben kann? Wahrscheinlich nicht. Aber sie soll ja auch gar nicht damit leben, sondern nur abnehmen.

- Der Haken: Die Autorinnen der Diät räumen ehrlich genug ein, dass es »keine Wunderdiäten« gibt. Realistisch sei ein Gewichtsverlust »von einem Pfund pro Woche«. Und mit Hilfe der Brigitte-Diät sollte dieses Ziel in der Tat kein Problem sein. Die Autorinnen gestehen aber auch, dass die eigentlichen Probleme erst nach der Diät anfangen, dann nämlich, wenn sich das Speisenkarussell wieder im Nahrungsalltag dreht. Ihre Empfehlung klingt weise: Am besten die Grundzüge der Diät beibehalten. Also weiterhin - wir wiederholen - 1.000 lächerliche Kilokalorien pro Tag. Ob das wirklich was mit Esszufriedenheit zu tun hat?

- Die Psycho-Falle: Die Autorinnen stellen selbst die Frage, ob Diät zu Magersucht und Bulimie führt. Ihre Antwort: »Der Grund dieser Erkrankungen liegt in vielen Fällen in der Familiensituation. Die Betroffenen brauchen dringend Hilfe: eine - meist langwierige - Therapie. Dabei ist eine Diät niemals der Grund für Anorexie oder Bulimie, aber sie wird häufig als Einstieg in die Magersucht genutzt.«

Fazit: Kurzfristige Diäterfolge sind mit der Brigitte-Diät garantiert. Und bei fünf bis ins letzte Kaloriendetail ausgerechneten Mahlzeiten pro Tag ist auch garantiert, dass die Ernährung ins Zentrum des Lebens rückt. Die Gefahr, dadurch Essgestörte und neurotische Nahrungsapostel zu generieren, liegt auf der Hand.

Blutgruppendiät: Mehr Selbsterfahrung als Fastenkur

- Das Prinzip: Der Blutgruppentyp entscheidet darüber, ob wir bestimmte Nahrungsmittel besser oder schlechter vertragen und ob sie uns schlank oder dick machen. So soll Bluttyp 0 durch Fleisch weniger und durch Getreideprodukte mehr Fett ansetzen als etwa

Bluttyp A. Laut Dr. Peter D'Adamo, dem Ziehvater der Blutgruppendiät, soll derjenige, der seinen Diätratschlägen folgt, sich nicht mehr mit mühseligem Kalorienzählen belasten müssen.

- Der Haken: In einigen Fällen ist es wissenschaftlich belegt, dass bestimmte Nahrungsmittel in Abhängigkeit von den Blutgruppen unterschiedlich verdaut werden. Inwieweit sich das jedoch auf das Körpergewicht auswirkt, ist ungeklärt. D'Adamo kann dazu nichts anderes anführen als seine ärztlichen Erfahrungen, wissenschaftliche Belege existieren nicht. Wobei man ihm als Naturmediziner zugute halten muss, dass er bei seiner Arbeit weniger die Gewichtsprobleme als die chronischen Erkrankungen (z.B. Allergien, Morbus Crohn und Arthritis) seiner Patienten im Auge hat.

- Die Psycho-Falle: Das Gute an der Blutgruppendiät ist sicherlich, dass sie aufs Kalorienzählen verzichtet und den Menschen die Eigenart ihres Blutes vor Augen führt. Andererseits unterstreicht sie mit der Blutgruppenverträglichkeit einen Faktor, der - wenn überhaupt - in unserer aktuellen Ernährungsproblematik allenfalls einen Marginalfaktor ausmacht. Die zunehmende Anzahl an Allergien und Nahrungsunverträglichkeiten hat ihre Hauptursache nämlich nicht in den Blutgruppen, sondern darin, dass sich in unserer Nahrung mittlerweile so viele Fremdstoffe befinden, dass sie von unserem Immunsystem nicht mehr bewältigt werden können.

Fazit: Zur Gewichtsreduktion dürfte die Blutgruppendiät weniger tauglich sein. Ihr eigentlicher Verdienst besteht darin, den Blick auf die dramatisch zunehmenden Allergien und Nahrungsunverträglichkeiten unserer Zeit zu lenken.

Hay'sche Trennkost: Die Mär von der Apartheid der Nährstoffe

Das Prinzip: Die Hay'sche Trennkost geht davon aus, dass unser Magen nicht gleichzeitig Kohlenhydrate und Eiweiße verdauen kann, und dass deswegen ihr gemeinsamer Verzehr zu Gesundheitsstörungen und Übergewicht führen muss. Deswegen sollten eiweiß- und kohlenhydratreiche Speisen getrennt voneinander aufgenommen werden, und von Hülsenfrüchten lässt man am besten ganz die Finger, weil da ja beide Stoffe in ziemlich hoher Konzentration zu finden sind. Insgesamt besteht die Hay'sche Trennkost zu 80 Prozent aus so genannten Basenbildnern (Obst, Gemüse, Milch, Butter, Joghurt) und zu 20 Prozent aus so genannten Säurebildnern (Fleisch, Käse, Fisch, Kartoffeln, Vollkornbrot).

Der Haken: Wir Menschen können sehr wohl Eiweiße und Kohlenhydrate gemeinsam zu uns nehmen. In der Natur sind solche Kombinationen durchaus üblich und für uns auch sehr bekömmlich. Man denke nur an die Muttermilch! Und Hülsenfrüchte wie Bohnen und Erbsen zählen gerade aufgrund ihrer hohen Kohlenhydrat- und Eiweißwertigkeit zu den bewährtesten Nahrungsmitteln, die der Menschheit bekannt sind. Gerade weil sie gleichzeitig reich an Eiweißen und Kohlenhydraten sind, besitzen wir mit ihnen eine ernsthafte Alternative zum Fleisch.

Ein weiterer Haken der Trennkost: Das Runterfahren des Fleischkonsums mag sinnvoll sein, doch die Reduktion von wichtigen Nahrungsmitteln wie Fisch, Käse, Vollkornbrot und Kartoffeln ist es sicherlich nicht. Denn sie provoziert Mangelernährungen, vor allem in Bezug auf Jod, Eisen, Kalzium und Omega-3-Fettsäuren.

Die Psycho-Falle: Die Hay'sche Trennkost zählt sicherlich zu den bekanntesten Diäten überhaupt, weswegen sich denn auch offizielle

Ernährungsinstitutionen zu ihr geäußert haben. Wie etwa die SVE, die Schweizerische Vereinigung für Ernährung. Sie kann, im Unterschied zur Deutschen Gesellschaft für Ernährung (DGE), der Trennkost sogar etwas Positives abgewinnen: »Ihr Vorteil liegt darin, dass sich die Leute vor dem Essen überlegen, was sie essen wollen und dürfen.« Was das allerdings für ein Vorteil sein soll, ist wohl ein Geheimnis der SVE. Als wenn es nicht schon genug Bereiche in unserem Leben gäbe, in denen wir Tag für Tag abwägen müssen, was wir dürfen und was wir wollen.

Fazit: Mag sein, dass die Trennkost kurzfristig zu Abmagerungseffekten führt. Mittlerweile existieren auch schon diverse Varianten dieses Diätevergreens, bei denen man nicht vom Fleisch fällt und keine Mangelernährung befürchten muss, und die dementsprechend auch zum langfristigen Gebrauch geeignet sind. Was aber der Hay'schen Trennkost - wie vielen anderen Diätformen auch - abgeht, ist der Spaß. Das Vergnügen am spontanen Ess- und Trinkgenuss, ohne dass ich meinen Speisezettel permanent nach Gut und Schlecht einteilen muss. Und so etwas schafft nicht etwa schlanke Körper, sondern lediglich verbiesterte Gesichter - und die sehen weder auf dünnen noch auf dicken Körpern sonderlich attraktiv aus.

Diäterfolge bleiben meist aus

Normalerweise ist die Psyche von höheren Tieren recht einfach konstruiert: Man versucht etwas, und wenn es klappt, freut man sich und wiederholt das Ganze, weil es ja erfolgreich war. Klappt es jedoch nicht, unternimmt man vielleicht noch ein paar Versuche unter anderen Bedingungen, doch wenn auch die fehlschlagen, lässt man es schließlich sein. Oder einfacher gesagt: Jedes höher entwickelte Tier besitzt die Neigung, nur erfolgreiche Taten zu wiederholen, und dafür die nicht erfolgreichen zu meiden.

Anders verhält es sich jedoch beim einzig diätfähigen Tier, das es auf dieser Welt gibt, nämlich dem zivilisierten Menschen, und hier vor allem bei der zivilisierten Menschenfrau. Sie macht eine Diät nach der anderen, obwohl keine einzige klappt. Gar nicht klappen kann, weil nämlich die natürliche Physiologie unseres Körpers komplett dagegenspricht.

Der menschliche Körper ist nämlich grundsätzlich nicht aufs Abspecken eingerichtet. Selbst wenn mal eine Diät kurzfristig ansprechen sollte, begibt er sich sofort in Lauerstellung, um das verloren gegangene Fett sogleich wieder aufzuspecken, wenn man ihm nur ansatzweise wieder normale Nahrung zuführt. Die Erfahrung dieses so genannten Jo-Jo-Effekts haben schon Millionen von »Diätierenden« gemacht: Da hatte man fünf Kilos mühsam weggefastet, doch sofern man wieder zur normalen Kost zurückkehrte, waren sie binnen weniger Tage wieder da. Und damit nicht genug, oft waren aus den fünf sogar sechs Kilos geworden. Weil sich der Organismus nämlich vorgenommen hat, ein besseres Polster zurückzulegen für den Fall, dass man ihn wieder mit einer Diät drangsalieren sollte.

Prof. Udo Rabast von der medizinischen Klinik in Hattingen hat sich in einer Forschungsarbeit ausführlich mit dem Thema »Adipositastherapie« (so der wissenschaftliche Ausdruck für den Abbau überflüssigen Specks) befasst und die dazu erschienenen Studien gesichtet. Sein Resümee: »Mittlerweile stehen eine Fülle von Therapieverfahren zur Verfügung, um Adipositas zu behandeln. Neben medikamentösen, psychologischen, psychotherapeutischen und chirurgischen Maßnahmen wird die Diättherapie am häufigsten eingesetzt. Doch ein optimaler Therapieerfolg ist von keinem der Verfahren zu erwarten.« Selbst die von vielen seriösen Ernährungsberatern empfohlene »ausgewogene Mischkost« führt nur äußerst selten zu Erfolgen, nämlich dann, wenn es den Betroffenen gelungen ist, ihr Ernährungsverhalten grundsätzlich umzustellen und diese Umstellung auch die nächsten Jahre durchzuhalten. Doch wer schafft das schon?

Eine gewisse Chance auf eine Reduktion des Körpergewichts bietet noch die körperliche Bewegung. Wobei es egal ist, was man dabei macht. In einer Studie der Mayo-Klinik im US-Bundesstaat Minnesota zeigte sich, dass sogar Kaugummikauen zur Gewichtsreduktion führen kann. Die Wissenschaftler untersuchten bei sieben normalgewichtigen Erwachsenen, wie sich ihr Energieverbrauch durch Kaugummikauen steigerte. Das Ergebnis: Kaugummikauen verbraucht etwa elf Kalorien pro Stunde. Durch ständiges Kaugummikauen könnten also fünf Kilo Fett pro Jahr abgebaut werden. Theoretisch, denn klinische Langzeitstudien zum Dauerkaugummikauen existieren leider noch nicht. Aber das es möglicherweise klappen könnte, zeigt das Beispiel der Kühe. Lässt man sie nach alter Sitte Gras fressen, das sie permanent wiederkäuen müssen, bleibt ihr Gewicht normal. Füllt man sie jedoch mit Tiermehl ab, das sie nur wenig wiederkäuen müssen, legen sie schon bald enorm an Fettmasse zu.

Eine praktikablere Alternative zum Wiederkäuen besteht möglicherweise darin, den Bitterstoffanteil in der Nahrung zu erhöhen. Denn von diesen Substanzen weiß man schon länger, dass sie den Appetit zügeln und beim Essen frühzeitig Sättigungsgefühle erzeugen. Leider wurde der Bitterstoffanteil im Gemüse in den letzten Jahren systematisch herausgezüchtet, weil die Geschmacksnote »bitter« nicht mehr erwünscht war. Die Folge: Selbst klassisches Bittergemüse wie Tomaten, Gurken, Salat und Chicoree enthält nur noch wenig Bitterstoffe, um unsere Verdauung zu unterstützen.

Bleiben als Bitterstoffquelle Getränke wie Tee, Kaffee, Bier sowie herbe Weine und Aperitifs. Sie enthalten allerdings entweder Koffein, oder aber Alkohol. Ein Problem, das für Gewürze nicht gilt, außerdem kann man sie einfach über das Essen streuen. Zu den bitteren Gewürzpflanzen zählen Beifuß, Kerbel, Majoran, Oregano, Salbei und Pomeranze. Außerdem gibt es in den Apotheken mittlerweile so genannte Urbitter-Granulate aus bitterstoffreichen Wildkräutern zu kaufen, man kann sie teelöffelweise zu den Mahlzeiten einnehmen oder ebenfalls darüber streuen. In einer Anwendungsbeobachtung zeigten sie bei übergewichtigen Patienten nach vier Wochen eine durchschnittliche Gewichtsreduktion von 1,5 Kilogramm. Immerhin.

Warum überhaupt schlank?

Doch ob Wiederkäuen oder Bitternis - es bleibt die Frage, ob es überhaupt Sinn macht, schlank zu sein. Sicherlich, es gibt Grade von Fettleibigkeit, die zu gesundheitlichen Problemen führen. Zu Arteriosklerose, Bluthochdruck, Osteoporose, Darmkrebs, Rheuma und vielem anderen mehr. Wo jedoch diese Grade anfangen, kann bislang nicht exakt gesagt werden. Vielmehr verdichten sich die Hinweise darauf, dass Übergewicht es nicht verdient hat, kategorisch als gesundheitsschädlich disqualifiziert zu werden. Oft hat es sogar seine Vorteile.

Doch fangen wir erst einmal damit an, wie heute überhaupt Übergewicht ermittelt wird. Die gängige Einheit zu seiner Ermittlung ist zurzeit der so genannte Body-Mass-Index. Er besteht aus dem Quotienten von Körpergewicht und dem Quadrat der Körpergröße. Beispiel: Wer bei 1,65 m Körpergröße 70 kg wiegt, hat einen BMI von $70 : 1{,}65^2$ also von 25,6. Nach den Vorstellungen der führenden Ernährungsinstitutionen wie etwa der Deutschen Gesellschaft für Ernährung (DGE) liegt er damit in der Übergewichtsrange von über 25. Ob er damit jedoch auch gesundheitsgefährdet ist, wie behauptet wird, ist mehr als zweifelhaft.

In einer Langzeitstudie der Düsseldorfer Klinik für Stoffwechselerkrankungen und Ernährung an 6.000 »Dicken« zeigte sich, dass Frauen mit leichtem und deutlichem Übergewicht bis zu einem BMI von 32 genauso lange lebten wie der erheblich schlankere Frauendurchschnitt in Nordrhein-Westfalen. Erst ab einem BMI von 40 kam es zu einem signifikanten Anstieg der Sterblichkeit, bei Männern wurde dieser Anstieg allerdings schon bei einem BMI von 32 beobachtet (wobei auch der noch weit vor der Übergewichtseinstiegsgrenze von 25 liegt). Fazit: Gerade Frauen sollten sich nicht allzu viele Gedanken darüber machen, ob Übergewicht ihr Leben verkürzt. Weitaus handfester ist nämlich das Risiko, sich mit einer überflüssigen Crash-Diät gesundheitlichen Schaden oder durch die damit verbundene schlechte Laune gescheiterte Karrieren oder Beziehungen einzufangen.

Außerdem gilt es zu berücksichtigen, dass Fettbildung aus physiologischer Sicht durchaus erwünscht sein kann. Die Rückstellung von Fettdepots für harte Zeiten hat natürlich aus heutiger Wohlstandssicht keinen Sinn mehr. In jüngerer Zeit mehren sich jedoch die Hinweise darauf, dass hinter der Fettbildung weitaus komplexere Zusammenhänge stecken. Sogar das Immunsystem spielt dabei eine Rolle.

So sind die Fettansammlungen um unsere Lymphknoten und Eingeweide so etwas wie Präzisionsbomben unseres Immunsystems. Vor allem im Darm, wie die Ärztin Julia Rautenstrauch in der »Deutschen Medizinischen Wochenzeitschrift« erklärt: »Die Fettzellen schützen uns vor Darminfektionen, indem sie vorbeikommende mikrobielle Vagabunden sofort köpfen.« Sie arbeiten mithin als Empfangskomitee, das einen Großteil der Parasiten bereits bei deren Eintreten vernichtet. Nicht umsonst wird bei Darmverletzungen das Leck zuerst vom aufliegenden Fettgewebe gestopft. Außerdem produzieren Fettzellen das Hormon Leptin, von dem bekannt ist, dass es die so genannten T-Helfer-Zellen (Fresszellen) steuert, die gerade im Kampf gegen Bakterien eine große Rolle spielen.

Körperfett spielt also eine nicht zu unterschätzende Rolle in der Abwehr von Infekten. Und damit nicht genug – es bereitet auch Spaß am Sex. In einer Studie der italienischen Gynäkologin Alessandra Graziottin stellte sich nämlich heraus, dass ein mäßiges Übergewicht von fünf Kilogramm den über 50-jährigen Frauen beim Sex echte Vorteile bringt. »Denn die Fettzellen«, so die Medizinerin, »helfen dabei, den Östrogenverlust in den Wechseljahren aufzufangen, da sie die Umwandlung von androgenen Hormonen in Östrogen erleichtern.« Die Folge: Der Körper präsentiert sich weiter in weiblichen Rundungen, die Libido bleibt bestehen und die Vagina bleibt feucht. Günstige Voraussetzungen also, um weiterhin eine erfüllte Sexualität zu erleben.

Fazit: Aus medizinischer Sicht macht es nur wenig Sinn, gleich jedes Kilo Übergewicht zu attackieren. Die meisten Frauen verfolgen denn auch bei ihren Diäten weniger gesundheitliche als kosmetische Motive. Und diese haben wiederum ihre Ursache im Schlankheitswahn unserer Zeit.

Die Gipfel des Diätenwahns: Magersucht und Bulimie

Gipfel des Diätenwahns und damit auch in der weiblichen Störanfälligkeit von Körpergefühl und Essverhalten sind sicherlich Magersucht sowie die als Bulimie bezeichnete Brech- und Fresssucht. Es gibt mittlerweile zwar auch Männer, die an diesen Störungen leiden, doch noch gelten beide Erkrankungen als typisch weibliche Phänomene. Laut Bundeszentrale für gesundheitliche Aufklärung (BZgA) leiden mittlerweile 600.000 Frauen zwischen 15 und 35 Jahren unter Bulimie und 100.000 an Magersucht. Man geht davon aus, dass diese Zahl zehnmal so hoch ist wie bei Männern. Deren Anteil nimmt jedoch immer mehr zu. Bulimiker machen bei Männern bereits 0,5 Prozent aus. Tendenz steigend, vor allem aus einem Grund: Auch Männer haben sich mehr und mehr vom Schlankheitswahn einnehmen lassen. Vorbei die Zeiten, als der erfolgreiche Mann noch Kugelbauch und Glatze haben durfte. Der heutige Erfolgstyp ist schlank und braungebrannt, dicke »Pfundskerle« wie Helmut Kohl und Franz-Josef Strauß sind Auslaufmodelle. In den USA geht die Dickenfeindlichkeit schon ans Geld. Eine entsprechende Studie kam zu dem Schluss: »Pro Pfund Übergewicht sinkt das Jahreseinkommen der Führungskräfte um 1.000 Dollar.« Und das allein reicht schon aus, um einen Mann zur Abmagerungskur zu überreden und damit die Basis für Mager- und Brechsucht zu schaffen.

Die meisten der weiblichen Mager- und Brechsüchtigen finden über eine Diät zu ihrer Krankheit. Eindrucksvoll belegt dies eine australische Langzeitstudie, in der knapp 2.000 Schüler und Schülerinnen im Alter von 14 bis 15 Jahren untersucht wurden. Innerhalb von drei Jahren unterzogen sich zwei Drittel der Mädchen einer Diät. Von denen, die eine strenge Diät einhielten, entwickelte innerhalb des Jahres jede Fünfte eine Essstörung.

In diesem Zusammenhang muss sicherlich dem Schönheits- und Schlankheitswahn eine Schlüsselrolle zugeschrieben werden. Als weitere Ursachen werden unter Experten neben sexuellem Missbrauch in der Kindheit immer wieder bestimmte Familienkonstellationen hervorgehoben. Demzufolge wurden magersüchtige Frauen in ihrer Jugend von ihren Eltern zwar verhätschelt, nicht aber zur Selbstverantwortung erzogen. Und Bulimikerinnen berichten immer wieder davon, sich vom übrigen Familienverbund ausgegrenzt zu fühlen.

Zudem wurde in den Familien von Magersüchtigen und Bulimikerinnen ein stark ausgeprägter Hang zum Verdrängen von »Schwäche« ausgemacht: Anlehnungsbedürftigkeit, Traurigkeit, Verzweiflung und Angst werden demnach abgelehnt, nur »starke« Gefühlsäußerungen wie Wut, Jähzorn und Arroganz werden geduldet. Ein deutlicher Hinweis auf vermännlichte Familienstrukturen, und ein weiterer Beleg dafür, dass die gängigen Vorstellungen über das Männer- und Frauenbild auch auf diesem Wege ins Essverhalten hineinpfuschen und zu Essstörungen beitragen.

Bevor jedoch nach guter alter psychotherapeutischer Sitte auf die Eltern als Mitschuldige eingeprügelt wird, sollte man erwähnen, dass bei Magersucht und Bulimie auch physiologische Faktoren mitspielen. So haben die Betroffenen grundsätzlich eine stark beeinträchtigte Wahrnehmung für den eigenen Sättigungsgrad. Magersüchtige zeigen eine stark verlangsamte Magenentleerung, so dass sie sich schon allein deshalb viel eher satt fühlen als andere Menschen. Und Bulimiker zeigen nach dem Essen einen stark erniedrigten Blutwert an Cholezystokin. Dieser Stoff wird dazu benötigt, in unserem Gehirn ein Gefühl von Sättigung zu erzeugen. Der Körper von Fress- und Brechsüchtigen schüttet also nach dem Essen zu wenig von diesem Sättigungshormon aus, und deswegen können sie auch dann noch essen, wenn ihr Magen bereits prall gefüllt ist.

Fazit: Frauen essen anders, Männer auch

Das Essverhalten von Männern und Frauen zeigt also in der Tat einige beachtliche Unterschiede. Die wissenschaftlichen Studien bestätigen zum Teil, was man schon im Alltag beobachten kann. Sie zeigen aber auch, dass wir von einigen Vorurteilen in Bezug auf geschlechtsspezifische Essgewohnheiten Abschied nehmen müssen.

So mag es ja noch auf unserer Erwartungslinie liegen, dass Frauen eher als Männer auf gesunde Ernährung achten. Dass sie aber häufiger zu Pillen und Pülverchen aus der Kategorie »Nahrungsergänzung« greifen, ist schon überraschend, weiß man doch, dass eigentlich Männer eher dazu neigen, für ihre gesundheitlichen Probleme vermeintlich schnelle Lösungen in Form von Pillen und dergleichen einzusetzen.

Dass Männer mehr Fleisch essen und mehr Alkohol verzehren, ist wiederum nicht überraschend. Dass sie aber auch mehr Brot und Backwaren auf ihrem Speisezettel stehen haben, war nicht unbedingt zu erwarten. Genauso wenig wie die Tatsache, dass sie den Löwenanteil der strengen Veganer und Rohköstler stellen, wo doch jeder Kellner weiß, dass sich die Müsli- und Salatfraktion eher aus weiblichem Publikum zusammensetzt.

Erwartungsgemäß war sicherlich auch die Tatsache, dass Männer häufiger in Kantinen, Restaurants und Schnellimbissen essen. Sie können halt immer noch nicht kochen, die meisten wissen gerade noch, wie man eine Dose Ravioli aufmacht. Außerdem sind sie häufiger außer Haus, und das bedeutet, dass sie zwangsläufig öfter außer Haus essen müssen.

Die Studien zeigen weiterhin: Männer essen schneller als Frauen. Auch das war zu erwarten, sind sie doch insgesamt genussunfähiger als Frauen. Außerdem haben sie in der Regel keine Ahnung vom Essen und Trinken, selbst wenn es typisch männliche Nahrungsmittel betrifft.

Männer sind aber auf jeden Fall Spezialisten, wenn es um wirklich feines Essen geht. In den Restaurants führen sich auch stinknormale Männer als Experten auf, während die Frauen dankbar jeden Bissen herunterschlucken, den sie nicht selbst brutzeln mussten.

Der Grund für dieses Verhalten liegt einzig und allein in der Tatsache, dass immer noch die Meinung vorherrscht, wonach nicht derjenige rumnörgeln darf, der die Ahnung hat, sondern vorzugsweise der, der die Kohle anschafft. Überraschend?

Vor demselben Hintergrund ist es sicherlich auch überraschend, dass es nach wie vor überwiegend Frauen sind, die sich Diäten antun und dementsprechend häufig unter Essstörungen leiden. Denn im Zuge der Emanzipation sollte ihr Vorsprung in Richtung Kalorienverzicht und Auf-die-Waage-Gucken eigentlich gebröckelt haben. Doch davon kann keine Rede sein. Bleibt die Frage, welche gesellschaftliche Rolle den Schlankheitsidealen heute zukommt und in welchem Zusammenhang sie mit den Abhängigkeiten und Machtverhältnissen zwischen den Geschlechtern stehen. Näheres zu Schönheit, Schlankheit und Verführung siehe Seite 77 ff.

»Sag mir, was Du isst, und ich sag Dir, was Du verdienst«

Die sozialen Hintergründe unseres Ernährungsverhaltens

Kathja: Bei Karriereweibern krachen keine Nähte

Kathja hat schlechte Laune. Denn sie macht wieder Diät, und wenn sie eine Diät macht, hat sie immer schlechte Laune. Das ist in ihrer Werbeagentur bereits hinreichend bekannt. Wobei einer ihrer Mitarbeiter schon einmal zutreffend bemerkte: »Eigentlich ist Kathja immer schlechter Laune. Denn entweder ist sie schlecht drauf, weil sie gerade eine Diät macht. Oder aber sie ist schlecht drauf, weil sie sich zu dick fühlt. Und da irgendwie immer eines von beidem zutrifft, ist sie eben immer schlecht drauf.« Wobei eigentlich von den männlichen Mitarbeitern niemand so recht begreifen kann, dass Kathja überhaupt Diäten macht. Denn sie ist vielleicht ein wenig vollschlank, aber sicherlich nicht fett. »Gerade richtig, um auch mal einen zweiten Blick zu riskieren«, wie es mal einer ausdrückte.

Kathja selbst sieht das anders. Sie kann sich gar nicht mehr so recht erinnern, ob sie jemals Idealgewicht hatte. »Schon in der Schule wurde ich gehänselt«, erklärt sie. »Ich galt als dick, unbeweglich und unattraktiv. Auf Feten wurde ich nur eingeladen, weil ich meine Stereo-Anlage mitbrachte – und weil ich beim Buhlen um die Jungs keine ernsthafte Konkurrenz darstellte. Der Sportlehrer teilte mir nach den ersten Stunden mit, dass ich mir keine Sorgen machen sollte. Er würde mir nämlich nicht die eigentlich verdiente Fünf, sondern einen Dauer-Vierer geben. Wenn ich mich nur aus allem raushalten würde. Wahrscheinlich hatte er Angst, dass ich mit meinen Kilos seine schönen Geräte ruinieren würde.« Mit 14 machte Kathja ihre erste Diät, mit 16 kamen die ersten Bulimie-Attacken: »Am Kiosk habe ich oft noch schnell einen Zehner-Pack Schokoriegel verdrückt, um sie dann auf der Schultoilette gleich wieder rauszuwürgen.

Und wenn ich darauf angesprochen wurde, habe ich gesagt, ich hätte meine Tage oder ich hätte am Tag vorher zu viel gefeiert, und alle waren beruhigt.«

Irgendwie erledigte sich das mit der Bulimie wieder von selbst. Das Problem mit dem Übergewicht allerdings blieb. Und verschärfte sich, als Kathja nach dem Studium in die Werbebranche ging und dort schließlich zur Geschäftsführerin aufstieg. »Von einer erfolgreichen Managerin wird erwartet, dass sie alles unter Kontrolle hat«, sagt Kathja. »Doch wie soll man diesen Eindruck glaubhaft vermitteln können, wenn man noch nicht einmal sein eigenes Körpergewicht und seine eigenen Essgelüste unter Kontrolle hat?« Also hieß es: Abspecken, um auch ja schön ins Kostüm zu passen.

Doch die Diäterfolge waren stets nur von kurzer Dauer, egal ob es sich um Brigitte-Diät, Japan-Diät oder Blutgruppen-Diät handelte. Diesmal versucht sie es mit Trennkost. Als erster Erfolg hat sich schon mal die schlechte Laune verschärft. Mal schauen, was sonst noch kommt.

Barbara: Böses, fettes Mädchen!

Barbara ist fett. Ohne Zweifel. Ihr Arzt prophezeite ihr kürzlich eine Lebenserwartung »von etwa zwei bis drei Jahren«, wenn sie nicht endlich mindestens 40 Kilogramm abnehmen würde. Sie wird wohl nicht mehr zu ihm gehen. Nicht nur, weil er solche unfreundlichen Dinge sagt, sondern auch, weil sie nicht mehr in die Sessel seines Wartezimmers reinpasst.

Barbara war nicht immer so fett. »Ich wurde eigentlich erst so richtig dick, als ich zu Hause saß und auf unser Baby aufpasste«, erklärt sie. »Alles, was ich tat, war essen. Ich legte in drei Jahren etwa 100 Pfund zu.« Als Motiv für ihre unbändige Fresslust vermutet sie selbst: Frust und Langeweile. Der Mann war lange auf der Arbeit, sie war zu Hause, im frisch bezogenen Vorstadt-Eigenheim. Und als Begleiter war niemand da als ihr Kind – und der Kühlschrank.

»Mein Aktionsradius reduzierte sich auf Minimalstrecken wie die 300 Meter zum Lebensmittelmarkt«, klagt Barbara. »Dafür habe ich irgendwie ständig gegessen. Eiscreme, Kartoffelchips, Buttertoast, und zum Überfluss auch noch die Reste vom Kindergläschen.« Irgendwann kam einmal ihr Mann mit der behutsamen Warnung, dass sie nun wohl doch ein wenig zu dick wäre. Aber das war's dann auch schon. Barbara gewann nicht den Eindruck, dass ihn ihre Gewichtsprobleme wirklich tangieren würden. »Denn mit mir lässt er sich ja ohnehin nirgendwo blicken«, so Barbara. »Wir gehen nicht ins Kino, nicht ins Theater und auch sonst nirgendwo hin. Freunde haben wir auch nicht. Wie denn auch, hier in dem Kaff. Und zu seinen Geschäftsterminen geht er entweder alleine, oder aber mit seiner Assistentin.«

Diätversuche? Natürlich. Bei den Weight-Watchers verlor sie schon einmal über 70 Pfund. Eine schöne Zeit. Endlich einmal drehten sich wieder Männer nach ihr um. Und sie kokettierte sogar schon mit dem Gedanken, sich von ihrem Mann scheiden zu lassen, weil sie jemand Nettes kennen gelernt hatte. Doch dann kamen ihre Pfunde wieder, und sie legte sogar noch 10 Kilo zu. Seitdem fühlt sich Barbara nur noch schuldig, gierig nach Essen und gierig nach neuen Männern.

Sven: Wäre doch gelacht!

Und dann hat's Zoom gemacht! Dieser Hit von Klaus Lage geht Sven immer wieder durch den Kopf, wenn er an seinen Herzinfarkt denkt. Ein Jahr ist das nun her. Sein Arzt hatte ihn immer wieder gewarnt. Zuviel Stress, zuviel Fett, zuviel Alkohol und zu wenig Bewegung, sagte er. Irgendwann werde es Sven mal am Herzen erwischen, und dann ist schluss mit lustig. Und so ist es dann auch gekommen.

Allerdings: So richtig schluss war dann eigentlich auch nicht. »Denn ein Herzinfarkt ist heute nichts Schlimmes mehr«, beruhigt Sven. »Die Ärzte händeln das mittlerweile eigentlich recht routiniert. Ein Todesurteil ist es jedenfalls nicht mehr, wenn es die Pumpe erwischt.« Svens Arbeitskollegen in der Unternehmensberatung nahmen die ganze Geschichte auch eher mit Humor als mit Entsetzen oder Betroffenheit. Einer kam sogar mit der Lebensweisheit: »Wer mit 45 noch kein Cabriolet, keine 500.000 Schulden, keine Steuerfahndung, keine Scheidung und keinen Herzinfarkt hinter sich hat, der hat irgendwas falsch gemacht.«

Also: Cool bleiben. Weswegen denn Sven auch nichts groß an seinem Lebensstil geändert hat. Zwar säuft er jetzt weniger als früher, doch das Steak kommt immer noch auf den Teller, und mit der Arbeit ist es erst recht nicht weniger geworden. Dafür joggt er jetzt durch die Wälder, außerdem schluckt er Vitamine und Knoblauchpillen. Für die Herzkranzgefäße. Wäre doch gelacht, wenn man das nicht auch in den Griff bekommen würde.

Jaqueline: Hühnerbrüstchen für starke Jungs

Jaqueline führt den Puff im Norden der Stadt bereits seit sechs Jahren. Die Zeiten der Rangelei mit den Behörden und Nachbarn sind überstanden, nicht zuletzt auch deshalb, weil sie bei der Auswahl ihrer Mädchen und Kunden stets getreu der Maxime handelt: keine Drogen, keine Minderjährigen, keine Krakeeler. »In unserem Etablissement«, betont Jaqueline und grinst dabei, »geht es gesitteter zu als in manch einem Mädchen-Pensionat.«

Den größten Kundenzulauf hat sie, wenn in der Stadt die großen Messen sind. Dann reicht ihr Stammpersonal nicht mehr aus. In solchen Fällen greift Jaqueline auf ihre »stillen Reserven« zurück. Frauen, die nicht hauptberuflich anschaffen gehen, sondern dies gelegentlich als Nebenjob betrachten. »Die führen ein stinknormales Leben neben ihrem Göttergatten und warten auf meinen Anruf. Und wenn sie dann Zeit haben, kommen sie vorbei. Keine Ahnung, was die zu Hause erzählen, wo sie den Abend über sind. Aber wahrscheinlich interessiert's ihre Männer eh nicht.«

Die Mädchen stellt Jaqueline immer so zusammen, dass sie zu den Typen passen, die als Kundschaft zu erwarten sind. Wenn gerade eine Handwerkermesse in der Stadt ist, dann muss es etwas Schlankes und Apartes sein. Steht aber etwas Intellektuelles an, wie etwa ein Ärztekongress, dann sollten die Mädchen eher üppiger geformt sein. »Die Männer wollen bei uns immer das bekommen, was sie nicht zu Hause haben«, erklärt Jaqueline. »Handwerker sind in der Regel mit üppigen Muttertypen verheiratet, sie werden daher von uns mit schlanken Grazien versorgt. Ärzte sind hingegen meistens mit sportlichen Model-Typen liiert, so dass sie außer Haus eher auf Üppiges abfahren, und das bekommen sie denn auch bei uns.« Das sei wie beim Essen, betont Jaqueline. »Wer dauernd deftige Hausmannskost auf dem Tisch hat, der sehnt sich nach Haute Cuisine. Und wer dauernd Hühnerbrüstchen isst, der sehnt sich mal nach einer deftigen Erbsensuppe mit Speck.« Das sei aber kein Problem, man fände schon für jeden das Passende. Problematisch seien allerdings die Perversen, »und davon gibt es«, wie die Puffmutter beklagt, »leider immer mehr.« Doch für die bleibt bei Jaqueline die Küche zu.

Das Rollenverständnis isst immer mit

Die Beispiele von Kathy, Barbara, Sven und Jaqueline zeigen: Mehr als bei den übrigen Lebewesen auf diesem Globus wird das Handeln des Menschen nicht nur durch seine Triebe und Instinkte geleitet, sondern auch durch die sozialen und kulturellen Strukturen um ihn herum. Und dies gilt auch für seine Ernährung. »Während es beim Tier im Prinzip ausreicht, festzustellen, dass sein Ernährungsverhalten trieb- und instinktgesteuert ist«, so Prof. Thomas Kutsch vom Institut für Ernährungsökonomie und -soziologie in Stuttgart, »ist bei den Menschen durch alle Zeiten und im Vergleich der unterschiedlichsten Gesellschaften belegbar, dass das Ernährungsverhalten jenseits der animalischen Komponente, wonach Hunger eben gestillt werden muss, kulturell und sozial überformt ist.« Mit anderen Worten: Menschen stillen beim Essen und Trinken nicht nur Hunger und Durst, sie vollziehen dabei auch einen Akt, der sie als Bestandteil eines bestimmten sozialen Gefüges ausweist.

Eine zentrale Rolle spielt in diesem »sozialen Ernährungsverhalten« das Rollenverständnis des Menschen, und hier dominiert wiederum das Verständnis, das man von sich als Mann oder Frau besitzt. Sag mir, was und wie Du isst, und ich sage Dir, wie Du Dich als Mann beziehungsweise als Frau in der Gesellschaft verstehst: als Mutter, Hure, Jungfrau, Blondine, oder als Deckhengst, Malocher, Manager oder Verlierer. Die vier oben beschriebenen Schicksale belegen diese These nur zu gut:

Kathja sieht sich als »tough lady«, die glaubt, alles - und damit auch ihr Körpergewicht - unter Kontrolle haben zu müssen. Sie will nicht nur leistungsfähig sein, sondern auch so aussehen, und dazu passen eben keine überzähligen Pfunde. In der Folge schwingt sie sich von einer Diät zur nächsten, mit dem Resultat, dass neben ihrem Gewicht auch ihre Stimmungslage aus den Fugen gerät.

Barbara startete hingegen eher konservativ, nämlich als braves Weibchen an der Seite ihres Mannes. Aus Frust und Langeweile fängt sie mit dem Fressen an, bis sich schließlich ihre Rolle ins Gegenteil verkehrt: Aus dem braven Muttertier wird die zügellose Bestie mit niederen Trieben, die sich gleich aus zweifacher Sicht schuldig fühlt: Denn sie hat eine Affäre mit einem fremden Mann, und sie hat eine Affäre mit dem Essen. Wenn das nicht wahrhaft böse ist!

Sven ist das, was man in der Medizin und Psychologie gerne als A-Typ bezeichnet: leistungs- und erfolgsorientiert, alles erscheint machbar, nichts kann ihn aufhalten. Was zählt, ist der sichtbare Erfolg, beispielsweise in Form von Geld, Eigentum oder Macht. Und schnell muss der Erfolg kommen, weswegen denn A-Typen alles in Eile machen, nicht nur bei Arbeit und Sex, sondern auch beim Essen.

Jaqueline schließlich ist die »femme fatale«, die Verführerin. Sie weiß, wie man nicht nur Männer aus ihrem Spießerdasein herauslockt sondern auch Frauen. Und sie weiß, dass Essen und Sex viel gemeinsam haben.

Vier unterschiedliche Männer- und Frauentypen. Vier unterschiedliche Verhältnisse zur Ernährung. Und sie sind beileibe nicht die einzigen. Im Folgenden sollen nun einige andere typische Männer- und Frauenrollen genauer ins Blickfeld genommen werden.

Haute cuisine: Männersache

Versorgungskochen ist Frauensache, feine Küche hingegen Männersache. Den Alltag mit Cornflakes, Spinat und Schoko-Pudding gestaltet die Frau, den Feiertag mit Lachsschnittchen, Kalbsfilet mit Shiitake und Mousse au Chocolat der Mann. »Wenn Männer im Haushalt kochen«, erklärt Helene Karmasin vom Wiener Institut für Motivforschung, »sind sie Connaisseurs.« Außerdem essen sie, so lautet jedenfalls der verbreitete Tenor, mehr Fleisch, weswegen sie denn sich selbst als Experten in Sachen Fleischzubereitung einschätzen. Und so stehen bei Grillfesten stets Männer an der Holzkohle und beim Tranchieren, während Backen und triviales Kochen am Herd überwiegend als Frauensache gesehen wird.

Und es handelt sich dabei keineswegs um ein spezifisch europäisches Phänomen. In den USA gibt es einen Food-Channel, der den ganzen Tag Kochsendungen über den Äther schickt. Er ist an die Frauen der Nation gerichtet, und deswegen sind auch die meisten Köche des Senders Frauen. Bis auf drei Ausnahmen: Ein Franzose gibt Vorführungen in Sachen Haute cuisine, zwei Cowboys grillen den ganzen Tag Fleisch, und ein Chinese zerschnipselt in Windeseile - und mit »lollendem R« - Hühnchen, Fisch und Gemüse, um sie dann in den Wok zu werfen. Klare Sache: Wenn es um das Essenserlebnis geht, sind Männer gefragt.

Ein Blick in die Bücherregale bestätigt die Männerdomäne in Sachen feiner Küche. Das Sortiment ist fest in der Hand der Montignacs, Gerers, Viehhäusers und Witzigmanns, während die weiblichen Köche überwiegend für das Alltägliche zuständig sind - oder aber für die Diätküche.

Bleibt die Frage nach den Ursachen für diese Aufgabenteilung. Die Antwort erscheint auf den ersten Blick simpel. Kultur ist eben schon immer Männersache, vor allem dann, wenn es um die kreative Behauptung und Einflussnahme geht. Die führenden Modedesigner sind männlich, und es sind weibliche Quasi-Skelette, die deren Mode auf den Laufstegen vorführen. Die führenden Komponisten sind männlich, nur beim Vorführen ihrer Werke darf sich hin und wieder mal eine junge Frau in den Vordergrund spielen, vorausgesetzt, sie ist schön anzusehen. Beim Haareschneiden bringen es Männer fast ausnahmslos zu Coiffeuren, während Frauen die Rolle der blonden Friseuse an der Seite des »Manta-Mannes« anhaftet. Nicht zu vergessen all die großen Künstler wie van Gogh, Gauguin und Picasso - Frauen haben hier keinen Zutritt, aber als Kunsthistorikerin dürfen sie wenigstens einmal den Zeichenkurs von Wanne-Eickel um den Louvre führen.

Natürlich sind dies vordergründige Wahrheiten. Und die vielschichtigen Hintergründe männlicher Kulturhegemonie zu beleuchten, würde eine eigene Abhandlung ergeben. Fakt ist jedoch, dass die Genussküche des Mannes die Fortsetzung des männlichen Herrschaftsanspruches in Sachen Kultur ist. Und ob die männlichen Kreationen tatsächlich alle so lecker sind, wie ihre Propheten es behaupten, sei dahingestellt. Wie sagte es der Truckfahrer so schön, als er sich am Imbiss von Else ein Schnitzel mit Kartoffelsalat und Ketchup kredenzen ließ: »Mensch, Else, ich kutschiere jede Woche Kapern, Spitzenweine, marinierte Schnecken und all dieses Edelgesumse von Frankreich nach hier. Die gehen mir alle am Arsch vorbei. Kein Interesse. Aber für dein Schnitzel würd' ich bis nach Singapur fahren.« Es ist eben nicht alles Kultur, was wirklich lecker ist.

Cornflakes und Pausenbrot: Hausfrauensache

Die Rolle der reinen Hausfrau zählt in Deutschland und erst recht in Österreich und der Schweiz nach wie vor zu den dominierenden Existenzweisen der Frau. Wenn Kinder zu versorgen sind, bleibt es immer noch in erster Linie ihr überlassen, im Beruf eine Pause einzulegen oder die berufliche Laufbahn oder gar Karriere gänzlich an den Nagel zu hängen. In einem Vier-Personen-Haushalt wendet die deutsche Hausfrau knapp 1.000 Stunden im Jahr für die Ernährung der Familie auf. 150 Stunden fallen für Gartenarbeit und Vorratshaltung, 650 Stunden für Hausreinigung und Pflege an.

Bügeln, Wäschewaschen, Putzen, Saugen, Kochen, Frühstückmachen, Einkaufen, Müllentsorgen – all das wird vom Mann immer noch gerne an die Frau abgetreten. Zwar konstatieren die Meinungsforscher des Allensbach-Instituts, »dass bei jungen Paaren das traditionelle Rollenspiel im Haushalt langsam in Bewegung kommt«, doch sie fügen auch gleich hinzu: »Von einer tatsächlichen Auflösung kann keine Rede sein.« Denn die Bereitschaft der Männer zur Beteiligung am Haushaltsgeschehen ist nur dann von nennenswerter Bedeutung, wenn sie noch nicht verheiratet sind. In dieser Periode beteiligen sich immerhin 13 Prozent von ihnen beim Bügeln und sogar 58 Prozent beim Kochen. Doch sobald der Weg zum Standesamt beschritten wurde, ist es vorbei mit der männlichen Kooperationsbereitschaft. Nur noch 29 Prozent der verheirateten Männer lassen sich hin und wieder beim Essenmachen blicken, am Bügelbrett sind es sogar nur noch 3 Prozent.

Außerdem geben die Ehemänner unumwunden zu, wann sie der Frau am liebsten beim Kochen helfen: Nämlich dann, wenn es Gäste zu bewirten gilt. Hier kann sich der Mann zum Connaisseur aufplustern und sich als Meister der feinen Küche hervortun. Kulinarische Trivialitäten wie Frühstück oder Pausen- oder Abendbrot bieten natürlich längst nicht einen solchen Aktionsraum, geschweige denn ein bewunderndes Publikum.

Einige technische Neuerungen haben die Aufgabe kulinarischer Grundversorgung in den letzten Jahren sicherlich leichter, aber auch unspektakulärer gemacht. Man denke nur an das Tiefkühlgemüse, das nicht mehr aufwändig zerschnipselt und eingeweicht werden muss und trotzdem über akzeptable Vitaminanteile verfügt. Man denke an all die Schnellkochplatten, Umluftbackröhren und Mikrowellengeräte, durch die das Erhitzen der

Nahrung zeitlich stark verkürzt werden kann. Nicht zu vergessen schließlich die Spülmaschinen, mit denen die Geschirrreinigung möglich wurde, ohne sich das Kreuz zu verrenken und die Hände aufzureißen.

Andererseits ist das Essenzubereiten für die Hausfrau in den letzten Jahren auch komplizierter geworden. Denn vorbei sind die Zeiten, als es reichte, der Familie zum Frühstück Kaffee, Milch, Butter, Marmelade und ein paar Scheiben Brot hinzustellen. Vorbei sind auch die Zeiten, als zum Mittagessen hauptsächlich Kartoffeln, Fleisch und Sauce auf den Tisch kamen. Im Zuge des zunehmenden Natur- und Gesundheitsbewusstseins achtet die Hausfrau verstärkt darauf, sich und ihrer Familie auch etwas Gesundes zukommen zu lassen. Das fängt bei der Auswahl der Babynahrung an und hört bei der Auswahl des richtigen Speiseöls auf. Auch beim Zubereiten hat sich vieles geändert. Säuselte früher das Fleisch einfach stundenlang im Schmortopf vor sich hin, so bestimmen heute »Leichtgargeräte« wie Wok und Schnelldünster den Küchenton. Vitamine, Mineralien und all die anderen gesunden Biostoffe sollen nicht mehr einfach verdampfen oder mit dem Kochwasser ausgekippt werden, sondern auch tatsächlich in den menschlichen Organismus gelangen.

Nicht zu vergessen schließlich, dass das Lebensmittelangebot vielfältiger geworden ist, vor allem Kinder sind hier als lukrativer Markt entdeckt worden. Da gibt es mittlerweile Joghurt mit Teletubbies, Cornflakes mit Dinosauriern und Schokoriegel im Handy-Format. Im Überraschungsei gibt es bekanntlich gleich drei Sachen auf einmal, nämlich Spielzeug für die Kinderseele, Milch für die Kinderknochen und Schokolade für die Kinderkaries. Nicht zu vergessen schließlich, dass auch die guten alten Pommes zum breitmundigen Grinsen gebracht wurden und Fischstäbchen nunmehr mit Käpten Iglo ins Speisefett stechen können. Wenigstens der Bubi-Kopf auf den Zwieback-Packungen sieht noch so aus wie vor 30 Jahren, aber die scheinen ohnehin weniger für Kinder als für kränkelnde Erwachsene zu sein – und die greifen bei der Ernährung gerne auf Konservatives zurück.

Ansonsten schillert das Kiddyfood-Angebot in den leuchtendsten Farben, und es versandet keinesfalls im Leeren. Mütter müssen beim Einkaufen verstärkt damit rechnen, dass ihre Kinder vom Mitspracherecht Gebrauch machen. Eine Studie des Instituts für Ernährungsforschung und -soziologie in Karlsruhe ergab, dass Kinder heute entscheidenden Einfluss auf den Einkauf der Lebensmittel nehmen. Führend ist ihr Einfluss vor allem bei Schokolade, Joghurt, Cola, Eis und Dessertcremes. Aber auch beim Einkauf von Fischstäbchen, Tee und Margarine pflegen Kinder ihren Müttern heute lautstark hineinzureden.

Die Rolle der Hausfrau ist also weder am Aussterben, noch ist sie leichter geworden als früher. Heute muss sie vor allem flexibel sein und auf Trends reagieren, kann sich nicht mehr einfach auf das verlassen, was ihr einmal ihre Mutter beibrachte. Zusammen mit den anderen Hausfrauenpflichten und der nach wie vor fehlenden Anerkennung von Seiten der Gesellschaft kommt hier schnell ein gefährlicher Stress-Cocktail zusammen: Frauen, die klassisch-traditionell der Rolle als Ehe- und Hausfrau nachkommen, werden häufiger und schwerer krank als andere, allein ihre Süchtigenquote ist dreimal so hoch. Im Unterschied zu den Männern, wo die Verheirateten in punkto Gesundheit deutlich besser abschneiden als die Ledigen. Prof. Ulla Mitzdorf vom Münchner Universitätsinstitut für medizinische Psychologie zieht denn auch das ernüchternde Fazit: »Die Ehe stabilisiert vor allem den Mann, für die Frau ist sie jedoch in erster Linie ein Gesundheitsrisiko.«

Die Frau als Verführerin

Neben der Hausfrau muss die Frau traditionell noch eine zweite Rolle spielen, nämlich die der Verführerin. Und das Objekt ihrer Verführungskünste ist in der Regel der Mann.

Nun ist Verführen ja eigentlich nichts Schlimmes. Denn prinzipiell handelt es sich ja dabei um nichts anderes als die Kunst, einen Menschen von sich einzunehmen, ihn für sich zu gewinnen. Doch spätestens seit dem Sündenfall steht für unsere Gesellschaft unverrückbar fest: Verführung ist etwas Nicht-Erlaubtes, und jeder, der sich darauf versteht, muss deshalb ein schlimmer Mensch sein.

Von daher waren bis zum Anfang des letzten Jahrhunderts nicht nur Stammtischschwätzer, sondern auch gestandene Philosophen davon überzeugt, dass es sich bei den »Weibern« um niedere, charakterlich verwerfliche Kreaturen handle. Arthur Schopenhauer betrachtete sie als Mängelwesen, die aufgrund ihrer natürlichen Schwäche auf List und Tücke angewiesen seien, »daher ihre instinktartige Verschlagenheit und ihr untilgbarer Hang zum Lügen«. Und die alte Oma in Nietzsches »Zarathustra« empfahl ja bekanntlich der Hauptfigur, bei seinem Gang zum Weibe nicht die Peitsche zu vergessen, denn anders könne man derer einfach nicht Herr werden. Der österreichische Psychoanalytiker Otto Weininger - ein Zeitgenosse von Sigmund Freud - betrachtete die Frau sogar als Nichts, das pausenlos mit allen Mitteln danach trachtet, sich vom Etwas - sprich: dem Mann - füllen zu lassen.

Im Laufe des 20. Jahrhunderts ist man dann von dieser Einstellung etwas abgerückt. Frauen erhielten das Recht, zu Wahlurnen und auf Universitäten zu gehen, und mittlerweile dürfen sie sogar das Sportstudio im Fernsehen moderieren. Damit dies jedoch geschehen konnte, mussten sich die Frauen trotz aller Emanzipation in ihrer Verführungskunst an bestimmte Regeln halten. Zunächst einmal gilt: Eine Frau hat sich lediglich auf zwei Gebieten als Verführerin zu betätigen: beim Sex und an der Kochplatte. Und da gilt es eine strikte Reihenfolge einzuhalten: In jungen Jahren darf die Frau den Mann mit sexuellen Reizen betören, High-Heels, Push-up-BHs, Mini-Röcke und Strapse tragen. Wenn sie in dieser Zeit noch nicht so gut kochen kann, sieht man ihr das gönnerhaft nach. Wer so damit beschäftigt ist, Männerblicke auf sich zu ziehen, für den reicht es kulinarisch eben nur zum großen »Blubb« des Fertigspinats.

Doch später werden diese kulinarischen Defizite nicht mehr verziehen. Denn je älter die Frau wird, desto mehr hat sie sich von der sexuellen zur kulinarischen Plattform der Verführungskunst zu bewegen. Vor allem dann, wenn sie verheiratet ist, denn in diesem Moment braucht sie ja eigentlich die sexuellen Verführungskünste nicht mehr, weil sie ja »einen« abgekriegt hat. Und spätestens ab der weiblichen Sollbruchstelle, den Wechseljahren, kann es dann mit dem Sex ganz vorbei sein und die Frau darf sich guten Gewissens ganz auf ihr Leistungsvermögen in der Küche verlassen: Von Oma erwartet man kein Kamasutra, sondern das Küchen-Nonplusultra.

Man glaube nur nicht, dass es sich dabei um einen Frauenlebenslauf aus der Nachkriegszeit handelt, der bald vergessen sein wird! Neuere Umfragen an Jugendlichen bestätigen die Renaissance alter Werte. Sie halten Sex in der Ehe für entbehrlich bis überflüssig, einige der Befragten sagten sogar: »Das kann man ja auch vorher machen!« In einer Emnid-Umfrage Ende der 90er Jahre hielten es 80 Prozent für wichtig, dass Mama bei den Kindern zu Hause bleibt, wenn sie noch klein sind, schön machen bräuchte sie sich nicht mehr. Viele Jugendliche können sich auch nicht vorstellen, dass ihre Eltern und Großeltern überhaupt noch Sex hätten. Und die können sich das offenbar selbst auch nicht mehr vorstellen. In einer Fragebogen-Studie von »Psychologie heute« bezeichneten gerade mal 4 Prozent der über 60-jährigen ihren Sex noch als »sehr gut«. Dafür sind sich ältere Männer in anderen Umfragen immer wieder einig, was ihnen wirklich wichtig ist: nämlich Gesundheit und gutes Essen. Und das wird Mama schon richten!

Die Frau als Verführte

Frauen sind nicht nur Verführer, sie sind auch Verführte. Und auch hier spielt sich das Ganze auf zwei Ebenen ab, nämlich der kulinarischen und der sexuellen.

Die Philosophen und Psychologen aller Epochen wurden niemals müde, die kindliche Seele der Frau zu betonen, ihre leichte Verführbarkeit und ihre mangelnde Standhaftigkeit. Einmal in ihrem Leben freilich darf sie sich schon verführen lassen, nämlich von dem »one and only«, dem Mann, der sie schließlich auch zum Traualtar führt. Danach hat aber gefälligst Schluss damit zu sein. Wenn eine verheiratete Frau sich von jemand anderem verführen ließ, so galt sie als böse und verwerflich. Das sieht man freilich heute nicht mehr so eng, heute wird auch Frauen gerne der eine oder andere Seitensprung verziehen.

Anders sieht es jedoch auf der kulinarischen Ebene aus. Hier gilt heute wie vor 100 oder 1.000 Jahren: Frauen, die zuviel essen, gelten als böse, als verwerfliche Schlampen, die sich nicht unter Kontrolle haben.

Und dieser Satz sitzt tief in der Frauenseele, wie ein Stachel, der sie immer wieder quält und schmerzt. Kaum etwas macht ihr mehr Angst als das Dickwerden. »Die drei Dinge, vor denen sich Frauen am meisten fürchten«, so ermittelte es die amerikanische Ernährungsberaterin Debra Waterhouse, »sind Dickwerden, öffentliche Reden halten und Sterben. Die denkbar übelste Vorstellung wäre also für sie, eine Vorlesung über den Tod halten zu müssen und dabei 40 Kilo Übergewicht zu haben.«

Kaum eine Frau, die mit ihrem aktuellen Gewicht zufrieden wäre. Sogar von den normalgewichtigen Frauen wären 78 Prozent gern schlanker als sie es im Augenblick sind. Jede zweite Frau hat in Deutschland bereits eine Diät ausprobiert, kaum eine schafft es, sich wenigstens mal eine Woche lang nicht auf die Waage zu stellen. Laut Allensbach-Umfrage machen fast zwei Drittel der Frauen nur deshalb Sport, weil sie etwas für ihre Figur tun wollen. Männer betreiben hingegen ihren Sport in der Hauptsache deshalb, weil es ihnen einfach Spaß macht.

Für die Schlankheit sind Frauen bereit, alles zu tun, aber auch wirklich alles. Sie schlucken dafür Schlankheitspillen, die sie stundenlang an die Kloschüssel fesseln. Sie trinken Pu-Erh-Tee, den sich vorsichtige Menschen noch nicht einmal als Fußbad gönnen würden. Sie trennen auf ihren Tellern penibel die Eiweiße von den Kohlenhydraten, fasten nach ihren Blutgruppen und verstopfen ihre Därme mit appetitzügelnden Füllstoffen, sie fahren in sündhaft teure Kurkliniken, sind sich aber auch nicht zu schade, Apfelessigpillen von Aldi zu schlucken. Wie sagte es ein Pharma-Experte aus Köln: »Wenn Sie mit etwas richtig Geld machen wollen, dann müssen Sie es als Schlankheitsmittel verkaufen. Das kann ein Saft sein, den ein Polynesier mit seiner Pisse aufgefüllt hat. Oder ein Tee, den sie in Taiwan mit dem Besen im Pferdestall zusammengekehrt haben. Ganz egal. Hauptsache Schlankheit.«

Was aber bringt nun vor allem Frauen immer wieder dazu, so einen Schwachsinn zu tun und ihr Geld raffgierigen (und zumeist männlichen) Geschäftemachern in den Rachen zu werfen? Warum ist das Schlanksein so wichtig? Vor allem, weil es Männern offensichtlich gar nicht so wichtig zu sein scheint. Denn für die meisten Männer heißt »schlank« in der Regel »vollschlank«, wie die Psychologin Erica Miller von der Universität in New Mexiko herausgefunden hat. Sie sprach 138 Männer an, die in einer Partnerschaftsanzeige nach einer schlanken Frau gesucht hatten. Dann legte sie ihnen neun Illustrationen vor, von extrem dünn bis übergewichtig, und fragte sie: »Wie sollte die Traumfrau aussehen?« Das Ergebnis: Kein einziger wählte die superschlanke Figur. Selbst jene Männer, die nach einer sehr schlanken Frau gesucht hatten, entschieden sich für die drittdünnste Körperform, nicht aber für die dünnste. Insgesamt bevorzugten die befragten Männer eine Körperform, die in der Mitte zwischen »schlank« und »dick« anzusiedeln war.

Die Mädchenbilder in den einschlägigen Männermagazinen können das nur bestätigen. Auch hier geht der Trend deutlich zu üppigen Rundungen, die abgebildeten Frauen können sogar ruhig kurze Beine und einen Doppelkinnansatz haben. »All die superschlanken Models, wie sie in der Frauenpresse abgebildet sind«, erklärt uns einer der Redakteure, »hätten bei uns keine Chance.«

Bleibt die Frage, für wen sich Frauen eigentlich noch schlank martern. Für die Gesundheit? Für die Fitness? Wohl kaum, denn ihr Diät-Stakkato mit seinen Jo-Jo-Effekten sorgt lediglich für körperlichen und seelischen Stress. Die Antwort: Frauen quälen sich mit Diäten, weil sie anderen Frauen gefallen wollen und weil sie sich davon Vorteile in Sex und Beruf erhoffen. Für diese These spricht eine Umfrage an 3.000 Frauen, die vor kurzem vom englischen TV- und Radiosender BBC vorgestellt wurde. Demnach machen sich 80 Prozent der Frauen täglich Gedanken um ihre Figur, und ebenso viele glauben, dass Männer schlanke Frauen attraktiver fänden. Das entspricht dem, was man gemeinhin erwarten durfte. Doch interessant ist ein zweites Umfrageergebnis: 85 Prozent geben zu, dass die Wahrscheinlichkeit, wegen des Körpergewichts kritisiert zu werden, von Seiten der Frauen erheblich größer sei als von Seiten der Männer. Knapp zwei Drittel sind außerdem davon überzeugt, dass schlanke Frauen mehr Spaß beim Sex und mehr Erfolg im Beruf haben.

Fazit: Auch wenn sich der weibliche Schlankheitskult ursprünglich aus dem Wunsch heraus entwickelte, den Männern zu gefallen, er hat sich schon seit längerem weit davon entfernt. Er hat sich verselbstständigt, wurde zu einem gruppenspezifischen Dogma von Frauen für Frauen, das nur noch wenig mit Männern zu tun hat. Daran ist sicherlich nichts Schlechtes, es ist sogar ein Ausdruck von Emanzipation. Problematisch aber ist, dass aus dem Dogma eine Zwangsneurose wurde, in der Millionen von Frauen permanent mit schlechtem Gewissen am Essenstisch sitzen, ihren Körper mit Diäten, Abführmitteln und Appetitzüglern traktieren und letzten Endes nichts weiter davontragen als Frust. Ganz zu schweigen von den Tausenden von Magersüchtigen und Bulimikerinnen, die ihre Krankheit oft genug mit dem Tod bezahlen. Hier ist dann sicherlich die Schwelle überschritten, an der man den Schlankheitskult noch als eine »typisch weibliche Macke« bagatellisieren darf.

Topgesund, doch nicht emanzipiert: Die Managerin

Dem Beruf des Managers haftet in der Regel das Image des Ungesunden an: Viel Stress, viel Hetze, viel Druck, wenig Entspannung, wenig Zeit für gutes Essen, immer wieder leistungsfördernde Drogen, und überdurchschnittlich oft heimgesucht von Herzinfarkten und Magengeschwüren. Unvergessen die Meldungen vom »Karoshi-Syndrom«, an dem in den letzten Jahren Hunderte von japanischen Managern zu Grunde gingen. Die Spitzenkräfte am Fuße des Fujijama hatten ihre körperlichen und geistigen Kräfte überschätzt und sich 50 bis 60 Stunden pro Woche in den Beruf gestürzt, um am Ende mit schweren Erkrankungen und Erschöpfungszuständen auf der Strecke zu bleiben.

Im mitteleuropäischen Raum sieht die Realität jedoch anders aus. Eine Studie von Sozialmedizinern der Karlsruher Preventas-Stiftung an 930 Führungskräften kommt zu dem Schluss, dass das Risikoprofil der Manager günstiger aussieht als das der Durchschnittsbevölkerung. Und besonders günstig fällt es bei den Managerinnen aus.

Die Wissenschaftler befragten 823 männliche und 107 weibliche Führungskräfte nach ihrem Gesundheitsverhalten und unterzogen sie außerdem einer gründlichen medizinischen Untersuchung. Auffallend ist der geringe Frauenanteil in dieser Studie, »doch er entspricht«, wie die Autoren betonen, »der aktuellen Situation in Deutschlands Führungsetagen«. Hier spielen Frauen also offenbar immer noch eine Nebenrolle.

Doch dafür leben sie in dieser Nebenrolle ausgesprochen gesund. So leiden gerade mal 16 Prozent von ihnen an Übergewicht. Zum Vergleich: Von den Frauen der Gesamtbevölkerung leiden 50 Prozent und unter den männlichen Managern 52 Prozent an Übergewicht. Offen bleibt bei der geringen Dickenquote unter den Managerinnen, ob sie sich zu ihrem Idealgewicht herunterhungern mussten und ob sie sich überhaupt damit wohl fühlen. Denn mit Kathja haben wir ja bereits ein Beispiel aufgeführt, das zeigt, wie gerade bei weiblichen Führungskräften ein regelrecht zwanghafter Kampf gegen die Pfunde ausbrechen kann.

Vorbildlich sieht es bei den Managerinnen aus, was ihre Blutdruck-, Blutzucker- und Cholesterinwerte angeht. Auch hier liegen sie weit unter dem Bevölkerungsdurchschnitt. Außerdem sind nur 15 Prozent der Managerinnen Raucher, im Unterschied zu 21,5 Prozent der sonstigen Frauen. Allerdings werden die weiblichen Führungskräfte in ihrer Nichtraucher-Tendenz von ihren männlichen Kollegen übertroffen, denn von denen rauchen gerade einmal 11,5 Prozent.

Dafür dominieren bei der Alkohol-Abstinenz wieder die Managerinnen. Gerade einmal bei 1,9 Prozent von ihnen ließen sich Laborwerte finden, die auf einen Alkoholmissbrauch hinweisen. Die männlichen Führungskräfte kamen hier auf fast 7 Prozent.

Fazit: Managerinnen sind im Hinblick auf ihr Ernährungsverhalten geradezu als vorbildlich einzustufen. Sie rauchen und trinken nicht, leiden nur selten an Übergewicht, auch ihre Zucker- und Fettwerte im Blut sprechen für ihre gesunde Kost. Verwunderlich ist das nicht, denn es ist weithin bekannt, dass Frauen erheblich mehr leisten müssen als Männer, um überhaupt in Führungspositionen vordringen zu können. Von ihnen werden meistens mehr als die obligatorischen 100 Prozent gefordert. Und das schafft nur jemand, der sich fit hält, der auch bei der Ernährung nichts anbrennen lässt. Das vorbildliche Ernährungsverhalten der Managerinnen hat also vor allem seinen Ursprung in dem Verlangen, den Anforderungen der immer noch männlich orientierten Leistungsgesellschaft gewachsen zu sein und nicht, weil sie aus Selbstzweck gesund sein wollen.

Futtersklavin im Geiste der Emanzipation: Die berufstätige Hausfrau

Die alten Sklavenhaltergesellschaften hatten irgendwie ihren eigenen Charme. Da gab es diejenigen, die für Wasser, Brot und ein Blechdach über dem Kopf mehr als 60 Stunden pro Woche schufteten. Und da gab es die anderen, die davon profitierten und sich lediglich darüber ärgern mussten, dass die Sklaven mit 40 Jahren ausgebrannt waren und ihre Funktionstüchtigkeit einbüßten. Solche Strukturen sind einfach und leicht überschaubar – und wahrscheinlich können wir deshalb nur so schwer von ihnen lassen.

Jedenfalls müssen wir nicht lange suchen, um auch heute Menschen mit ähnlich hohem Arbeitsaufwand wie dem der Sklaven von damals zu finden: die berufstätigen Hausfrauen, jene also, die sich neben einer Familie auch noch den Luxus einer erwerbstätigen Arbeit gönnen. Sie haben nämlich nicht nur einen Job von 30 bis 40 Wochenstunden, sondern auch noch den Haushalt, und für den bringen sie nach aktuellen Erhebungen etwa 24,7 Stunden pro Woche auf. Macht summa summarum bis zu 65 Stunden. Danach würden sich die alten Sklavenhalter die Finger lecken! Nicht zuletzt auch deshalb, weil die Neuzeitsklavinnen nicht wie früher mit 40 am Ende ihrer Leistungsfähigkeit sind, sondern aufgrund der besseren medizinischen und hygienischen Verhältnisse heute ihre Arbeitskraft viel länger aufrecht erhalten können.

Wenn das kein Paradies für die Männer ist! Und das Schönste daran: Viele der modernen Sklavinnen sind sogar der Überzeugung, mit ihrer Doppelbelastung als Hausfrau und Malocherin einen Schritt in Richtung Emanzipation und Selbstbestimmung gemacht zu haben. Sie sind also tatsächlich zufrieden mit ihrem Schicksal, so zufrieden, dass sie am Samstag, wenn sie nicht im Beruf arbeiten müssen, ihr Hausarbeitskontingent freiwillig auf über 5 Stunden hochschrauben. Da hatten die Sklavenhalter von früher doch ganz andere Probleme, denn hier musste schon mal die Peitsche ran, wenn einer nicht so recht spuren wollte.

Bleibt die Frage, ob die moderne Sklavin wie ihre frühen Vorgänger auch mit Wasser und Brot zufrieden ist. Eine Studie der Bundesforschungsanstalt für Ernährung gibt uns hierzu nähere Aufschlüsse.

Demnach achten berufstätige Hausfrauen bei der Ernährung vor allem auf den Genussaspekt, erst dann folgt der Gesundheitsaspekt. Interessant: Wenn überhaupt auf Gesundheit geachtet wird, dann tun dies die Arbeiterinnen mehr als die Angestellten. Die alte Faustregel, wonach Gesundheitsbewusstsein mit dem Grad der Bildung steigt oder fällt, scheint hier also außer Kraft gesetzt zu sein. Andererseits zeigte sich in der Karlsruher Erhebung aber auch, dass die Angestellten, auch wenn sie weniger darauf achten, sich generell gesünder ernähren als Arbeiterinnen.

Insgesamt bleibt jedoch für berufstätige Hausfrauen festzuhalten, dass die Gesundheit bei der Zubereitung ihrer Speisen nur eine sekundäre Rolle spielt. Und das ist noch nicht alles. Denn das ganze Ernährungsverhalten der berufstätigen Hausfrauen strotzt nämlich nur so von ungesunden Eigenarten, die es näher zu betrachten gilt:

So verzichten bei den Arbeiterinnen 12,5 und bei den Angestellten 14,1 Prozent komplett aufs heimische Frühstück, 32,7 beziehungsweise 12,1 Prozent gaben an, am frühen Morgen nichts anderes als ein Getränk, in der Regel Kaffee, runterkriegen zu können. Mittags bleiben sie vorzugsweise am Arbeitsplatz, um Mitgebrachtes zu essen - was nichts Schlimmes sein muss, da man sich ja auch ein Stück Obst oder Gemüse zur Arbeit mitnehmen kann. Oft genug wandert aber auch nur ein Butterbrot oder ein Kuchenstück in den Mund, und ernährungsphysiologisch noch ungünstiger ist, dass bei den Arbeiterinnen fast 12 Prozent komplett aufs Mittagessen verzichten.

Nach der Arbeit wird hingegen üppig gespachtelt. Die berufstätigen Hausfrauen gaben in der Umfrage fast unisono zu, dass für sie das Abendessen eine große Bedeutung hätte. Bei den Arbeiterinnen gönnen sich fast die Hälfte, bei den Angestellten immerhin ein Drittel ein warmes Abendessen.

Fazit: Berufstätige Hausfrauen lassen sich zwar nicht mehr mit Wasser und Brot abspeisen, aber auch ihr Speiseplan ist - wenn auch abwechslungsreicher - alles andere als gesund. Denn bei ihnen dominiert werktags die Speisefolge Kalt-Kalt-Warm, oder sogar Nichts-Kalt-Warm wie auch Kalt-Nichts-Warm. Ernährungswissenschaftler stufen all diese Speisefolgen als wenig ratsam ein, weil die Zufuhr an Energien und Nährstoffen nicht mit dem tatsächlichen Bedarf abgestimmt wird. Denn wer aufs Frühstück verzichtet, präpariert seinen Körper nicht für den anstehenden Energiebedarf seines Arbeitstages - laut *Wellfit*, einem amerikanischen Gesundheitsmagazin, verkürzt der Verzicht aufs Frühstück sogar die Lebenserwartung um ein Jahr. Wer schließlich abends üppig speist, legt die Basis für Übergewicht, insofern ja nach dem Abendessen in der Regel nur noch der Schlaf ansteht - und der braucht bekanntlich nur wenig Energien.

Der moderne Mann: Zwischen Held und Weichei

Die Zeiten sind schwierig geworden für den modernen Mann. Überall tummeln sich Frauen auf »seinem« Terrain. Will er auf der Karriereleiter nach oben, sieht er sich mittlerweile im Kampf gegen zahlreiche weibliche Mitbewerber, die oft mehr Talent und erst recht noch mehr Biss besitzen als er. Da gibt es Schornsteinfegerinnen und Polizistinnen, Tischlerinnen und LKW-Fahrerinnen, im Fachbereich Medizin gibt es mittlerweile sogar mehr weibliche als männliche Studenten. Auch betreiben Frauen mittlerweile Sportarten, die vor wenigen Jahren noch undenkbar für sie waren, man denke nur an Boxen, Dreisprung und Gewichtheben. Auf der anderen Seite wird vom Mann mehr denn je erwartet, dass er auch ursprünglich weibliche Domänen übernimmt, dass er sich um die Kinder kümmert, bügelt, wäscht und am Herd steht. Die traditionellen Rollenverteilungen sind ins Wanken geraten, »für uns Männer«, so bilanziert es Prof. Walther Hollstein, Soziologe und Mitbegründer der Internationalen Gemeinschaft für Männerforschung, »sind die traditionellen Selbstbilder und die klassischen Orientierungen von Männlichkeit brüchig geworden«. Mit anderen Worten: Der Mann weiß nicht mehr so recht, *was* er ist. Zwar hält er in den entscheidenden Bereichen des Lebens immer noch die Zügel in der Hand, doch sein Selbstverständnis hat arge Kratzer abbekommen.

Darauf muss er natürlich reagieren, und das tut er auch. Soziologen beobachten in den letzten Jahren innerhalb der männlichen Rollenbilder eine zunehmende Polarisierung, an deren einem Ende der betont starke Typ Marke »Super-Mann« und am anderen Ende der betont weiche »Müsli-Mann« steht. Die Männer des harten Pols lassen traditionelle »Jäger-Tugenden« wieder aufleben, organisieren sich in knüppelharten Männerbünden (90 Prozent der Neonazis sind männlichen Geschlechts!) oder lassen frühkapitalistisch die Sau raus (»Mein Haus, meine Yacht, meine Pferde!«). Die Männer des weichen Pols betonen hingegen ihre Unmännlichkeit, leben in WGs (in den USA leben bereits Tausende in asexuellen Männerwohngemeinschaften, die keinerlei sexuelle Kontakte mehr pflegen) oder gehen in der fürsorglichen Vaterrolle auf und tragen ihre Babys in Tragetüchern spazieren.

Es gibt sicherlich noch zahlreiche weitere Unterschiede zwischen den beiden Polen. Einer der wichtigsten davon ist aber ihre Ernährung und ihre Einstellung zum Essen und Trinken. Denn wie heißt es so schön: »Der Mensch ist, was er isst.« Wer also mit aller Gewalt oder aller Nicht-Gewalt sein eigenes Rollenbild definieren will, macht dies auch über seinen Speiseplan. Deswegen gewährt uns der Blick auf die Nahrungswelt von »Super-Mann« und »Müsli-Mann« tiefe Einsichten in das Selbstverständnis dieser modernen Männertypen.

Der Super-Mann: Fleisch für die Muckies

Super-Mann orientiert sich im Essen und Trinken an den Gewohnheiten der alten Jägergemeinschaften. Denn hier sieht er seine Ursprünge, die Stammesväter seiner Männlichkeit. Was bedeutet das nun im Einzelnen?

- Schon zum Frühstück essen Super-Männer gerne Fleisch, und zwar in Deutschland, Österreich und der Schweiz am liebsten in Form von Wurst, während in den USA und England immer noch der »good old bacon« auf den Teller kommt. Dazu gibt es Kaffee, entweder schwarz oder mit etwas Milch.

- In echten Männerbünden wird viel gesoffen, das ist nicht erst seit den Studentenbünden der Fall. Wo harte Männer beisammen sind, da fallen alle Promillegrenzen. Auf der Liste steht vor allem Bier: »Biertrinker«, so hat es Wirtschaftspsychologe Prof. Alfred Gebert von der Fachhochschule des Bundes in Münster herausgefunden, »neigen zu Besserwisserei, Bequemlichkeit und Egoismus – auch im Bett.« Intellektuelle Super-Männer trinken allerdings lieber Rotwein. Der gibt ihnen dann das Gefühl, ein souveräner Kulturmensch zu sein.

- Super-Mann isst schnell. Er bringt es fertig, ein 800 Kalorien-Mahl in weniger als 10 Minuten zu verdrücken. Nicht umsonst zählt er zu den Stammkunden am Stehimbiss. Gut situierte Super-Männer lassen sich dagegen nicht an jeder Imbissbude blicken. Ganz image- oder standesbewusst verdrücken sie zwar gerne eine Currywurst am Bahnhofsimbiss, aber das ist es dann auch.

- Super-Mann greift gerne auf alte Esstraditionen zurück. Dies zeigen schon die schnauz- oder vollbärtigen Weißwurst- und Schweinshaxenfans in Bayern, das belegen aber auch die »Steinzeit-Restaurants«, die seit einiger Zeit in Mode gekommen sind. Hier kann man sein Essen - paläolithisch korrekt - ohne Besteck einfach mit den Fingern in sich reinstopfen. Teller, Gabeln und Messer gibt es nicht. Das hat schon den Keule schwingenden Urahnen gefallen, und deswegen fühlt sich auch der Laptop-Athlet von heute dorthin gezogen. Frauen findet man in den Steinzeitläden nur selten, oder aber mit eher angewidertem Gesicht. Vielleicht haben sie Angst, nach »alter Väter« Sitte mit der Keule eins drüber zu kriegen und danach abgeschleppt zu werden ...

- Auf der Tabuliste von Super-Mann stehen: Marmelade, Honig, Cornflakes, Müsli und Milch. Allenfalls Käse ist erlaubt. Und Gemüse gibt es als Beilage, nicht aber als Hauptgericht. Besser sieht es da schon beim Obst aus. Als alter Jäger und Sammler schlägt Super-Mann häufiger mal seine Zähne in einen knackigen Apfel. Manchmal darf es auch eine Banane sein. Schließlich hat das Boris Becker auch so gemacht, um seine Kohlehydratzufuhr auf Vordermann zu bringen - und der musste es wissen.

- Super-Mann will in Hierarchien möglichst weit oben stehen, oder zumindestens den Eindruck erwecken. Deswegen ist er auch bereit, viel Geld für Essen und Trinken auszugeben, wobei ihm wichtig ist, dass dies auch die anderen - vor allem andere Männer - mitkriegen. Denn er weiß, dass er von denen taxiert wird und dass häufig von der Wahl seines Restaurants und von der Auswahl seiner Speisen und Getränke auf sein Einkommen und Status geschlossen wird. Super-Mann ist gerne spendabel, aber er gehört nicht zu den stillen Spendern dieses Landes.

Der Müsli-Mann: Jedes Korn zählt

Müsli-Mann orientiert sich beim Essen und Trinken an betont unmännlichen Vorgaben, denn er will ja nicht als aggressives, fleischfressendes Monster dastehen wie sein erklärtes Feindbild, der Super-Mann. Allerdings gelingt es ihm nicht, seine männlichen Attitüden ganz auszuschalten. Auch in seinem betont unmännlichen Ernährungsverhalten zeigt sich der Müsli-Mann letzten Endes als typischer Vertreter seines Geschlechts:

- Müsli-Männer essen wenig Fleisch, unter Vegetariern und Rohköstlern befinden sich überdurchschnittlich viele junge Männer. Und wenn Vollblut-Vegetarier, dann verteidigen viele diese Kostform als Nonplusultra aller Lebensstile, zu dem es aus ihrer Sicht keine vernünftige Alternative gibt. Andersdenkende werden als Feinde gebrandmarkt und zum Teil mit regelrechten Hasstiraden (»Fleischfresser«, »Dickbäuche«, »Tierschänder«, »Mörder«) überzogen. In dieser Aggressivität enttarnen sich freilich die militanten Rohkost- und Vegetariermänner als »echte Kerle« mit Allmachtsphantasien, die zu ihrer Umwelt in einem permanenten Kampfverhältnis stehen. Wer einmal das Vergnügen hatte, sich mit einem Vertreter dieser Spezies auseinandersetzen zu müssen, der ahnt, dass trotz aller vegetarischen Lebensbejahung doch nur ein gemeiner Kannibale dahinter steckt.

- Der Müsli-Mann glaubt, dass Ernährung und Umwelt die Grundsteine zu unserem Wohlbefinden legen, sie sind für ihn der Königsweg zu einem gesunden und erfüllen Leben. Andere wichtige Faktoren wie Erbgut, Bewegung und soziale Begebenheiten werden von ihm ignoriert. Ein Müsli-Mann kann grundsätzlich nicht nachvollziehen, wie man sich die Fertiggerichte von Aldi oder täglich eine Packung Zigaretten antun kann. Denn für ihn sind Armut und soziale Herkunft keine Entschuldigung für einen ungesunden Lebensstil. Und erst recht kann er nicht akzeptieren, wenn jemand auf seine Ernährung keinen sonderlichen Wert legt, weil er wichtigere Dinge zu tun hat.

- Müsli-Männer sind Stammkunden in Reformhäusern sowie in Bio- und Naturkostläden. Sie geben dort viel Geld aus, und damit haben sie wiederum etwas gemeinsam mit dem Super-Mann, der ja gleichfalls nach dem Credo lebt: »Zeig mir, was Du isst, und ich sage Dir, was Du verdienst.« Das Problem am Müsli-Mann ist allerdings, dass er nur selten viel Geld verdient. Und deswegen muss er zugunsten der natürlichen Ernährung in anderen Bereichen des Haushalts kürzer treten.

- Müsli-Männer trinken nur wenig Alkohol. Besäufnisse, wie sie bei Super-Männern zum Alltag gehören, sind ihm zuwider, da er ja stolz auf sein Bewusstsein ist und es nicht leichtfertig ausschalten will. Wenn er überhaupt Alkoholisches trinkt, dann ist es Wein. Denn wie heißt es so schön in der Studie des Wirtschaftspsychologen Gebert: »Der Weintrinker gibt sich als souveräner Typ, der nur schwer in Verlegenheit zu bringen ist.« Und genauso will der Müsli-

Mann wirken: Souverän und alles im Griff. Und auch das sind wiederum typisch männliche Attitüden.

Warum das alles? Auf der Suche nach den geschichtlichen Ursprüngen der Männer- und Frauenrollen

Egal, ob wir es mit dem schnell fressenden Macho, dem müslisüchtigen Weichei, der heimtückischen Verführerin oder der gestressten Hausfrau mit Berufsambitionen zu tun haben, es fällt auf, dass der Frau überwiegend das Versorgungskochen zukommt. Sie ist also, gleichgültig in welcher modernen Variante sie auftritt, nach wie vor dafür zuständig, der Familie das Essen im Alltag auf die Teller zu bringen. Der Mann schafft hingegen den Rohstoff an, also die Kohle, um die Nahrungsmittel zu kaufen. Und dazu verlässt er in der Regel das Haus, während seine Frau nur dann rauskommt, wenn sie berufstätig ist; ansonsten befindet sich ihr Arbeitsplatz zu Hause, in den heimischen vier Wänden.

Bleibt die Frage, warum diese Rollenverteilung so einzementiert ist. Warum auch die emanzipatorischen Bemühungen der letzten Jahre es nicht geschafft haben, sie aufzulösen oder wenigstens ernsthaft in Gefahr zu bringen. Es scheint irgendetwas tief in unserer Seele zu sitzen, das uns mit aller Kraft daran festhalten lässt. Doch was ist es?

Um diese Frage zu beantworten, lohnt es sich, einen tieferen Blick in die Geschichte zu werfen. Dorthin, wo die Grundlagen der menschlichen Gesellschaft gelegt wurden. Also auf jene Epochen der Menschheitsgeschichte, in denen es noch keine hoch gezüchtete Zivilisation gab, sondern Mann und Frau in unmittelbarer Auseinandersetzung mit der Natur miteinander klar kommen mussten.

Jägersmann und Hausweib: Zu schön, um wahr zu sein

Wenn von den Ursprüngen männlicher und weiblicher Rollenbilder gesprochen wird, dann bemüht man gerne das Bild der Urgesellschaft vom Jäger und Sammler. Die Rollenverteilung sah hier ungefähr so aus: Der Mann war draußen in der Wildnis unterwegs, um als Jäger und Sammler die notwendigen Lebensmittel zu beschaffen. Und seine Frau saß zu Hause in den heimischen Haus- oder Höhlenwänden, um das Essen zuzubereiten und die Kinder zu versorgen. Essen-Ranschaffen war also Männersache, und Essen-Zubereiten Frauensache. Und die Verteilung des Essens war damit auch schon klar. Denn insofern Jagen das körperlich anstrengende Geschäft war, standen dem Mann auch die größten Fleischportionen zu, so dass er an Muskelmasse zulegen konnte. Für die Frauen blieb der Rest. Was freilich noch genug war, um reichlich Speck anzusetzen. Ein Speck, der nicht nur das Rüstzeug für Schwangerschaft und Stillzeit verschaffte, sondern auch auf die Männer sexuell attraktiv wirkte.

Die Vertreter patriachalischer Strukturen arbeiten sehr gerne mit diesem archaischen Gruppenbild vom streunenden Jäger und seinem häuslichen Weib. Nach dem Motto: Was damals gut war, muss auch heute gut sein. Und deswegen sei es auch heute richtig, dass der Mann in der Arbeitswelt umherwandere und dort die Ernährungsgrundlagen heranschaffe, während seine Frau den Haushalt besorgt und der Familie das Futter auf den Tisch bringt. Was soll sie sich draußen in der Welt herumplagen, wo sie doch insgesamt weniger Muskeln hat und überdies immer wieder von Menstruationen, Schwangerschaft, Stillzeit und Kinderaufzucht geschwächt wird?

Nichts rechtfertigt patriarchalische Machtverhältnisse so gut wie das Urbild vom kraftstrotzenden Jäger und seinem schwächelnden Hausweib. Die Geschichte hat nur einen Haken: Sie stimmt nicht. Denn erstens gab es vor dem Jäger-Hausweib-Duo noch andere Gesellschaftsformen, wie etwa die der Kannibalen. Zweitens belegen fossile Ausgrabungen und Beobachtungen an heutigen Primitivkulturen, dass Frauen durchaus häufig an der Jagd beteiligt und dort keinesfalls weniger erfolgreich waren als ihre männlichen Kollegen. Und drittens besitzt der Mann zwar mehr Muskelmasse und Lungenkapazität als die Frau, aber das war's denn auch schon. Hunger, Kälte, Schmerzen und Überanstrengung stecken Frauen nämlich besser weg, außerdem reifen sie körperlich und geistig früher heran - wer daran Zweifel hat, braucht sich ja nur seine alten Konfirmationsfotos mit den hoch aufgeschossenen »Früh-Weibern« und den pickelig-zwergigen »Noch-Bubis« anzuschauen. Ganz zu schweigen davon, dass Frauen nicht nur insgesamt eine höhere Lebenserwartung haben, sondern auch schon als Fötus und Kleinkind robuster und gesünder sind.

Männliche Kinderfresser: Zu grausam, um unwahr zu sein

Unter Wissenschaftlern mehren sich zunehmend die Zweifel daran, mit der Jägergemeinschaft wirklich eine der urtümlichen Gesellschaftsformen des Menschen gefunden zu haben. Und ob sein »Gegenmodell«, das Matriarchat, diese Rolle übernehmen kann, erscheint ebenfalls zweifelhaft. Denn Vorherrschaften der Frauen traten in der Regel immer erst dann auf, wenn der Mensch sich niederließ und zum Bauern wurde. Und diese Existenzweise setzt bereits soziale Fähigkeiten voraus, die man schon getrost als zivilisiert bezeichnen darf und daher nicht mehr viel mit dem »Urzustand« des Menschen zu tun haben.

Glaubwürdiger erscheint da schon die These der französischen Feministin und Anthropologin Soledad de Montalvo. Demnach waren unsere frühen Vorfahren in der Alt-Steinzeit (vor etwa 500.000 Jahren) weder Bauern noch Jäger, sondern in erster Linie Kannibalen. »Es ist schon drollig«, so de Montalvo, »wie die Christen in ihrem Bemühen, den Menschen als Ebenbild des vollkommenen Gottes zu glorifizieren, diese Tatsache verleugnet oder als eine vernachlässigbare Laune der Natur dargestellt haben.« Dabei ließen die neuen Erkenntnisse von Paläontologen,

Anthropologen und Prähistorikern keine Zweifel mehr daran: »Unsere frühen Vorfahren erlegten nicht nur vierbeinige und geflügelte Zeitgenossen, sondern auch zweibeinige Artgenossen, um ihren Eiweißbedarf zu decken.« Der Grund: Als Jäger waren die Männer zu dieser Zeit noch unbegabt, ihre Waffen waren schlecht, und ihre Intelligenz war noch nicht so weit, um die Tierwelt wirklich genau beobachten und damit fürs Jagen berechenbarer zu machen. Also musste oft genug der Nachbar herhalten, wenn es im Magen brannte.

Und es war nicht nur der Nachbar. Da war auch noch etwas anderes, was für die kannibalischen Männer dieser Epoche als Eiweißlieferant interessant war: nämlich die eigenen Kinder. Oft genug passierte es, dass ein Baby, gerade als es aus dem Bauch der Mutter herausgeschlüpft war, von einem der Männer geschnappt und gefressen wurde. »Ein Verhalten«, so de Montalvo, »das nur aus heutiger Sicht unvorstellbar ist, aber aus damaliger durchaus naheliegend war.« Denn die Männer ahnten ja nicht, dass sie möglicherweise ihre eigenen Kinder vertilgten. Woher sollten sie wissen, dass der Sex, den sie mit ihren Frauen hatten, irgendetwas mit dem Kinderkriegen zu tun hatte? Da lagen ja über neun Monate dazwischen, in den viel passierte, zu viel, als dass ein minder bemittelter Tor wie der Ur-Mann den Überblick behalten konnte.

Noch heute glauben in einigen Kulturen die Männer, dass Frauen ihre Kinder zur Welt bringen, weil sie vom Wind oder vom Seewasser befruchtet wurden. Und wenn man objektiv beobachtet, gewinnt man auch in unseren hochzivilisierten Breiten den Eindruck, dass einige Männer den Zusammenhang von Sex und Kinderkriegen nicht so recht begriffen haben oder ihn zumindestens verdrängen. Wie sollte es dann sein Ur-Vertreter aus dem Paläolithikum kapiert haben, der ja geistig noch weitaus unterentwickelter war?

Die Ur-Frau musste also stets damit rechnen, dass ihr Neugeborenes von irgendeinem der hungrigen und aggressiven Männer gefressen wurde. Klar, dass sie das nicht einfach hinnehmen konnte. Und so überlegte sie, was dagegen zu tun war.

Eine der ersten Reaktionen war, sich zur Geburt irgendwohin zu verkrümeln, wo sie die Männer nicht finden konnten. Derartige Verhaltensweisen finden wir heute noch bei Tieren. Auch hier verziehen sich viele Mütter zur Geburt in stille Winkel, um vor den kannibalischen Attacken der Männer sicher zu sein.

Die zweite Reaktion ist jedoch die weitaus interessantere. Sie ist nämlich nicht nur für unser Thema von Belang, sondern sie hatte ungeheuren Einfluss auf den weiteren Verlauf der Menschheitsgeschichte. Als nämlich die schwangeren Ur-Frauen so ihren brutalen Männern hinterhertrotteten, kam ihnen *der* Gedanke, wie sie ihre Babys retten konnten. Sie entdeckten nämlich, dass der kannibalische Trieb ihrer Männer umso geringer war, je besser ihre Mägen gefüllt waren, mit etwas, das besser schmeckte als Menschenfleisch. »Das war«, erklärt de Montalvo, »die Geburtsstunde der ersten paläolithischen Suppe. Und es war der Moment, in dem das erste Bier gebraut wurde, oder zumindestens der Vorläufer davon.«

Wahrscheinlich waren es Zufälle, die zur Entdeckung beider Speisen führte. Genauso wie es wohl Zufall war, dass die Frauen entdeckten, mit Hilfe dieser Speisen ihre Männer müde, zufrieden und damit weniger gefährlich machen zu können. Doch das tut nichts zur Sache, es schmälert nicht den Verdienst der Ur-Frauen, denn die meisten großen Dinge dieser Welt sind aufgrund von Zufällen entstanden.

Der Ursprung der menschlichen Küche liegt also im Kinder-Kannibalismus der Männer. Er zwang die Frauen dazu, sich etwas einfallen zu lassen, um ihre Kinder zu schützen. Er brachte sie dazu, Wurzeln, Blätter, Ratten, Spinnen und alles halbwegs Essbare mit reichlich Wasser in irgendwelche Erd- und Steinlöcher zu pfropfen, einige Steine über dem offenen Feuer zu erhitzen und sie in die Suppe zu werfen, um alles zum Dampfen zu bringen. Wenn dann der Mann vom Jagen in die heimische Höhle zurückkehrte, hungrig und wieder mal frustriert, nichts gefangen zu haben, strömten ihm die verlockendsten Düfte entgegen. Er schlürfte von der Suppe, dazu gab's noch ein Met, der Vorläufer des Biers, und er war zufrieden. Er hatte was im Magen, und das ließ ihn zunächst einmal davon absehen, seine kannibalischen Finger nach den Kleinkindern auszustrecken.

Viel hat sich eigentlich nicht geändert ...

Die Geburt der Küche aus dem Geist des männlichen Kannibalismus. Ein zu aberwitziger Gedanke? Sicher, letzte Beweise wird es für ihn nicht geben können. Denn die menschliche Vorgeschichte nennt sich deshalb Vor-Geschichte, weil wir kein verlässliches Schriftmaterial zu ihr haben. Doch paläontologische Ausgrabungen belegen, dass die ersten Menschen als Kannibalen unterwegs waren. Und dass dabei die Männer ein besonderes Auge auf die Kinder warfen, zieht sich wie ein roter Faden durch die ganze Mythologie der Griechen, Römer und Germanen. Überall trachten männliche Götter ihren Kindern nach dem Leben, und immer wieder sind es clevere Göttinnen, die mit originellen Ideen und Verführungskünsten den Nachwuchs davor schützen. Man denke nur an Zeus, der nur deshalb zum Obergott aufsteigen konnte, weil ihn seine Mutter vor dem Kinderfresser Kronos versteckte.

Diese göttlichen Geschichten sind ein deutlicher Hinweis darauf, dass der Kinder-Kannibalismus der Väter keine Horrorvision ist, sondern etwas, das tief in der männlichen Seele schlummert und in der frühen Zeit der Menschheit ein durchaus real existierendes Phänomen darstellte. Denn in den alten Mythologien wurde stets thematisiert, was tief in der menschlichen Seele schlummert. Nicht umsonst arbeiten Psychotherapeuten heute noch mit den alten Geschichten um Zeus, Helena und Ödipus, um die verworrenen Gedankengänge ihrer Patienten nachvollziehbarer zu machen.

Und außerdem: Was hat sich eigentlich seit der Steinzeit im kannibalischen Verhalten der Männer großartig geändert? Ein Blick in die männliche Geschäftswelt genügt, um dort auch heute noch solche Tendenzen auszumachen. Allein die Wortwahl spricht Bände. Da werden kleinere Betriebe von Großunternehmen »geschluckt« und Tausende von Arbeitsplätzen »vernichtet«, die Aufsichtsräte gleichen bekanntlich einem »Haifischbecken«, Kulturkritiker »zerreißen« die Werke von Künstlern und Schriftstellern, und selbst auf wissenschaftlichen Kongressen »zerfleischen« sich die Professoren, »bis Blut fließt«.

Und was den speziellen Kinder-Kannibalismus betrifft: Psychologen und Psychiater beobachten ein verstärktes Auftreten des männlichen »Babyblues«. Ursprünglich war er als »Wochenbettdepression« den jungen Müttern vorbehalten, heute weiß man, dass auch die jungen Väter oft unter Depressionen und psychosomatischen Beschwerden leiden, wenn das Kind kommt oder gerade gekommen ist. Hauptursache dieser Probleme: Der Mann hat Angst, durch das Kind seinen Einfluss auf die Frau zu verlieren, in ihrem Leben nur noch die zweite Geige zu spielen. In therapeutischen Sitzungen sprachen die vom Baby-Blues gepackten Männer von ihren Wünschen, der werdenden Mutter »in den Bauch zu treten« oder das Kind »gegen die Wand zu klatschen«. Glücklicherweise werden diese Phantasien in der Regel nicht in die Tat umgesetzt, doch sie belegen, wie stark der aus Neid und Eifersucht genährte Kinder-Kannibalismus auch heute noch beim Mann präsent sein kann.

Nicht zu vergessen schließlich, dass gutes und reichhaltiges Essen und Trinken für den Mann immer noch ein starkes Beruhigungsmittel ist. Wenn Männer Erfolg haben, belohnen sie sich selbst immer noch am liebsten mit einem opulenten Mahl. Und wenn nicht, lassen sie sich mit einem guten Essen am leichtesten darüber hinwegtrösten. Und wehe, dieser Trost fällt aus. Eine Frau, deren Mann seit einem Jahr arbeitslos ist, berichtet im Interview: »Bei uns regiert zurzeit der Frust. Und wenn ich nicht zur richtigen Zeit das Essen auf den Tisch bringen würde, dann gäbe es wahrscheinlich Mord und Totschlag. Einmal konnte ich es nicht rechtzeitig fertig machen, weil ich aufgehalten wurde. Das Ergebnis: ein zerschlagener Teller, eine Bierflasche an der Wand und ein blaues Auge bei unserer Tochter. Das passiert mir nicht noch mal.«

In einer Berliner Neubausiedlung lief ein frustrierter Ehemann sogar mit einer Pistole durch die Häuser. Die Polizei konnte ihn stoppen, bevor Schlimmeres passierte. Als Argument für seine Cowboy-Tour gab er an, dass er seine »Alte« gesucht hatte, denn die war nicht zu Hause und hatte ihm noch nicht mal das Essen gemacht.

»Sag mir, was Du isst, und ich sag Dir, wie Du Dich fühlst«

Die psychischen Hintergründe unseres Ernährungsverhaltens

Melissa und der Schokoladenblues

Da ist es wieder geschehen. Zwei Tafeln Schokolade auf einmal. Zusammen wahrscheinlich 600 Kalorien, so viel wie ein ganzes Frühstück. Und niemand hat »Stopp!« geschrien. Niemand hat Melissa daran gehindert, sich mal eben in 20 Minuten ein Viertel ihrer ganzen Kalorientagesration reinzufressen.

Melissa weiß, dass das mit ihrer Schoko-Sucht nicht in Ordnung geht. Sie weiß aber auch, dass es vielen Frauen ähnlich geht wie ihr. Die einfach zugreifen müssen, wenn es ihnen mal wieder schlechter geht, wenn gerade der Blues über ihre Seele kriecht. »Egal, ob Ärger im Beruf, Ärger mit der Bank, Probleme mit dem Freund oder einfach nur existenzieller Lebensfrust - es gibt immer etwas, was an unserer Seele nagt«, erklärt Melissa. »Und wenn es dann so schmerzhaft ist, hilft nur noch eines: Schokolade. Und dann nicht etwa ein kleiner Riegel, sondern gleich eine ganze Tafel, und manchmal auch zwei.«

In einer Zeitschrift hat Melissa gelesen, dass Schokolade depressionshemmende Substanzen enthält. Und dass Frauen deshalb so oft nach ihr greifen. Doch so ganz glauben kann Melissa diese Geschichte nicht: »Denn dann müsste es mir ja nach der Schoko-Orgie besser gehen, doch das ist keineswegs der Fall. Mir geht es danach sogar noch schlechter als vorher. Denn vorher hatte ich nur den Frust, danach plagt mich auch noch das schlechte Gewissen.«

Jörg und das Hirn auf Spritsuche

Jörg gehört zu jenen Typen, die man gerne als »Kopfarbeiter« bezeichnet. Nicht, dass er sich selbst als kreativen Menschen einstufen würde. Als Journalist schwingt er allenfalls den rhetorischen, nicht aber den tatsächlichen Hammer, sitzt er also grübelnd, telefonierend und lamentierend am Computer, anstatt sich körperlich zu betätigen.

Nachmittags um 15 Uhr kommt dann seine Krise. Er spürt, wie seinem Hirn regelrecht der Sprit ausgeht. Und dann muss Süßes her. In Form von Marzipan-Schokolade, Weinbrandbohnen oder jenen berühmten Kirschpralinen, die Verliebte einander schenken. Drei bis fünf davon müssen es schon sein, und schon bald spürt Jörg, dass sein Hirn wieder Kraft bekommt.

Seine Kolleginnen sind neidisch auf ihn. Denn Jörg ist trotz seiner süßen Vorlieben überhaupt nicht dick. Seine Zähne haben zwar ein paar Plomben und Kronen, aber er hat kein Übergewicht. Der Verdacht liegt nahe, dass er Sport treibt, doch das ist nicht der Fall. Und die Zeiten von kalorienfressenden Turnübungen im Bett sind auch vorbei. Also muss er einfach ein gutes, schlank haltendes Erbgut haben. So lautet jedenfalls der Tenor seiner Kolleginnen. Jörg selbst ist das ohnehin egal, er hat sich nie sonderlich um sein Gewicht gekümmert.

Enzo und das kulinarische Auge

»Beim Essen isst auch das Auge mit«, erklärt Enzo, als er gerade mal wieder ein Salatblatt, ein paar Tomaten und einen kleinen Petersilienstrauß auf die Teller drapiert. Man kann nicht sagen, dass Enzo in einem edlen Restaurant mit Sternen arbeitet. Er ist Koch bei einem »kleinen Italiener«, wie es ihn tausendfach in Deutschland gibt.

Dennoch: Sein Essen muss auch optisch etwas zu bieten haben. »Das«, so belehrt uns Enzo, »gefällt vor allem den Frauen.« Wir stutzen. Den

Frauen? Und den Männern ist es egal, wie ihr Essen aussieht? »Das kann man so nicht sagen«, antwortet er, »aber für die Männer zählt vor allem, dass es nach viel aussieht. Besonders das Fleisch. Außerdem muss auch alles schön geordnet sein. Das Kalbsfilet an der einen Ecke vom Teller, das Gemüse rechts oben und die Nudeln rechts unten.« Und die Frauen haben nicht so sehr dieses geometrische Verlangen? »Nein, da kann es auf dem Teller auch mal drunter und drüber gehen. Sie bestellen ja eh mehr Pasta als Fleisch. Aber bunt muss es sein, mit kräftigen Farben.«

Jetzt hat uns Enzo neugierig gemacht. Wie sieht es aus bei den Getränken? Gibt es da auch Unterschiede zwischen Männern und Frauen? »Natürlich. In einem italienischen Restaurant trinken die Gäste zwar hauptsächlich Wein, doch es fällt auf, dass sich die Frauen mehr Zeit für ihn nehmen, zum Genießen. Die Männer kippen den Wein meist in sich hinein. Am Anfang machen sie noch einen auf Kenner, doch später wird nur noch gekippt.«

Klaus und die Kinder von Biafra

Klaus hat etwa 25 Kilo zuviel, das weiß er schon lange. Was er aber bislang nicht wusste, sind die Ursachen für dieses Übergewicht: Es sind die Mahnungen seiner Mutter. Die trichterte dem kleinen Klaus nämlich immerzu ein, dass er seinen Teller leer zu essen hätte. Und die Begründung lieferte sie auch gleich mit: »Denk an die Kinder in Biafra! Die haben den ganzen Tag überhaupt nix zu essen. Und da willst du einfach was auf deinem Teller übrig lassen und wegwerfen?« Das sah Klaus ein.

Daran hat sich auch in späteren Jahre nichts geändert. Klaus hat immer brav seinen Teller leer gegessen. Selbst dann, wenn es ihm nicht geschmeckt hat. Doch vor kurzem hat ihn eine Freundin darauf aufmerksam gemacht, dass das ja wohl ausgemachter Schwachsinn sei. Und den Kindern der Dritten Welt würde das schon gar nichts nützen. Die haben kein Gramm Brot mehr, ob die Leute hier alle brav aufessen oder nicht.

Dafür hätte er, Klaus, wohl aber weniger Übergewicht, wenn er es nicht tun würde. Klaus kam ins Grübeln. Konnte es tatsächlich sein, dass ihm seine Mutter dereinst Blödsinn erzählte?

Heute schafft es Klaus immer öfter, einen »Anstandsrest« auf dem Teller übrig zu lassen, wenn es ihm nicht mehr schmeckt. Und ein schlechtes Gewissen hat er dabei auch nicht mehr. Im Gegenteil. Seitdem er nämlich etwas übrig lässt, geht es ihm nach den Mahlzeiten erheblich besser. Weniger Magendrücken, weniger Völlegefühl, weniger Müdigkeit. Und vielleicht gehen ja demnächst sogar ein paar Pfunde verloren.

Vom Essen zur Psyche, von der Psyche zum Essen

Schon die Sprache zeigt, wie eng Psyche und Nahrungsaufnahme miteinander verwandt sind. Wir freuen uns, wenn wir jemanden zum Fressen gerne haben, und verzehren uns vor Sehnsucht, wenn der geliebte Mensch außer Reichweite ist. Da gibt es Geschäftspartner, mit denen nicht gut Kirschen essen ist, und solche, bei denen wir überlegen, wie wir ihnen die Suppe versalzen könnten. Nicht zu vergessen all die Denkaufgaben, die uns zu knabbern geben, und die honigsüßen Stimmen, die uns einlullen. Der Wortschatz der Gefühle ist also stark kulinarisch geprägt. Und dies ist kein Zufall, denn Psyche und Ernährung sind eng miteinander verschränkt.

Wobei ihre Beziehung eine dialektische ist. Einerseits spielt die Psyche eine große Rolle bei unserer Essensauswahl, beispielsweise dann, wenn Frauen sich vor Frust eine Tafel Schokolade oder Männer aus demselben Grund 20 Gläser Bier einverleiben. Andererseits wühlt auch die Ernährung in unserer Seele herum. Beispielsweise wenn unserem Denken der Saft ausgeht, weil wir dem Hirn zu wenig Kohlenhydrate gegönnt haben, oder aber uns der Schweiß ausbricht und das Herz nervös im Stakkato schlägt, weil wir zu viel Kaffee und Cola getrunken haben.

Interessant ist, dass diese gegenseitigen Beeinflussungen bei Mann und Frau recht unterschiedlich ablaufen.

Früh übt sich ...

Schon im Babyalter zeigen Mädchen und Jungen Unterschiede in ihren Ernährungsvorlieben. In Studien an Neugeborenen, die von geschmacklich unterschiedlichen Flüssigkeiten soviel trinken durften, wie sie wollten, zeigten weibliche Babys eine größere Vorliebe für Süßes. Bitteres und Saures hingegen kam bei beiden Geschlechtern gleich schlecht an.

Die stärkere Vorliebe der Mädchen für Süßes hält jedoch nicht lange an. Bei Versuchen mit Schulkindern vertilgten die Jungen sogar noch Speisen mit einem Süßgeschmack, der von den Mädchen bereits als unangenehm empfunden wurde. Als wollten die Jungmänner auch auf diesem Gebiet zeigen, dass sie auf dem besten Wege sind, echte Kerle zu werden.

Wissenschaftler der Universität Kiel legten 252 Kindern im Alter von 6 bis 13 Jahren 27 Fotos von Mahlzeiten vor, mit der Aufforderung, anhand dieser Fotos ihren Speiseplan für die nächsten drei Tage zusammenzustellen. Im Ergebnis zeigte sich, dass die älteren Kinder häufiger zu gesunden Mahlzeiten griffen als die jüngeren. Was freilich niemanden überraschen kann, insofern ja das Ernährungswissen im Laufe der Jahre immer weiter zunimmt. Überraschender ist da schon, dass die Mädchen ihre Speiseauswahl deutlich gesünder trafen als die Jungen.

So gönnten sich die Jungen als Frühstück das gute alte Weißbrötchen mit Marmelade, während bei den Mädchen Müsli mit Milch auf Rang 1 der Frühstückshitliste stand. Ähnlich frappant der Gesundheitsunterschied beim Mittagessen. Hier standen bei den Jungen Spaghetti mit Tomatensauce sowie Currywurst mit Pommes auf den oberen Plätzen, während bei den Mädchen neben Spaghetti auch Spinat mit Kartoffeln auf der Hitliste zu finden waren. Beim Abendessen bevorzugten beide Geschlechter das Brötchen mit Mettwurst, allerdings griffen die Jungen häufig zu einem dicken Hamburger, während die Mädchen sich auch schon mal mit einem Tomatensalat und Quark anfreunden konnten.

Fazit der Kieler Studie: Das weibliche Geschlecht fängt schon in jungen Jahren damit an, seine Speisenauswahl nach gesundheitlichen Kriterien auszurichten. Bestätigt wird diese Beobachtung durch eine Untersuchung der TU München. Hier wurden 83 Kindergartenkinder und 5 Erzieherinnen nach den Essgewohnheiten der Kinder befragt. In geschlechtsspezifischer Hinsicht stellten die Autoren der Studie fest: »Die Jungen zeigten eine stärkere Liebe für Hauptspeisen, insbesondere für Pizza und Schnitzel sowie für die stärkehaltigen Beilagen Pommes frites und Knödel.« Die Mädchen waren hingegen auch schon mal für gesunde Snacks in Form von Äpfeln, Bananen oder Erdbeeren zu begeistern.

Süßes für dicke Frauen und schlanke Männer

Der Trend, bei der Nahrungsauswahl auf Gesundheit zu achten, setzt sich auch dann fort, wenn aus den Mädchen Frauen werden. Uneinheitlich wird jedoch das Ernährungsbild von Frauen und Männern, wenn es um süße Sachen geht.

Insgesamt betrachtet essen Frauen nicht mehr Süßes als Männer. Anders verhält es sich jedoch, wenn man die beiden Geschlechter nach ihren »Gewichtsklassen« einteilt. So fanden englische Ernährungswissenschaftler in einer Studie an 1.853 Erwachsenen heraus, dass es zwei Gruppen gibt, die überdurchschnittlich viele Süßigkeiten essen: nämlich zum einen die schlanken Männer, und zum anderen die übergewichtigen Frauen, wobei diese eine deutliche Präferenz für fettsüße Speisen wie Pudding, Sahnetorten, Vollmilchschokolade und dergleichen zeigten. Doch während die »süßen« Männer sich nach wie vor mit Schlankheit zieren, neigen übergewichtige Frauen bei erhöhtem Süßigkeitskonsum dazu, noch zu dicker zu werden. Bleibt die Frage, warum der Süßwarenkonsum derart unterschiedliche Wirkungen bei Mann und Frau zeigt.

Warum Männer Süßes essen

Die Antwort fällt vielschichtig aus. Zunächst arbeiten Männer beim Süßwarenkonsum kalorienärmer. Die »süßen Jungs« stehen mehr auf Fruchtgummis (man denke nur an Thomas Gottschalk), Lakritze und mit Alkohol gefüllte Pralinen sowie auf Konfitüren, Marmelade und »trockenknackige« Backwaren wie Nussecken (siehe Guildo Horn) und Mandelhörnchen. All das ist entweder kalorienärmer oder aber – im Falle der trockenen Backwaren – von hohem Sättigungsgrad, so dass danach kaum noch Hunger auf andere Sachen entwickelt wird. Die »süßen Frauen« bevorzugen hingegen Fett-Zucker-Kombinationen wie Vollmilchschokolade, Donauwellen, Sahnetorten, Soft-Drinks und Nuss-Nougat-Cremes, und die enthalten bei geringem Sättigungsgrad extreme Kalorienmengen, im Fall der Nuss-Nougat-Creme sage und schreibe 540 kcal auf 100 g (zum Vergleich: die gleiche Menge Gummibärchen enthält knapp 200 und die gleiche Menge an Konfitüre 250 kcal).

Von großer Bedeutung für die unterschiedlichen Auswirkungen des Süßwarenverzehrs sind aber auch die psychologischen Hintergründe, die hier eine Rolle spielen. Männer greifen vor allem dann zu Süßem, wenn ihrem Denken die Kraft auszugehen droht, wenn sie also spüren, dass ihr Gehirn nach Zucker ruft. Aus diesem Grunde findet man die »süßen Jungs« vor allem unter den Intellektuellen, den Kopfarbeitern unter den Männern. Sie pflegen ein eher pragmatisches Verhältnis zum Süßwarenkonsum, was den Vorteil hat, dass er in dem Moment beendet wird, wenn die Zuckerspritzen ihre Aufgaben erfüllt haben. Ein derartiger Mechanismus schützt vor exzessivem Süßwarenkonsum, und auch deswegen sind männliche Naschkatzen in der Regel schlanker als weibliche.

Nicht zu vergessen schließlich, dass »süße Männer« noch einen weiteren natürlichen Schutz vor dem Dickwerden haben. Englische Untersuchungen brachten nämlich heraus, dass der Verzehr von großen Mengen an Einfachzucker bei ihnen einen appetithemmenden Effekt hat. Wenn sie also beispielsweise am Nachmittag eine Nussecke oder ein paar Pralinen verdrückt haben, dann essen sie auch am Abend weniger. Frauen besitzen diesen biologischen Appetitzügler nicht.

Warum Frauen Süßes essen

Bei Frauen verhält sich die Sache mit dem Süßen komplizierter - und dringlicher. Denn laut jüngeren Studien werden 97 Prozent von ihnen immer wieder von Heißhunger auf Schokolade und Co befallen, deutlich mehr als bei den Männern (68 Prozent).

Was macht aber nun Frauen anfälliger für diese Gierattacken? Eine der Antworten: Für sie liegt der Wert einer Süßspeise nicht nur darin, dass sie ihrem Gehirn den notwendigen Zucker zum Arbeiten liefert. Für Frauen ist auch wichtig, dass die Süßspeise sie mit Rohstoffen versorgt, die zur Herstellung von Glück auslösenden Substanzen benötigt werden. Diese »Glücksboten« sind zum einen die Endorphine, die als Schmerzhemmer und Euphorieauslöser auch von Marathonläufern jenseits der 30-Kilometer-Marke geschätzt werden, und zum anderen das Serotonin. Hierbei handelt es sich um einen so genannten Neurotransmitter, der zur Übertragung von Signalen von einer Nervenzelle zur anderen benötigt wird und in uns das Gefühl von Ruhe und Ausgeglichenheit hervorruft - manche Wissenschaftler bezeichnen ihn daher auch als »Gute-Laune-Hormon«. Sinkt der Wert an freiem Serotonin im Gehirn, sinkt auch die Stimmung, steigt hingegen der Wert, sorgt dies für gute Laune.

Für die menschliche Gemütsverfassung wäre es also das Beste, den Spiegel an Serotonin und Endorphinen im Gehirn möglichst konstant und hoch zu halten. Doch gerade Frauen haben damit Probleme. Nach dem Eisprung nämlich, also während der letzten beiden Wochen im Monatszyklus, fällt der Spiegel dieser beiden hormonellen Glücksboten im Gehirn extrem ab. Weswegen denn Frauen gerade in dieser Zeit überdurchschnittlich viel Süßes essen und dies auch häufig in erheblich größeren Mengen als Männer für ihren Energiebedarf tun.

Doch dies erklärt nicht allein, warum Frauen eher als Männer ihre Süßsucht mit Übergewicht büßen müssen. Ein weiterer entscheidender Grund ist die Bedeutung, die Süßes für das Leben und Wohlbefinden hat. So werden Mädchen in ihrer Erziehung mehr als Jungs darauf geeicht, dass Süßes ein Trostspender ist. Mädchen erhalten regelmäßig Schokolade und ähnliches, wenn sie weinen oder einfach nur traurig sind. Jungs hingegen bekommen etwas Süßes vornehmlich als Belohnung, wenn sie gerade mal etwas Gutes gemacht haben, beispielsweise eine gute Note mit nach Hause gebracht oder ihren Teller selbstständig in die Spülmaschine geschoben haben. Mädchen lernen also, dass Süßes über schlechte Zeiten hinweghilft, und deshalb greifen sie später als Frauen ebenfalls zu Süßem, wenn der Blues in ihre Seele kriecht. Sie sind also, was das Süße angeht, als echte Frustesser ausgebildet. Und da nun einmal das Leben - und besonders das Leben einer Frau, die gegen männliche Hierarchien anrennt - hauptsächlich aus Frust besteht, kann man sich leicht ausmalen, wie ihr Süßwarenkonsum auch vor diesem Hintergrund zu Gewichtsproblemen führen muss.

Nicht zu vergessen schließlich, dass Frauen nach dem Verzehr von Süßem in ihrem Appetit nicht unbedingt befriedigt sind. Verhaltensforscher der Universität Glasgow fanden heraus, dass sie nach dem Verzehr von großen Zuckermengen ihre nächste feste Mahlzeit weder verschieben noch sie spärlicher ausfallen lassen. Dies entspricht der alltäglichen Beobachtung, dass sich die klassische Kaffeetante durch ihren nachmittäglichen Sahnekuchen keineswegs davon abhalten lässt, am Abend noch eine kräftige Mahlzeit zu sich zu nehmen. Und es erklärt auch, warum viele diätwillige Frauen davon berichten, kiloweise zugenommen zu haben, obwohl sie doch gar nichts Richtiges gegessen haben - sie haben nämlich wohl die Hauptmahlzeiten ausgelassen, dafür aber verdrängt, dass sie den Tag über zahlreiche süße Snacks eingenommen haben. Ein solcher Denkmechanismus, der derart kalorienreiche Snacks nicht in ihrem Energiegehalt würdigt, provoziert natürlich den Hang zum Übergewicht.

Warum werden gestresste Frauen dick?

Normalerweise stellt man sich den gestressten Menschen so vor: ständig unter Termindruck, hektisch beim Sprechen und in den Bewegungen, fast nie entspannt. Und jeder, der mal eines der zahleichen Seminare zur Stressbewältigung mitgemacht hat, weiß, was der Stress für physiologische Konsequenzen hat: schnelles und kurzes Atmen, schnelle Pulsfrequenz, hohe Muskelspannung und schlechte Regeneration. All das spricht allerdings auch für einen erhöhten Energieverbrauch, und deswegen kann man sich den gestressten Menschen eigentlich nur dünn vorstellen, während Übergewicht und Fettleibigkeit eher den beschaulichen und gemütlichen Charakteren zugeordnet werden.

Doch das Bild vom gestressten Hagerling trifft wohl eher auf Männer zu. Frauen hingegen müssen oft die Feststellung machen, dass Stress auf ihren Körper ganz und gar nicht als Diätikum wirkt. Im Gegenteil. Eine Führungskraft aus der Werbebranche gab uns frustriert zu Protokoll: »50 Stunden Arbeit pro Woche, kaum Zeit zum Entspannen und schon gar keine Zeit fürs Privatleben. Immer in Hetze, immer mit der Uhr im Nacken, und vor Präsentationen geht der Puls auf 180. Und wenn Du glaubst, dass dieser ganze Stress wenigstens an deinen Pfunden knabbert, wirst du bitterlich enttäuscht. Ich habe jedenfalls seit meiner Beförderung zur Geschäftsführerin nicht etwa abgenommen, sondern glatte 10 Kilo zugelegt.«

Eine naheliegende Erklärung für dieses Paradox wäre, dass gestresste Menschen weniger auf gesunde Ernährung achten. Doch dies trifft laut wissenschaftlichen Untersuchungen mehr auf die gestressten Männer zu, und die haben in der Regel weniger Probleme mit dem Übergewicht. Frauen unter Stress trinken hingegen wohl etwas mehr Alkohol, ansonsten aber ernähren sie sich nicht ungesünder als andere.

Die Ursachen für das Übergewicht der gestressten Frauen liegen vielmehr im psychosomatischen Bereich. So lautet jedenfalls das Ergebnis einer Studie, die von einem Forscherteam aus San Francisco durchgeführt wurde. Die Wissenschaftler forderten 59 Frauen dazu auf, eine Stunde vor Versuchsbeginn eine Zwischenmahlzeit und danach keine weitere Nahrung mehr zu sich zu nehmen. Nach einer halbstündigen Ruhepause setzte man sie dann unter Stress, beispielsweise durch ein verzwicktes Puzzle oder eine unlösbare Rechenaufgabe. Anschließend führte man die Probandinnen in einen Raum, in dem ein Korb mit verschiedenen Snack-Artikeln bereit stand. Vor und nach dem Versuch wurde den Frauen Speichel entnommen, um ihre Kortisolwerte zu bestimmen. Im Ergebnis zeigte sich, dass jene Frauen, bei denen sich eine erhöhte Kortisolausschüttung nachweisen ließ, deutlich kräftiger in den Korb mit den Snacks langten als jene, die relativ geringe Mengen des Hormons produzierten. Wenn man sich nun noch vergegenwärtigt, dass bei Frauen Stress sehr oft über die Kortisolschiene abläuft, während Männer eher über die Katecholaminschiene (Katecholamine setzen Aggressionen frei!) arbeiten, lässt sich auf diesem Wege wunderbar die Übergewichtsneigung der gestressten Frauen erklären.

Frauen legen also unter Stress mehr an Gewicht zu, weil ihr Körper dabei mehr Kortisol bildet und dieses Hormon den Appetit anregt. Männer reagieren hingegen eher mit einer vermehrten Ausschüttung von Katecholaminen, und die gelten im Unterschied zu Kortisol als appetithemmend, außerdem erhöhen sie über ihren Einfluss auf Herz und Muskeln den Kalorienverbrauch.

Vor übereilten Schlüssen sei jedoch gewarnt. Vor allem davor, die Kortisolschienen der Frauen und die Katecholaminschienen der Männer als angeboren, sozusagen als gottgegebene Geschlechtermerkmale zu betrachten. Denn ob ein Mensch auf Stress mit Kortisol oder aber mit Katecholaminen reagiert, ist weniger angeboren als vielmehr anerzogen. Mädchen werden immer noch von ihren Eltern darauf getrimmt, ihren Ärger herunterzuschlucken, keinesfalls ihrem Unmut freie Fahrt zu lassen oder die böse Teufelin zu spielen. Defensiv durchs Leben kommen, ist die Devise, und bei Ärger die Schnauze halten und abnicken. Wer hingegen frühzeitig lernt, aggressiv an Probleme heranzugehen, dessen Körper schaltet bei Stress eher auf Katecholamie. Wer penetrant defensiv ans Leben herangeführt wird, dessen Körper schaltet auf Kortisol - diesen Effekt konnten Wissenschaftler sogar an Ratten nachweisen. Denn das zentrale Nervensystem von Säugetieren besitzt gute Drähte zu den Organen, die für die Hormonausschüttung zuständig sind. Langfristig führt auch beim Menschen das Verhalten zu ganz bestimmten Veränderungen in der Hormonkonstellation: Aggressive Verhaltensformen fördern die Ausschüttung von Katecholaminen, die den Muskeltonus steigern, dafür aber den Appetit hemmen; defensive Verhaltensformen fördern die Ausschüttung von Kortisol, das Entzündungen hemmt, aber den Appetit anregt.

Frauen werden also häufig durch eine Erziehung, die ihre Aggressionen unterdrückt, und nicht durch ihre Gene zu »Kortisol-Wesen« gemacht. Diese Erkenntnis mag irritieren, ist aber auch für eine mögliche Veränderung des eigenen Aggressionsverhaltens äußerst wertvoll.

Männer und ihre Vorliebe für Fleisch

Schnitzel, Schweinebraten, Frikadelle, Brathähnchen - all das zählt nach wie vor zu den Lieblingsspeisen des heimischen Mannes. Sein Fleischkonsum liegt etwa 20 Prozent über dem der Frau. Selbst die BSE-Krise konnte daran nichts ändern. Laut Allensbach-Umfragen fühlten sich im Dezember 2000 immerhin 44 Prozent der Männer durch BSE persönlich gefährdet, im Juli 2001 waren es nur noch 26 Prozent. Wenn es ums Fleisch geht, ist der Mann also bereit, schnell zu vergessen.

Bleibt die Frage, warum der Mann mehr Fleisch isst als die Frau. Als Argument ist immer wieder zu hören, dass sein Körper nun einmal mehr Muskeln enthält, und insofern die überwiegend aus Eiweiß bestehen, müsse er sich eben auch vermehrt Eiweiß in Form von Fleisch einverleiben.

Die wissenschaftliche Datenlage sieht anders aus. Denn Eiweiße werden nicht nur zum Muskelaufbau benötigt, sondern auch zum Erhalt von Blut, Sehnen, Knochen, Haut und anderen Organen, die ja bekanntlich im weiblichen nicht seltener zu finden sind als im männlichen Körper.

Aus diesem Grunde bestehen faktisch kaum Unterschiede zwischen den Eiweißbedürfnissen der Geschlechter. Beide benötigen etwa 1g pro 1 kg Körpergewicht, schwangere Frauen brauchen mit 2 g pro 1 kg sogar deutlich mehr als Männer.

Außerdem stehen dem Mann zur Eiweißzufuhr noch genügend Alternativen zum Fleisch zur Verfügung. Den alten Satz nämlich, wonach tierisches Eiweiß wertvoller sei als pflanzliches, kann man schlechterdings als überholt einstufen. Ebenso die Ansicht, wonach eine ausreichende Deckung des Proteinbedarfs nur durch Aufnahme von tierischem Eiweiß möglich sei. »Diese Irrtümer haben nur dazu geführt«, erklärt der Münchner Lebensmittelchemiker Josef Wahler, »dass zu viel Fleisch konsumiert wurde, und das brachte eine Reihe von nachteiligen Folgen für die Gesundheit mit sich.« Besonders für den Mann. Er wird in besonderem Maße heimgesucht von Arteriosklerose, Gicht und anderen Erkrankungen, die einen engen Zusammenhang mit übermäßigem Fleischverzehr haben.

Medizinisch machen also die Koteletts und Schnitzel auf dem Teller für den Mann keinen Sinn. Dennoch kann er nicht davon lassen, weil Fleisch für ihn immer noch eine besondere Symbolkraft besitzt. Die Überzeugung, wonach sich beim Verzehr der Muskeln eines Tieres dessen Kraft auf den Menschen überträgt, hält sich hartnäckig. Am besten sollte das Fleisch schön blutig sein, denn auch Blut steht für Kraft und für die Frische des verzehrten Fleisches. Weswegen es denn auch in den Steakhäusern fast immer Männer sind, die auf ihr »Steak medium« bestehen oder sich sogar halbrohe Fleischlappen einverleiben, während Frauen lieber auf den Segen der Entdeckung des Feuers vertrauen und ihr Fleisch gut durchgebraten genießen.

Einen weiteren Aspekt der Fleischeslust macht Helene Karmasin vom Wiener Institut für Motivforschung geltend: »Das blutige Stück Fleisch markiert die Überlegenheit des Menschen gegenüber der Natur, die er sich durch Aggression untertan gemacht hat.« Um dies zu verstehen, sollte man sich vergegenwärtigen, wie sich der Mann der Altsteinzeit gefühlt haben muss, als es ihm endlich gelang, als Jäger erfolgreich zu sein. Denn nicht nur, dass damit jene Zeiten vorbei waren, in denen er sich mühsam und mit ständigen Magenverstimmungen als Kannibale, Aasfresser und Sammler durchschlagen musste. Es war auch der Augenblick, in dem er entdeckte, dass es nun aufgrund seines Intellektes und seines technischen Fortschrittes für ihn ein Leichtes war, zu töten und sich so als Schicksal über Leben und Tod emporzuschwingen. Und das gab ihm das Gefühl von Macht. Ein Gefühl, von dem der Mann auch heute noch getragen wird, wenn er sich ein Steak einverleibt. Auch wenn dieses Steak aus der Massentierhaltung stammt und er als Krawattenträger schon längst kein Tier mehr erlegen kann. Das Gefühl ist in ihm, denn Jahrtausende von Menschheits- beziehungsweise Mannheitsgeschichte streift man nicht einfach ab wie eine Unterhose. Sie sitzen weiterhin in Fleisch und Blut und in den tieferen Regionen unseres Bewusstseins, von wo aus sie immer noch unser Denken und Handeln steuern.

Frauen und ihre Vorliebe für Gemüse

Was den Verzehr von Möhren, Erbsen, Rotkohl und anderen Gemüsesorten angeht, führt die Frau weit vor dem Mann. Mit etwa 100 g pro Tag liegt ihr Gemüseverzehr 10 bis 20 Prozent über dem des Mannes. Berücksichtigt man jetzt noch ihre geringere Körpermasse und rechnet dann den Unterschied auf Gramm pro Kilo Körpergewicht um, fällt die Differenz noch größer aus. Sie wächst dann auf 25 bis 30 Prozent, bezogen auf jeweils ein Kilogramm Körpergewicht.

Aus medizinischer Sicht ist natürlich nichts dagegen einzuwenden. Wer viel Gemüse auf den Speiseplan setzt, hat ein geringeres Risiko, an Arteriosklerose und bestimmten Krebsarten zu erkranken. Es ist davon auszugehen, dass viele Frauen von diesen Vorteilen wissen, da sie ja insgesamt bei der Ernährung mehr auf ihre Gesundheit achten.

Doch wie beim Mann und seiner Fleischeslust existieren auch für die Gemüselust der Frauen Ursachen, die tief in der Menschheitsgeschichte verwurzelt sind. So gilt heute als gesichert, dass der Ackerbau und Anbau von Obst und Gemüse in prähistorischen Zeiten vor allem den Frauen überlassen war. Hierfür sprechen nicht nur archäologische Funde, sondern auch, dass bei den noch heute lebenden Primitivkulturen in 58 Prozent der Fälle Frauen den Acker bearbeiten, in 24 Prozent teilen sie sich diese Aufgabe mit dem Mann, nur bei 18 Prozent wird sie ausschließlich von Männern erfüllt.

Doch was sind die Ursachen für diese Hegemonie? Sicherlich, der Mann war auf Jagd und die Frau mit den Kindern zu Hause, da lag es nahe, sich um die Feldarbeit zu kümmern. Doch das ist nicht alles. Denn es galt auch als ausgemachte Sache, dass die Frau ein besonderes Talent zum Ackerbau besitzt. Man unterstellte den Frauen eine besondere Gabe zur Aufzucht und zum Zubereiten von Gemüse, weil sie ja durch ihre Rolle als Gebärerin und Ziehmutter von eigenen »Leibesfrüchten« dazu prädestiniert sein musste.

Gewiss ein Argument, das nicht aus tatsächlichen Erkenntnissen, sondern aus männlichen Wunschvorstellungen gespeist wird. Eigentlich nichts mehr für die aufgeklärten Zeiten der Moderne. Doch im Gespräch mit geistlichen Würdenträgern zum Beispiel kann man die Mär von der Gemüseweihe des Weibes auch heute noch hören. Und dass auch in den übrigen Kreisen der Gesellschaft keine sonderlichen Zweifel am tiefen Miteinander von Frauen und Gemüse bestehen, das zeigt die Werbung. Wenn hier überhaupt mal von Erbsen und Möhren die Rede ist, dann werden dabei ausschließlich Frauen angesprochen. Wie hieß es so schön in einem der Werbeslogans: »Von Mutter Erde auf Muttis Tisch.« Das hat Logik, das macht Sinn. Wahrscheinlich würde dieser Satz auch heute noch von den meisten Frauen und Männern als selbstverständliche Wahrheit abgenickt werden.

Lüsterne Kerle, biedere Mädels

In den 60er Jahren entwickelte der amerikanische Psychologe Marvin Zuckerman einen Fragebogen, mit dem er die Reizsuche beziehungsweise die Sensationslust von Menschen untersuchen wollte. Seine Absicht war es, ein objektives Messverfahren für unsere Neigung zu finden, neue oder zumindest ungewöhnliche Erfahrungen zu suchen. Zuckermans Fragebogen hat bis heute großen Einfluss auf die Psychologie, mittlerweile sind zahlreiche Arbeiten erschienen, die auf seinem Fragebogen aufbauen.

Einige dieser Arbeiten fanden Zusammenhänge zwischen der gemessenen Sensationslust und den Ernährungsvorlieben der Menschen. Demnach haben Menschen, die es nach außergewöhnlichen Erlebnissen wie Bungee-Springen, One-Night-Stands, Autobahnwettrennen oder Spekulieren am Neuen Markt dürstet, eine besondere Vorliebe für scharfes, saures, salziges und knuspriges Essen. Im Unterschied zu den eher friedvollen Homo-sapiens-Exemplaren, die ihr Leben lieber mit weniger Aufregung gestalten und es mit trauten Familienessen, geruhsamen Spaziergängen, Derrick-Krimis oder entspannten Gesprächen über Bundesschatzbriefe garnieren. Die stehen nämlich auf milde, weiche, saftige und cremig-süße Kost.

»Sensationssucher« neigen also dazu, auch beim Essen das Aufregende oder zumindest Anregende zu suchen. Sie haben aber auch eine verstärkte Tendenz zu ungesundem Essen und Trinken. Sie trinken mehr Alkohol und essen mehr Fleisch, als eigentlich gut für sie ist. Wer jedoch einen niedrigen Wert auf seiner Sensationsskala hat, der steht eher auf Gemüseaufläufe, Quarkspeisen und milde Obstsalate, und hier zeigt bereits ein oberflächlicher Blick auf die Speisekarte, dass er deutlich gesünder lebt.

Viele der Sensationssucher sind männlichen Geschlechts, weil sie schon früh in der Kindheit auf erhöhte Risikobereitschaft getrimmt werden. Allerdings wäre es ein Fehler zu glauben, dass die vorwiegend männliche Vorliebe für deftige, würzige, salzige Speisen und alkoholische Getränke gleichzeitig eine Vorliebe für eine kulinarische Risikobereitschaft bedeutet. Männer wollen zwar, dass ihnen beim Essen die Schleimhäute brennen, aber was sie dabei nicht suchen, ist Neues. In punkto Essen und Trinken ist der Mann nämlich absolut konservativ.

Männer wollen nur das Eine, Frauen mehr

Das Deutsche Institut für Ernährungsforschung kommt in seinen Studien zu dem Schluss, dass Frauen gegenüber neuen Speisen wesentlich aufgeschlossener und probierfreudiger sind als Männer. Männer wollen mehr oder weniger immer nur das Eine, und das ist im Wesentlichen das, was sie in ihrer Kindheit von ihrer Mutter vorgesetzt bekamen. Wobei auch Mama häufig Schiffbruch erleidet, wenn sie mal etwas an der alten Speiseordung ändern will. Denn ihre Versuche, ein Rezept aus der *Brigitte* oder dem guten alten *Ratgeber Frau und Familie* auszuprobieren, treffen bei ihren Söhnen und Partnern nur selten auf Gegenliebe. Die heucheln mitunter zwar Interesse für das pikante »Indian Curry« oder den prickelnden »Kressesalat à la Brünne«, aber nach Vertilgen der Anstandsration verziehen sie sich dann auf ein Schnitzel mit Kartoffelsalat in die Kneipe gegenüber. Gewissermaßen als Belohnung dafür, ihren Magen zum widerstandslosen Bearbeiten der exotischen Testmahlzeit überredet zu haben.

Die Unflexibilität der Männer im Hinblick auf die heimische Kost lässt sich durch das »Virgin-Nest-Syndrom« erklären. Damit ist gemeint, dass Männer ihr Leben strikt in Außenwelt und Heimwelt unterteilen, und dass sich Veränderungen nur in der Außenwelt, nicht aber im heimischen Nest abspielen dürfen. In der Außenwelt ist der Mann aktiv, schwirrt umher, ist auch bereit, flexibel zu reagieren, sich neuen Anforderungen zu stellen. So wie es dereinst auch seine Steinzeitvorfahren taten, als sie die Höhle verließen, um im Kampf mit wilden Tieren, anderen Männern und Naturgewalten das Futter für die Familie heranzuschaffen.

Kommt der Mann aber von dieser Außenwelt nach Hause, will er nichts anderes als seine Ruhe. Und er will, dass er sein Zuhause genau in dem Zustand wiederfindet, wie er es verlassen hat. Da müssen die Möbel an der

Stelle sein, die Kleider am Haken, die Zahnbürsten im Becher und die Kopfschmerztabletten im Regal des Apothekenschränkchens. Dazu gehört aber auch, dass er sich beim Essen auf stets Wiederkehrendes verlassen kann. Dass in der Erbsensuppe immer dieselbe Menge an Mettwurststücken schwimmt, dass die Frühstückseier stets dieselbe Härte und der Frühstückskaffee stets dieselbe Stärke haben, und dass er sein Feierabend-Bier immer in derselben Temperatur trinken kann. Des Mannes Credo heißt: Zu Hause bloß nichts ändern, erst recht nicht am Essen. Denn sein Nest muss jungfräulich bleiben, eben ein »virgin nest«. Sonst fühlt er sich nicht zu Hause, kann sich nicht von den Drangsalen der Außenwelt erholen.

Die Ursachen für das »Virgin-Nest-Syndrom« des Mannes liegen ganz klar in der Erziehung. Und es sind hier in erster Linie die Mütter, die es verpassen, ihre Söhne rechtzeitig aus dem wohlbehüteten Dasein des Kleinkindes zu entlassen, um sie darauf einzustellen, dass sich auch zu Hause etwas ändern darf und Frauen auch noch anderes zu tun haben, als bloß Mama und Garant für die Wiederkehr des Ewiggleichen zu spielen. Es ist schon bemerkenswert, wie wenig sich daran in den letzten Jahren geändert hat. In einigen Ländern Europas hat sich das Festklammern der Mütter an den Söhnen und deren Unfähigkeit, sich aus der Umklammerung zu lösen, sogar verschärft. Wie etwa in Italien, wo mittlerweile der Durchschnittsmann sogar noch mit über 30 Jahren an Mamas Koch- und Behütungskünsten hängt. Mit der Folge, dass er sich keine andere Frau mehr sucht, um eine eigene Familie zu gründen: Das ehemals so kinderfreundliche Italien hat mittlerweile die niedrigste Geburtenrate in ganz Europa.

Frauen genießen, Männer lassen die Sau raus

Eigentlich geht es uns gut. Denn wir leben in einem Land, in dem wir uns keine Gedanken um den täglichen Hunger machen müssen. Das Nahrungsangebot ist mehr als reichlich, und unsere einzige Bemühung sollte eigentlich darin bestehen, das Essen und Trinken aus vollen Zügen zu genießen. Doch gerade daran hapert es mehr als je zuvor.

Millionen Menschen leiden unter Essstörungen wie Magersucht und Bulimie, sie setzen alles daran, bloß keinen Spaß am Essen zu haben. Von Psychologen werden sie daher auch als »Genussphobiker« bezeichnet. Demgegenüber wollen Patienten mit Depressionen ihr Leben wohl genießen, doch sie können es nicht. Sie sind gewissermaßen »Genusskrüppel«: das lustlose Hineinzwängen der Nahrung gehört zu den typischen Begleitsymptomen der Depression. Nicht zu vergessen schließlich das Heer der Übergewichtigen. Auch ihr Problem entspringt meistens nicht dem überdurchschnittlich starken Drang zum Genuss, sondern oft der Unfähigkeit, die Nahrungsaufnahme sinnlich auszuschöpfen, weswegen denn die Kontrolle über die Menge und damit auch über die aufgenommenen Kalorien verloren geht.

Übergewicht, Bulimie, Magersucht und Depressionen, all diese weit verbreiteten Erkrankungen unserer Zeit zeigen also einen mehr oder weniger tiefen Zusammenhang mit der Unfähigkeit zum Genießen. Weswegen denn immer mehr Psychologen fordern, das Training des Genusses zu einem festen Bestandteil verhaltenstherapeutischer Maßnahmen zu machen. Und für Prof. Iwer Diedrichsen, Ernährungspsychologe an der Universität Hohenheim, steht fest, dass vom Genusstraining auch der gesunde Mensch profitiert, »denn Genuss ist einer der grundlegenden Faktoren für den Erhalt unserer Gesundheit.« Mit anderen Worten: Wer gesund bleiben will, sollte beizeiten genießen lernen.

Interessant ist, dass Frauen - auch wenn ihr Anteil unter den Mager- und Brechsüchtigen größer ist als der der Männer - insgesamt noch die geringeren Probleme mit dem Genuss haben. Prof. Reinhold Bergler vom Nürnberger Institut für Genussforschung bescheinigt ihnen eine »umfassendere Genussfähigkeit«, und auch andere Wissenschaftler bestätigen, dass Frauen im sinnlichen Ausschöpfen der Welt gegenüber den Männern deutliche Vorteile haben. Nicht nur, was Essen und Trinken, sondern auch, was das sexuelle Erleben angeht.

Die weibliche Vorsprung im Genusserleben hat mehrere Gründe. Einer davon: Frauen lernen frühzeitig, sich emotional gehen zu lassen. »Das Gemeinsame am Vorgang des Genießens ist«, erklärt Diedrichsen, »dass es ein sinnliches Verhalten ist, bei dem ich mich auf ein *lust-volles Erleben* einlasse und mir dessen *bewusst* bin.« Doch gerade damit haben Männer Probleme. Sie werden schon in der Kindheit darauf getrimmt, sich unter Kontrolle zu halten, sich eben nicht gehen zu lassen – und damit wird ihnen frühzeitig der Genussboden unter den Füßen weggezogen.

Ein weiteres Genusshindernis für die Männer sind uralte Regeln, die ihnen als »Arbeitstiere« von der Gesellschaft mitgegeben werden. Man denke nur an Sprüche wie: »Erst die Arbeit, dann das Vergnügen« oder »Müßiggang ist aller Laster Anfang«. Ihren Ursprung haben diese Sätze unter anderem in der christlichen Religion, denn wie heißt es so schön im Paulus-Brief an die Thessalonicher: »Wenn jemand nicht will arbeiten, der soll auch nicht essen.« Das Problem an solchen Regeln: Werden sie verinnerlicht, führen sie zu einer genussfeindlichen Lebenseinstellung, in der nur das erlaubt ist, was *keinen* Spaß macht.

So eine Einstellung hat natürlich Folgen für das tägliche Leben. Maloche, Stress, Mühsal, Plackerei und Verzicht werden als unvermeidliches Männerschicksal verherrlicht, Sinnlichkeit, Genießen und emotionales Gehenlassen werden als weibliche oder gar weibische Attitüden abqualifiziert. Genießen kommt für den Mann nur in Ausnahmefällen in Frage, und dann entweder exzessiv in Sauf- oder Fressorgien, oder aber als kultureller Hoheitsträger, der sich in Restaurants als Weinkenner aufspielt, in Zeitschriften als Restaurantkritiker offenbart oder in Bordellen die Kumpels und das Personal mit ausgiebigen Schampusrunden beglückt.

Die sieben Regeln des Genusses

Deutsche Psychologen und Verhaltensmediziner haben bereits Anfang der 80er Jahre sieben Regeln des Genusses aufgestellt, wie überhaupt in

Deutschland recht viel auf dem Gebiet der Genussforschung passiert ist. Diese Regeln klingen oft ein wenig banal, doch bei genauerem Hinsehen offenbaren sie, warum gerade Männer Probleme damit haben, richtig zu genießen.

Regel 1: Genuss braucht Zeit

Für das Genießen benötigt man Freiräume, nur wer Zeit hat, kann auch genießen. Genau damit haben Männer aber Probleme, denn mehrere Studien belegen, dass sie sich für das Essen weniger Zeit nehmen als die Frauen. Der Bratwurstesser am Bahnhof, der Hamburger-Killer beim »Mac« und der Fischbrötchenangler in der »Nordsee« – sie sind überwiegend männlichen Geschlechts.

Regel 2: Genuss muss erlaubt sein

Richtig genießen kann man nur, wenn man wirklich davon überzeugt ist, etwas Erlaubtes zu tun. Wer hingegen glaubt, dass Genuss unerlaubt ist oder von den »tatsächlich wichtigen« Dingen des Lebens ablenkt, kann nicht unbeschwert genießen. Aber es gibt viele Menschen, die das glauben und gerade in ihrer Ernährung mit Verboten und Tabus überfrachtet sind. Unter den Frauen sind es vor allem jene, die glauben, zu dick zu sein (im krassen Gegenteil zu denjenigen, die schlank oder *tatsächlich* zu dick sind!). Unter den Männern sind es vor allem strenge Vegetarier und Rohköstler sowie alle, die davon überzeugt sind, dass man nur mit Disziplin und beruflichem Ehrgeiz zu beruflichem Erfolg kommt.

Regel 3: Genuss geht nicht nebenbei

Beim Genuss muss die Aufmerksamkeit auf einen relativ engen Bereich gerichtet werden. Man darf also nichts nebenher tun. Genussvolles Essen und gleichzeitiges Fernsehen etwa schließen sich gegenseitig aus. Gerade damit haben deutsche Männer jedoch Probleme. Der Zeitungsleser am Frühstückstisch, der Bier- und Chipsvertilger beim abendlichen TV-Event, der Brötchenesser beim Telefonieren und Autofahren – sie sind überwiegend männlichen Geschlechts. Zu den schlimmsten Genussboykotteuren gehören jedoch die so genannten Geschäftsessen der modernen Businessgesellschaft. Wenn sich Geschäftsleute zu »einem zwanglosen Austausch« oder zu einem »lockeren Gespräch« im Restaurant treffen, oder der Mann den Chef nach Hause einlädt und die Frau dann für ihn kochen muss, so mag das gut fürs Business und für die Karriere sein – zum Genuss taugt es jedoch nicht.

Das Essen und Trinken nebenbei hat übrigens neben dem Genussboykott noch einen weiteren Effekt. Wer nämlich bei der Nahrungsaufnahme seine Aufmerksamkeit auf etwas anderes lenkt, verliert die Kontrolle über die Mengen, die er isst. Die Sättigungssignale aus seinem Körper werden einfach überhört. Die Folge: Er isst und trinkt mehr als ihm gut tut. Zum Zusammenhang von Übergewicht und gleichzeitigem Fernseh- und Nahrungskonsum existieren bereits unleugbare wissenschaftliche Belege.

Regel 4: Wissen, was einem gut tut

Jeder Mensch hat seine eigenen Vorlieben. Man sollte sich beim Geschmack nicht von Trends leiten lassen. Hiermit haben jedoch vor allem jüngere Menschen Probleme, man denke nur an die bunten Power-Drinks und isotonischen Durstlöscher, die derzeit auf dem Markt sind, und die in erster Linie dadurch verkauft werden, dass sie ein bestimmtes Image vermitteln. Nichtsdestoweniger: Der Konsum von Nahrungsmitteln, nur weil sie im Trend sind, lässt sich bei jungen Frauen und Männern in gleichem Maße finden.

Regel 5: Weniger ist mehr

Genuss hat nichts mit Völlerei zu tun. Im Gegenteil, zum Genießen gehört auch Bescheidenheit; Ess- und Trinkgelage verlieren schnell ihren Reiz, wenn sie zur Gewohnheit werden. Doch schon die alltägliche Beobachtung zeigt, dass in Deutschland recht häufig »gevöllert« wird. Bei den Frauen sind es vor allem die berüchtigten Kaffeekränzchen. Der Mann schlägt sich hingegen in Restaurants den Bauch voll, weil er nichts von dem, was er bezahlt hat, wieder zurückgehen lassen will - und er schwelgt zu Hause bei Muttern, weil es dort bekanntlich am besten schmeckt und man Mama nicht durch Abweisen ihrer Speisen beleidigen darf.

Regel 6: Ohne Erfahrung kein Genuss

Zum richtigen Genießer wird man erst durch Erfahrung - es ist noch kein Weinkenner vom Himmel gefallen. Doch gerade Männer kredenzen, wenn sie sich zu Hause die Schürze umbinden, sofort Feinheiten aus der Haute cuisine, obwohl sie noch nicht einmal verletzungsfrei ein Spiegelei braten können. In Restaurants empfehlen sie den Damen irgendwelche Speisen, obwohl sie keine Ahnung haben, was Frauen wirklich gerne essen. Und erst recht peinlich wird es, wenn sie kennerhaft am Weinkorken schnuppern, obwohl sie gerade mal Weiß- von Rotwein unterscheiden können. Männer gebärden sich gerne als Meister der Küchenkunst, obwohl sie im Unterschied zu den meisten Frauen keinerlei Erfahrung darin haben - und so etwas verträgt sich nicht mit der Fähigkeit zum Genießen.

Regel 7: Genuss ist alltäglich

Es bedarf keiner besonderen Ereignisse, um Genuss zu erfahren. Besondere Anlässe sind zwar willkommen, aber keine Bedingung fürs Genießen. Auch der Alltag hat viele Genussquellen zu bieten. Doch damit haben Männer Probleme. Ihrer Meinung nach ist der Alltag zum Arbeiten da, während der Genuss beim Feiern stattzufinden hat. Mit dieser Einteilung des Lebens in zwei Sphären, einmal die der Mühsal, und einmal die Sphäre der Freizeit, in der allein unbeschwertes Spaßhaben erlaubt ist, machen sie sich zwangsläufig selbst zu Genusskastraten.

»Sag mir, was Du isst, und ich sag Dir, wie Du Dich fühlst.«

Von Weinkennern und Knospen

Wenn von Weinkennern die Rede ist, dann sind hier in der Regel Männer gemeint. Nur selten verirrt sich mal eine Frau unter die Bacchuskrieger, und das ist denen auch ganz recht, weil sie sich ja als Kulturträger sehen, auf deren Schultern die Verantwortung für kulinarische Hochgenüsse ruht - und in dieser Elite ist kein Platz für weibliches Personal.

Für Weinkenner ist bekanntlich das Trinken von Wein mehr als nur der bloßes Verzehr eines alkoholischen Getränks. Besonnen wird der Wein ausgesucht, mit Kennerblick das Etikett geprüft, dann das Bouquet erschnuppert, bis man schließlich einen kleinen Schluck aus lang bestieltem Glase nimmt, um ihn dann langsam im Mund und auf der Zunge zergehen zu lassen. Denn nur so kann der Wein alle Geschmackszentren erreichen. Und auf Anfrage wird der Weinkenner gerne erklären, dass auf der Zunge vorne an der Spitze die süßen, auf den vorderen Rändern die salzigen, auf den hinteren Rändern die sauren und ganz hinten die bitteren Geschmacksknospen liegen. Und dass man einen guten Wein daran erkennt, dass er alle Zentren gleichermaßen, »in vollendeter Harmonie« anspricht. Ja, so sieht sie aus, die hohe Kunst der Weinkennerei!

Der Haken daran: Sie hat keine wissenschaftliche Basis. Denn zwar gibt es immer noch Schulbücher, in denen man die Zungenkarte mit ihren Geschmackszonen finden kann. Doch Tatsache ist, dass es auf unseren Zungen keinerlei Areale gibt, die auf bestimmte Nuancen besonders sensibel reagieren. »Diese Darstellung kam im frühen 20. Jahrhundert auf und wurde bald populär«, erklärt Prof. Robert Margolskee, Molekular-Neurobiologe an der Mount Sinai School of Medicine in New York. »Doch sie ist falsch. Sie bezieht sich auf über hundert Jahre alte Studien, deren Ergebnisse später auch noch falsch gedeutet wurden.«

Die Wahrheit sieht vielmehr so aus, dass auf der Zunge prinzipiell sämtliche Bereiche, die Geschmacksknospen tragen, auch sämtliche Geschmacksqualitäten erfassen können. Und das sind im übrigen wohl mehr als bloß die bekannten Nuancen Sauer, Süß, Bitter und Salzig. Japanische

Forscher fanden Hinweise darauf, dass wir auch Fleischgeschmack erkennen können. Es handelt sich dabei um den Geschmack, den Glutamat hervorruft, das Salz einer der 20 Aminosäuren, aus denen tierische und pflanzliche Proteine bestehen. Nicht zufällig dient Glutamat auch bei uns als Würzmittel und Geschmacksverstärker.

Von groben Kerlen und heißen Torten

Was Essen, Trinken und Sex gemeinsam haben

Verena und die verbotenen Häppchen

Verena geht seit zwei Jahren fremd. Ihr Geliebter ist der Ehemann einer Sekretärin, die in dem Büro von Verenas Mann arbeitet. Jeden Montag in der Woche telefonieren Verena und ihr Freund miteinander, um sich in einem Restaurant außerhalb der Stadt zu verabreden. Es sind immer neue Orte. Dann fahren sie in getrennten Wagen dorthin, parken in getrennten Straßen, um schließlich auch getrennt voneinander das Restaurant zu betreten. Verena ist stets als Erste da. »Ich bestelle dann immer eine exquisite Vorspeise für mich«, erzählt sie, »irgendetwas, das ich sonst nie mit meinem Ehemann essen würde. Wie etwa Avocados mit Garnelen oder Krabbensalat mit Orangen. Ich glaube, ich bin zu diesem Zeitpunkt schon ziemlich erregt. Ist ja auch kein Wunder. Denn ich werde etwas Verbotenes tun, und während ich darauf warte, esse ich etwas, das auch irgendwie verboten ist.«

Später klingelt dann ihr Handy. Es ist Kevin, ihr Geliebter. Er ist gerade im Auto vorgefahren und fragt, ob die Luft rein ist. Verona blickt sich noch einmal verstohlen um, dann gibt sie ihm grünes Licht. Später, wenn Kevin ihr gegenübersitzen wird, dann wird er dieselbe Vorspeise bestellen und sie schließlich mit kleinen Happen füttern wie einen Kanarienvogel. Irgendwie kindisch. Aber auch erregend. Und was soll's? Verena ist sich sicher, dass ihr Mann auch eine Geliebte hat. Ob er allerdings auch solche »kindischen« Sachen macht wie Kevin und sie, das kann sie sich nicht so recht vorstellen.

Carola und die ungehobenen Schätze

Gebärmuttersenkung. Keine dramatische Sache, doch die Operation kann nicht mehr aufgeschoben werden. Und so macht sich Carola daran, die Zeit ihrer Abwesenheit vorzubereiten. Die gesamte Woche vor ihrem Krankenhausaufenthalt verbringt sie damit, auf Vorrat zu kochen. All die Dinge, die ihr Mann so gerne mag: Rouladen, gefüllte Paprika, Kalbsragout. Es fällt ihr nicht leicht, denn die Schmerzen im Unterleib setzen ihr mitunter hart zu. Dennoch: Am Ende der Woche ist die Tiefkühltruhe vollgepackt mit kulinarischen Schätzen. Alles beschriftet, so dass es von ihrem Mann nur noch geborgen und in die Mikrowelle geschoben werden muss.

Einige Wochen später ist Carola wieder zu Hause. Ihr Mann sieht gut genährt aus, also muss ihm ihr vorbereitetes Essen geschmeckt haben. Doch als sie die Tür der Tiefkühltruhe aufmacht, fällt sie aus allen Wolken. Nicht ein einziges Gericht ist verschwunden!

Carola ist stinksauer und enttäuscht. Hartnäckiges Nachfragen unter ihren Bekannten ergibt: Ihr Mann hat nach ihrem Abschied die Tiefkühltruhe nicht ein einziges Mal aufgemacht. Denn entweder war er mit ein paar Kumpels zum Essen in der Kneipe, oder es standen ein paar Nachbarsfrauen oder Freundinnen von Carola auf der Matte, die bei ihm vorbeikamen oder anriefen und sich besorgt erkundigten: »Du armer Mann, wer kocht denn jetzt für dich, wo Carola im Krankenhaus ist?« Und anstatt zu antworten, dass alles in bester Ordnung sei und seine Lieblingsgerichte in der Tiefkühltruhe auf ihn warteten, mimte er den Hilflosen, mit eben jenem Blick, mit dem er auch Carola immer wieder rumkriegen konnte. Aber damit ist jetzt Schluss! Von jetzt ab gibt es von mir keinen einzigen Happen mehr, denkt Carola.

Sex und Pizza

Kerzen schimmern, im Hintergrund Musik von Andrea Bocelli. Natürlich, denn Bocelli ist blind, und blind ist sinnlich. Die verführerische Schönheit am Ende des Tisches schlägt die Augen auf und leckt sich mit ihrer Zunge über die knallroten, vollen Lippen. In der rechten Hand ein Glas Rotwein, das zielsicher zum Mund geführt wird, ohne die schmachtenden Augen vom Gegenüber abzuwenden. Das Auge der Kamera wandert vom Mund der Frau herunter über den Hals zum Dekolletee. Gewaltig, bombastisch - und unendlich tief! Das Kameraauge wandert weiter, haftet an der Tischkante, um dann in der Mitte des Tisches zu verharren. Und da liegt sie. Die Pizza. Noch ein bis zwei witzige Zeilen vom Moderator hinterher, und das war's dann mit dem Werbe-Clip. So werden heute Fertigpizzas verkauft.

Beim Fertigeis wird sexuell ebenfalls kräftig hingelangt. Man achte nur auf die Reaktionen des männlichen Kino-Publikums, wenn sich auf der Leinwand wollüstige Frauenlippen über den schmelzig-weichen Eiskolben stülpen. Da werden Erinnerungen wach, oder auch Wünsche, oder beides. In jedem Falle aber wird das Eis in der nächsten Pause gekauft, und darum geht es ja schließlich.

Sex und Ernährung: Ein uraltes Paar in den Tiefen der Seele

Schon die Sprache zeigt die innige Verwandtschaft von Sex und Ernährung. Denn bekanntlich geht »Liebe durch den Magen«, was ja noch recht harmlos ist. Kerniger geht es schon zur Sache, wenn männliche Hoden als »Nüsse« oder »Eier« und der Penis als »Banane« oder »Rhabarberstock« bezeichnet werden. Wenig zimperlich sind auch die »Quarktaschen« oder »Äpfel« für die weiblichen Brüste oder der »Birnenpopo« für das weibliche Gesäß. Und wenn jemand »wild auf deinen Erdbeermund« ist, dann weiß man nicht so recht, welche Körperöffnung eigentlich gemeint ist. Man kann Menschen »zum Fressen gern haben« oder sie »mit Haut und Haaren vertilgen«. Ganz zu schweigen von all den »heißen Torten« und »süßen Nudeln« sowie den »zarten Knospen« und »schönen Früchtchen«, die überall wachsen und auf das Gepflücktwerden durch Männerhand warten.

Die sprachliche Nähe von Sex und Ernährung findet sich nicht nur in unserer modern-dekadenten Welt, sondern auch in archaischen Kulturen. Bei den australischen Aborigines etwa heißt »Utna ilkukabaka?« nicht nur »Hast du gegessen?«, sondern auch »Hast du schönen Sex gehabt?«. Und die Sinhalesen von Sri Lanka bezeichnen mit »Kanava« gleichermaßen »Essen« und »Geschlechtsverkehr«. Ein deutlicher Hinweis darauf, dass Sex und Ernährung bereits seit menschlichen Urzeiten in einer engen Beziehung gesehen werden.

Anthropologen können das bestätigen. »Die enge Beziehung zwischen Essen und Sex ist nicht schwer zu erklären«, so heißt es in »Consuming Passions: The Anthropology of Eating« der beiden US-Wissenschaftler Armelagos und Farb, »wenn man bedenkt, dass Männer und Frauen schon früh in der menschlichen Evolution in erster Linie aus zwei Gründen zusammen kamen, die beide unverzichtbar fürs Überleben waren: nämlich Ernährung und Fortpflanzung.«

Auch Sigmund Freud hat sich mit dem Gleichklang von Sex und Ernährung beschäftigt. Für ihn stand fest, dass Menschen dazu neigen, unbefriedigte sexuelle Bedürfnisse durch die Befriedigung oraler Bedürfnisse zu ersetzen. Die Diagnose für unsere modern-dekadente Welt setzt denn auch an diesem Punkt an, nämlich dass wir unsere unbefriedigte Sexualität auf anderen Ebenen kompensieren. Nach dem Motto: Wenn es eben nicht mit dem Sex klappt, dann muss ich mich anderweitig verwöhnen! Sicher, solche Schlussfolgerungen klingen vereinfachend. Doch das Schlimme an ihnen ist, dass sie gar nicht so weit hergeholt sind, wie sie zunächst erscheinen.

Sex ist immer und überall

Sex und Ernährung gehören zusammen, nicht nur in der Werbung, wo ja selbst Else Kling aus der »Lindenstraße« bei »Müllers Milch« mit ihrem »Wenn's scheh macht« einen sexuellen Kontrapunkt setzt. Auch im Alltag zeigen sich enge Verschränkungen dieser beiden Grundbedürfnisse.

Wie etwa bei der freundlichen Einladung zum Essen oder auf einen Drink. So laden Männer ihre Kumpels zum Bier ein, wenn sie etwas von einer Frau wollen, lädt man diese zu Kaffee oder Wein ein. Wer sich zum Abendessen besser kennen lernen will, wird dies nicht beim Imbiss von Else tun, sondern mindestens beim »Italiener«. Und wenn eine Frau bei sich zu Hause zum Essen einlädt, so wird es da sicherlich keine Bockwurst mit Kartoffelsalat geben, sondern irgendetwas zwischen exotisch und handfest - exotisch genug, um sie für den Mann interessant zu machen; handfest genug, damit er nicht in Panik gerät und Reißaus nimmt.

Auch Eisessen ist eine erotische Sache. Viele Männer mögen eigentlich kein Eis, weil sie meinen, dass das eher etwas für Kinder ist - und für Frauen. Und deshalb laden sie ihre Angebetene gerne in die Eisdiele ein, zumindest, wenn sie noch ganz am Anfang der Beziehung zu ihr stehen. Denn erstens ist es eine uralte Tradition, dass man den weiblichen Schleckermäulern Süßes spendiert, und zweitens macht es ja auch Spaß, den weiblichen Lippen zuzuschauen, wenn sie an etwas Sahnigem und Cremigem herumsaugen.

Auf eine ganz andere, nämlich die Freudsche Note im Zusammenhang von Ernährung und Sex weist der Produktdesigner eines Fertigkuchenherstellers hin, wenn er sagt: »Mein Job, aber auch die Hälfte aller Lebensmittelprodukte und Restaurants wären überflüssig, wenn es bei den Leuten im Bett besser klappen würde.« Wie bitte? »Ja. Denn für die normale Nahrungsaufnahme bräuchten wir all das Drumherum nicht. Das verfolgt doch nur das Ziel, den Leuten einen Kick zu geben. Einen Kick, den sie im Bett nicht mehr haben, und den sie sich deshalb beim Essen und Trinken holen müssen.« All die sahnigen Fruchtjoghurts, all die knallig-roten Lachsscheiben und bunten Fitness-Drinks, und erst recht all die feinen Sektbars, Weinstuben und Restaurants existieren letzten Endes also nur, weil in den Betten der Frust grassiert? »So ist es. Denn seien wir doch ehrlich: Wenn wir die Wahl hätten zwischen einem Drei-Sterne-Mahl oder einer kostenlosen Vergnügungsgymnastik mit Dolly Buster, dann würden wir das Letztere nehmen. Das klappt ja sogar bei Ratten. Gibt man denen die Möglichkeit, zwischen Futter und einem künstlich erzeugten Orgasmus zu wählen, wählen sie immer den Orgasmus, bis sie am Ende sogar verhungern. Da sind Menschen nicht anders. Doch im Unterschied zu den Laborratten haben wir leider keine Wahl. Denn unter'm Gürtel ist bei uns meistens tote Hose, und deswegen stürzen wir uns mit unserer ganzen Energie aufs Essen und Trinken.« Na gut, Männer sind nun einmal triebgesteuert. Doch gilt das Ganze denn auch für die Frauen? »Na klar. In Amerika wurden ein paar Tausend Frauen danach befragt, was ihnen wirklich wichtig ist. Das Ergebnis: Für jede Zweite ist Schokolade wichtiger als Sex. Und das liegt nicht etwa daran, dass die amerikanische Schokolade so gut ist, sondern einfach daran, dass die Mädels keinen erfüllten Sex haben.«

In der Pubertät geht es los

Die Nähe von Sex und Ernährung zeigt sich auch in der Phase sexueller Ausgestaltung, der Pubertät. Weibliche wie männliche Körper schreien gleichermaßen nach Essen wie nach sexueller Befriedigung. Der Grund: Sie erfahren einen enormen Wachstumsschub, was den Hunger antreibt, und sie erfahren einen extrem starken Hormonbeschuss, was die Libido anstachelt.

Jungen und Mädchen werden in dieser Zeit aber auch entscheidend geprägt, was den Umgang mit diesen Bedürfnissen angeht. Während die Jungen von ihrer Umwelt ermutigt werden, fleißig zu essen und auch im sexuellen Gebiet »ihre Erfahrungen zu machen«, damit aus ihnen echte Männer werden, sieht das bei den Mädchen ganz anders aus. »Die heranwachsenden Frauen«, so die amerikanische Psychotherapeutin Lillie Weiss, »lernen ihren Appetit zu zügeln, und zwar nicht nur ihren sexuellen, sondern auch ihren oralen Appetit. Sie lernen, dass sie schlank sein und ihr sexuelles Verlangen unter Kontrolle haben müssen, wenn sie jemals einen Mann abbekommen wollen. Und so versuchen sie, ihre beiden großen Triebe zu unterdrücken.«

Der Haken daran: Diese Unterdrückung kann überhaupt nicht gut gehen, sie ist schon vom Prinzip her dazu verdammt, zu scheitern. Triebe kann man nicht ohne weiteres niederkämpfen. Unterdrückt eine Frau ihre Libido, verlagern sich Triebenergien auf das Orale. Sprich: Anstatt sich ungehemmt dem Sex hinzugeben, verstärkt die heranwachsende Frau ihr Verlangen nach Essen, vor allem ihr Verlangen nach süß-fetten Speisen, die ja bekanntlich besonders kalorienreich sind. Mit der zwangsläufigen Folge, dass sie es nun beim Kampf gegen ihre Essgelüste mit einem noch stärkeren Gegner zu tun hat. Und so wird aus ihrem Leben ein ewiger Kampf gegen Essgelüste und überschüssige Pfunde, ein Kampf, den sie niemals gewinnen kann und der ihr Leben zu einer einzigen Kaskade von Frusterlebnissen verkommen lässt.

Das Leben des Mannes sieht - entgegen dem ersten Eindruck - nicht viel besser aus. Denn wenn er aus der Pubertät heraus ist, wenn er ins Erwerbsleben einsteigt und eine Familie gründet, holt auch ihn das Über-Ich ein, wird auch von ihm erwartet, dass er seine sexuellen Energien unter Kontrolle hält. Und die werden dann ebenfalls umgeleitet auf andere Triebe. Zunächst speisen sie die Aggressionen des Mannes im Kampf mit seinesgleichen um die besten Positionen in der Rangordnung. Wenn dieses Feld hinreichend beackert und der Mann zwischen 40 und 50 Jahre alt geworden ist, werden seine Triebe wie bei den Frauen auf das Nahrungsbedürfnis umgeleitet. Nicht umsonst nimmt die Zahl der übergewichtigen Männer im Alter zwischen 40 und 50 enorm zu: Der Kampf um die besseren Plätze ist geschlagen, hinzu gesellen sich oft noch Probleme im Bett

– was bleibt da schon noch anderes, als sich hingebungsvoll ums eigene kulinarische Wohlergehen zu kümmern?

Alles dreht sich ums Essen

Wie sehr sich unser Verhältnis zur Nahrung aus unseren umgeleiteten sexuellen Energien speist, zeigt sich auch anhand zahlreicher alltäglicher Details und Vorurteile:

- Die Vorspielneurose
  Ein Blick in die Medien zeigt, dass man uns in den letzten Jahren penetrant glauben machen will, dass Sex und Ernährung nur dann richtig Spaß machen, wenn man sie mit einem langen Vorspiel einleitet. Und viele Männer und Frauen haben diese Meinung tief verinnerlicht. »In Stimmung zu kommen«, erklärt Lillie Weiss, »hat bei Sex und Ernährung sehr ähnliche Rituale bekommen.« So soll ein Dinner angeblich erst dann richtig vergnüglich sein, wenn es nicht nur mit Kerzenschein und klassischer Musik untermalt wird, sondern es auch noch einen Aperitif, eine Vorsuppe und einen Wein dazu gibt, ganz zu schweigen von den kunstvoll drapierten Servietten und dem Geschirr, das uns die Oma zur Konfirmation geschenkt hat. Genauso wie Sex angeblich erst dann richtig Spaß machen soll, wenn wir uns vorher parfümieren, ondulieren, maniküren, heiß anziehen und auch noch für die richtige Beleuchtung und Musik sorgen, ganz zu schweigen davon, dass wir uns vor der eigentlichen »Sache« erst einmal stundenlang zu kosen und verwöhnen haben.
  Tatsache ist, dass man sich für Sex und Ernährung Zeit nehmen sollte, dass sie aber auch dann Spaß machen können, wenn sie ohne Vorspiel ablaufen. Eine Currywurst mit Pommes zur richtigen Zeit am richtigen Ort kann jedes Sterne-Menü schlagen, genauso wie die

deftige Spontan-Nummer im Autokino, zwischen Popkorn und Schaltknüppel, erheblich mehr Spaß machen kann als ayurvedische Partnermassagen oder mühselige Kamasutra-Übungen.
Sex und Ernährung sind, auch wenn wir sie gerne mit jemand anderem teilen, sehr individuelle Angelegenheiten. Ob Vorspiel oder nicht, hängt von uns ab - und von der Situation, in der wir uns befinden.

Zwischen Maßlosigkeit und Zurückhaltung

In unseren Breiten gilt es als absolut undamenhaft, wenn sich eine Frau so richtig den Bauch vollschlägt. Besonders verpönt sind aber volltrunkene Frauen. Beim anderen Geschlecht sieht man das hingegen nicht so eng. Es ist ein rechtes Mannsbild, wer sich eine Schweinshaxe mit Knödeln und ein paar Bier zum besseren Herunterschlucken einverleibt. Und auch das eine oder andere Besäufnis sieht man Männern gerne nach.

Dieselbe geschlechtsspezifische Differenzierung gilt auch beim Sex. Frauen haben sich hier genauso wie beim Essen und Trinken damenhaft zurückzuhalten, wer sich rasant wechselnde Sexualpartner gönnt, wird schnell als Hure, Schlampe oder Nymphomanin abgestempelt. Männer bringt das gleiche Verhalten hingegen das Image eines Draufgängers und Casanovas ein, und selbst im Begriff des »Hurenbocks« schwingt noch eine Menge an Respekt mit.

Im Bereich von Essen und Trinken spricht nichts dafür, warum sich Männer eher den Bauch vollschlagen dürften. Zwar leiden Frauen häufiger unter Essstörungen, dafür haben die Männer mit etwa 40 Prozent eine weitaus höhere Quote an Übergewichtigen (bei den Frauen sind es nur 26 Prozent). Außerdem leiden sie häufiger an erhöhten Blutfett- und Harnsäurespiegeln. Es sind also die Männer, die sich eigentlich allein schon aus medizinischen Gründen beim Essen und Trinken zurückhalten sollten, und nicht die Frauen.

Männerspeisen und Frauenspeisen

Ganz im Sinne der gängigen Klischees besitzen einige Nahrungsmittel eindeutig geschlechtsspezifische Zuordnungen. Ein weibliches Image genießen zum Beispiel Fruchtjoghurts, Cremespeisen, Sahnetorten, Schokolade, Früchtetee, Softeis, Nuss- und Eierlikör sowie Gemüse, Salate und Kräuter. Über ein männliches Image verfügen hingegen Steak, Koteletts, Schweineschnitzel, Fisch, Wurst, Schnaps, Bier sowie scharfe Gewürze, Salzgebäck und Nussecken. Summa summarum kann man sagen, dass alles Cremige, Weiche, Süßliche und Runde sowie die gesunden Früchte der Ackerarbeit eher weiblichen Charakter besitzen, während alles Würzige, Scharfe, Knackige, Fleischige, Blutige und Eckige eher als männlich charakterisiert wird. Demgegenüber wird der Wein, vor allem der Rotwein, wohl als erotisierendes Getränk eingeschätzt, ihm fehlt aber die genaue sexuelle Zuordnung. Er kann also von beiden Geschlechtern getrunken werden, ohne dass die lieben Mitmenschen darauf mit Befremden reagieren würden.

Neben Speisen und Getränken, die einen männlichen, weiblichen oder bisexuellen Charakter besitzen, gibt es auch noch welche, die betont asexuell auf uns wirken. Wie etwa Obst, Fruchtsäfte und Milch. Die Cornflakes wurden von ihrem Erfinder John Harvey Kellogg sogar explizit als Anti-Lüstermittel eingeführt. Oder als, wie es die Psychotherapeutin Lillie Weiss ausdrückt, »The diet that cures sex«, als »Diät, die uns vom Sex heilt«.

Kellogg, der Anfang des letzten Jahrhunderts zu den einflussreichsten Gesundheitsanbetern und Moralaposteln der USA gehörte, hielt nämlich Weizen für ein Aphrodisiakum, das uns lüsterne Gedanken macht und zum Masturbieren anregt. Wie er darauf kam, wissen die Getreidegötter. In jedem Falle aber war Kelloggs derart von diesem Gedanken beseelt, dass er ein Frühstück aus lustneutralem Mias auf den Markt brachte. Eben die Cornflakes. Und die bringen noch heute enorme Rendite. Die Firma Kelloggs macht derzeit mit ihren Cerealien einen Umsatz von 9 Milliarden Dollar pro Jahr. Cornflakes also als die Speerspitze im Kampf gegen Verlüsterung und sexuelle Exzesse – wer hätte das gedacht?

Aphrodisische Speisen

Anders als die lusthemmenden Cornflakes gibt es Speisen und Getränke, die uns sexuell anregen sollen. Bei vielen von ihnen ist allerdings der Ruf als Stimulans besser als die tatsächlichen chemischen Möglichkeiten, die in ihnen stecken. Hier die bekanntesten Aphrodisiaka aus dem Speisen- und Getränkekatalog, und was tatsächlich von ihnen zu halten ist:

- Agave

  Der Saft der Agavenblätter gilt in ihrer Heimat Südamerika als bewährtes Sexualtonikum. Vielleicht deshalb, weil die Blätter zu einer Rosette angeordnet sind, aus der kurz vor dem Tod der Pflanze ein phallusartiger Stängel emporspringt. In jedem Falle trank man dort schon im Mittelalter Agavenwein, um sich in Stimmung zu bringen.

  Chemisch findet man in den Agavenblättern nichts, was diese Wirkung erklären könnte. Die aphrodisische Wirkung von Agavenwein beruht wohl einzig und allein auf dessen Alkoholgehalt.

- Austern

  Eine der klassischen Liebesspeisen, mit langer Tradition. Schon die griechische Liebesgöttin Aphrodite gebar ihren Sohn Eros auf einem Austernfelsen, der berüchtigte Casanova soll täglich 50 Stück davon vertilgt haben.

  Austern enthalten große Mengen an Zink und Kupfer, die zur Produktion von Spermien, Testosteron und Vaginalsekreten benötigt werden. Ob all das aber auch gesteigert werden kann, wenn man einem gesunden Menschen zusätzlich große Mengen der beiden Mineralien verabreicht, ist zweifelhaft. Die erotisierende Wirkung der Austern hat wahrscheinlich eher einen psycho-kulinarischen Hintergrund. Denn die kleinen Schalentiere werden beim Essen bekanntlich mit spitzer Zunge aus ihren Schalen geschlürft - und das regt natürlich so manche Fantasien an.

Fenchel

Galt schon in Ägypten und im alten Athen als Potenzmittel. Im Mittelalter verabreichte man Fenchelsamen als Anti-Aging-Medikament, in Indien gelten sie noch heute als luststeigernd.

Physiologisch lässt sich diese Wirkung allerdings nicht erklären. Fenchelsamen enthalten ätherische Öle, die blähungstreibend wirken - vielleicht ist es ja das, was die Analfixierten von uns an ihm erregend finden.

Ingwer

Fast überall im asiatischen Raum gilt er als angenehmes und kräftiges Aphrodisiakum. Schon Plinius und Avicenna beschreiben seine sexuell erregenden Wirkungen, im *parfümierten Garten*, einem arabischen Standardwerk in Sachen Lustangelegenheiten, ist ebenfalls ausgiebig von ihm die Rede. In Indien vermischt man Ingwer, Honig und weich gekochte Eier zu einem Zaubertrank gegen Impotenz.

Pharmakologisch hat Ingwer nicht viel zu bieten, was unsere Sexualität direkt beeinflussen könnte. Allerdings: Seine Eigenschaft, als Gewürz gleichermaßen für deftig-scharfe und cremig-süße Speisen tauglich zu sein, macht ihn zu einem idealen Vermittler von männlichen und weiblichen Geschmacksvorlieben. Nicht zu vergessen schließlich: Ingwer hilft erwiesenermaßen gegen Schwindel und Übelkeit, und das kann natürlich auch hilfreich sein, wenn man sich zu einem Tete-a-tete verabredet hat.

Kalmus

Gilt weltweit als bewährtes Aphrodisiakum. In Indien wird er beispielsweise dem so genannten »Cachunde« zugesetzt, einer Mischung aus Ambra, Moschus, Kalmus, Wermut und gemahlenen Edelsteinen, die vor allem die Frauen zum Jubilieren bringen soll.

Pharmakologisch besticht Kalmus vor allem durch seine verdauungsfördernden Gerb- und Bitterstoffe. Er enthält außerdem den psychoaktiven Stoff Asaron. Wer fünf Zentimeter Kalmuswurzel langsam zerkaut und dann herunterschluckt, darf auf schöne Fantasien hoffen.

Kürbiskerne

In einigen Gebieten Chinas gelten sie als Sexualsymbole: Wenn die Frauen dort ein paar Kürbissamen zerkauen, geben sie damit ein Zeichen sexueller Bereitwilligkeit. Im Ayurveda werden ihnen aphrodisische Eigenschaften zugeschrieben, im tantrischen Paarungsritual spielen sie ebenfalls eine zentrale Rolle.

Pharmakologisch gibt es für die aphrodisischen Effekte der Kürbissamen allerdings keine Belege. Sie enthalten lediglich viel Vitamin E sowie Zink und Kupfer, die für die Produktion der Samenzellen und der männlichen Sexualhormone benötigt werden. Doch am wichtigsten ist wohl der symbolische Akt, der mitschwingt, wenn Frauen große Mengen an Samen in den Mund nehmen - so etwas erregt einfach die männliche Fantasie.

Muskatnuss

Ein uraltes Rauschmittel und Aphrodisiakum. Selbst die heilige Hildegard von Bingen musste eingestehen, dass »Muskatnuss den Menschen in eine heitere Stimmungslage versetzt«. Einige Kräuterexperten verschmierten Muskatöl sogar direkt auf den Penis.

Und in der Tat: Die Muskatnuss hat es in sich. Sie enthält so genannte Phenylallylderivate, die in unserem Organismus zu Substanzen umgewandelt werden, die ähnlich euphorisierend wirken wie Meskalin und Amphetamin. Andere Inhaltsstoffe der Muskatnuss wirken außerdem antidepressiv, indem sie unser Gehirn mit wichtigen Botenstoffen versorgen. Voraussetzung für all das ist freilich, dass wir entsprechend hohe Dosierungen an Muskat zu uns nehmen - was geschmacklich nur schwer zu ertragen ist. Eine kleine Prise nur so über den Blubb-Spinat zu streuen, reicht jedenfalls nicht, um Verona rumzukriegen.

Pinienkerne
Schon der römische Dichter Ovid feierte sie in seiner *Ars armataroia*, der legendären Abhandlung zur Liebeskunst. Seitdem gelten Pinienkerne im Mittelmeerraum als schmackhafte und effiziente Aphrodisiaka.

Pharmakologisch spricht nichts für die aphrodisierenden Eigenschaften der Pinienkerne. Allerdings werden sie in archaischen Kulturen immer wieder psychoaktiven und luststeigernden Räuchermischungen zugesetzt. Der ungeübte Abendländler sollte sich darauf beschränken, sie guten Glaubens über seine Speisen zu streuen.

Pfeffer
Laut Ayurveda-Lehre entfacht er unser inneres Feuer »Agni«, und damit sorgt er für stabile Erektionen und einen reibungslosen Ablauf des Koitus. Auch in der deutschen Volksmedizin galt Pfeffer als Aphrodisiakum. Wenn eine deutsche Frau vor drei Jahrhunderten sagte: »Der stampft keinen Pfeffer mehr in meinem Mörser«, bezog sie sich dabei auf den Pfefferkuchen, den die willigen Frauen damals ihrem Geliebten zu essen gaben. Dass man beim Pfeffer im Mörser natürlich auch an etwas anderes dachte, liegt nahe.

Wissenschaftliche Tatsache ist freilich: Pfeffer *ist* scharf, aber er *macht nicht* scharf. Was er allerdings kann: Er lindert Schmerzen. Wer also regelmäßig mit Pfefferauflagen an seinem Bewegungsapparat arbeitet, kann dann in der Koituspraxis auch mal Stellungen ausprobieren, die nicht unbedingt rheumatauglich sein müssen.

Safran

Das indische Gewürz gilt als klassisches Aphrodisiakum. Die Griechen tauften ihn »Blut des Herakles«. Laut Ayurveda-Lehre stärkt er positive Energien wie Liebe, Hingabe und Mitgefühl.

Der vernunft-orientierte Abendländer kann damit naturgemäß nur wenig anfangen. Pharmakologisch sicher ist, dass Safran einen starken gelben Farbstoff enthält sowie einen starken Bitterstoff, der unseren Appetit anregt. In jedem Falle aber ist Safran sündhaft teuer. Vielleicht ist es ja das, was ihm auch in unseren Breiten erotisierende Wirkung verleiht. Denn Geld macht ja bekanntlich geil.

Sellerie

Im Altertum war Sellerie dem Gott der Unterwelt geweiht. Als Glücksbringer hatten die Knollen in jedem Haus einen festen Platz. Als Aphrodisiakum wurde er im 18. Jahrhundert durch die deutsche Volksmedizin entdeckt. In dieser Funktion wurde Sellerie auch ausgiebig besungen (»Die Sophie, die isst nur Sellerie ...«) Für uns ist es freilich kaum vorstellbar, dass dieses unscheinbare Gemüse sexuell anregend sein soll. Ist es auch nicht. Selbst die Hexensalben des Mittelalters bedienten sich nicht des Gemüses, sondern der Selleriesamen. Doch selbst deren aphrodisierende Kräfte sind wissenschaftlich nicht belegbar.

Spargel

Die Form macht's. Wer so an einen Phallus erinnert, wie es der Spargel tut, der darf sich nicht wundern, wenn er als Potenzmittel gehandelt wird. Er kam erst im 16. Jahrhundert zu uns nach Europa, doch hier geriet er schon bald in den Ruf eines sexuellen »Antörners«. Ein geflügelter Spruch hieß: »Wer viel Spargel isst, hat auch viele Liebhaber.« Wissenschaftlich gesichert ist freilich nur seine harntreibende Wirkung. Doch die reicht ja beim Mann bekanntlich auch schon aus - um wenigstens am Morgen - für eine kurzzeitige Erektion zu sorgen.

Trüffel

Schon die Schweine wissen es: Trüffel sind Klasse. Und deswegen buddeln sie willig in der Erde, um nach den edlen Früchten für uns zu suchen. Tatsache ist, dass Trüffel so genanntes Androstenol enthalten. Diesen Stoff kennt man auch aus dem Männerschweiß, und wenn Frauen am Androstenol schnuppern, werden sie sexuell stimuliert. Sagt man jedenfalls. Allerdings riecht pures Androstenol nicht unbedingt nach kulinarischer Leckerei, sondern eher nach Urin. Und die stimulierende Wirkung von Männerschweiß ist eher unzuverlässig, angesichts der Tatsache, dass heutige Frauen laut Umfragen nichts ekliger finden als Schweißgeruch und daher ihren Männern gerne und häufig Parfümpräsente zum Geburtstag schenken.

Für das erotische Image der Trüffel ist wohl etwas anderes verantwortlich, nämlich auch hier der sündhaft teure Preis. Die Trüffelleberwurst für 1,99 aus dem Supermarkt ist auch kein Rettungsanker. Denn da sind natürlich gar keine echten französischen Trüffel drin, sondern Trüffelersatz aus China, Marokko und den Labors von Biotechnologen. Zum Vergleich: Für ein einziges Kilo echter französischer Trüffel zahlt man 2.500 Euro!

Wein

Wenn sich in der Werbung oder im Film die rot benagelten Finger der verführerischen Geliebten um den langen Stiel des Weinglases legen und dann das Glas langsam zum halboffenen Mund führen, dann werden hier eindeutig sexuelle Signale gesendet. Und diese Signale haben Tradition. Schon in der Antike galt Wein als Aphrodisiakum. Der griechische Gott Dionysos war nicht nur Gott des Weines, sondern auch Gott der Ekstase, des selbstvergessenen Sich-Gehen-Lassens. Seine Begleiter, die stets volltrunkenen Satyrn, waren mit riesigen Kopulationsorganen ausgestattet, die sie auch immer und überall zum Einsatz bringen wollten.

Pharmakologische Tatsache ist jedoch, dass Wein als aphrodisische Substanz lediglich Alkohol enthält, und der macht in großen Mengen eher müde als munter. Aber was wären erotische Gelage und intime Dinners ohne den traditionsreichen Rebensaft?

»Sag mir, wie Du isst, und ich sag Dir, wie Du f...«

Die enge Verwandtschaft von Sex und Ernährung legt natürlich den Verdacht nahe, dass wir vom Ess- und Trinkverhalten der Männer und Frauen auch auf ihre sexuellen Techniken, Taktiken und Praktiken schließen können. Und in der Tat: Es ist immer wieder beeindruckend, wie der »Apostel« auch im Bett den Messias mimt und wie der »Oberlehrer« auch im Bett als Pädagoge tätig wird. Im Folgenden ein kurzer Einblick in die wichtigsten Ess- und Trinktypen, und was man von diesen Typen beim Sex erwarten darf:

Die Trockenbrote

Den Menschen Marke »Trockenbrot« finden wir gleichermaßen bei Männern und Frauen. Sein Credo: Nur das Wesentliche zählt. Deswegen verzichtet er beim Essen auf alles Drumherum. Zum Frühstück Schwarzbrot mit Margarine und einen Pott Tee, vielleicht noch einen Apfel dazu. Zum

Mittagessen gibt es noch mal Brot aus der mitgebrachten Tupper-Dose, mit einer Scheibe Käse drauf und noch mal einem Stück Obst dazu. Und abends gibt es - man höre und staune - noch mal Brot, diesmal vielleicht Knäcke mit einer Scheibe Wurst. Irgendwohin zum Essen ausgehen, das ist dem Trockenbrot ein Gräuel. Dafür kaut er gerne wie ein Backenhörnchen die ganze Zeit an irgendwelchen Nüssen oder Trockenfrüchten herum. Ohne Zuckerzusatz selbstverständlich.

Sex ist beim »Trockenbrot« eher der unerwünschte Ausnahmezustand. Er findet nur statt, wenn es sich gar nicht vermeiden lässt. Wenn man beispielsweise plant, eine Familie zu gründen. Wer Sex mit einem »Trockenbrot« hat, verbringt schon recht viel Zeit damit, ihn aus seinen hoch geschlossenen Pullis, Hemden und Latzhosen zu schälen. Und der Rest ist eigentlich nur befriedigend für jene, die sich Sex mit Pinocchio vorstellen können. Doch bevor es überhaupt erst dazu kommt, muss man dem »Trockenbrot« schwören, dass das alles nur aus reiner Liebe geschieht. Denn das ist ja das Wesentliche am Sex, oder? Und fürs »Trockenbrot« zählt ja bekanntlich nur das Wesentliche.

Die Athleten

Man fand den Athleten ursprünglich nur unter Männern, seit einigen Jahren hecheln davon aber auch viele weibliche Exemplare in den Fitness-Studios und Squash-Centern herum. Für den Athleten zählt vor allem die Fitness, körperlich und geistig, versteht sich. Dementsprechend sieht auch der Speiseplan aus: Viel Obst und Gemüse, beim Fleisch dominieren fettarme Sorten wie Pute und Hähnchen sowie Fisch. Alkohol, Rauchen und Sahnesaucen sind tabu. Zu den erklärten Hauptfeinden gehören außerdem noch »leere Kohlehydrate« in Form von Süßwaren, Fast-Food wie Currywurst, Hamburger und Pizza sowie Fertigmahlzeiten aus Dose oder Tiefkühlfach. Auf der Getränkeliste stehen Mineralwasser und isotonische Durstlöscher. Limo und Cola sind tabu, auch Kaffee wird vom Athleten eher selten getrunken. Dafür stehen Nahrungsergänzungsmittel auf dem Plan. Vor allem Vitamine und Mineralien, denn die findet man ja bekanntlich kaum noch in unseren Obst- und Gemüseregalen.

So weit, so gesund. Doch leider behält der Athlet das Ganze nicht für sich. Er neigt dazu, auch die Umwelt von seinen Ansichten überzeugen zu wollen. Stöhnt entsetzt auf, wenn er uns mal wieder beim Vertilgen einer Bockwurst oder eines Schokoriegels erwischt, erzählt uns stundenlang davon, warum die gute alte Erbsensuppe ausgedient hat und jetzt Wok und Schnelldünster das Maß der Dinge sind. Und wenn wir ihm dann immer noch nicht glauben, dann streckt er uns unauffällig-aufdringlich seinen Bizeps oder Waschbrettbauch entgegen, gewissermaßen als letzten Beweis dafür, dass er die ultimative Spitze der Menschheitsgeschichte darstellt.

Klar, dass der Sex mit Athleten anstrengend ist. Da ist ständiger Stellungswechsel angesagt, mal eben klassisch-missionarisch die Speckbäuche aufeinander legen und dabei aufs nächste Erdbeben warten, das findet der Athlet widerlich und dekadent. Seine Kopulationsübungen dauern mindestens 30 Minuten und verbrauchen ungefähr so viele Kalorien wie ein 3000-Meter-Hindernislauf. Und wenn das endlich vorbei ist, gibt's nicht etwa die Zigarette danach, sondern man geht gemeinsam in die Küche, um den beim Sex strapazierten Mineral- und Vitaminspiegel wieder ins Lot zu bringen.

Die Apostel

Die Apostel sind den Athleten nicht unähnlich, denn auch sie versuchen, die Mitmenschen von ihrer Ideologie einzunehmen. Der Unterschied ist jedoch der, dass bei ihnen der Ernährungsaspekt viel mehr im Vordergrund steht.

Die Apostel finden wir in all jenen Food-Bewegungen, die ihre Ernährungsweise für die allein gesunde und seligmachende halten. Also unter

Vegetariern, Veganern, Rohköstlern und Trennköstlern, aber auch unter Anhängern der Deutschen Gesellschaft für Ernährung (DGE), der Orthomolekularen Medizin und anderen Nahrungstechniken. Wobei dies nichts über den Wert und Wahrheitsgehalt all dieser Techniken besagt. Es geht hier nur um deren fanatische Anhänger, und die finden sich nicht nur in den religiösen oder esoterischen Food-Bewegungen, sondern auch dort, wo man auf wissenschaftliches Ambiente schaut.

Wie die Originale aus der Bibel, so rekrutieren sich auch die Nahrungsapostel überwiegend aus dem männlichen Geschlecht. Ihr typisches Merkmal: Sie zerteilen die Nahrungswelt und die in ihr Lebenden in Gut und Böse. Für strenge Vegetarier sind Fleischesser niederträchtige Mörder, während laut Rohköstler-Meinung auch Vegetarier den wahren Kern des menschlich-mümmelnden Daseins nicht verstanden haben, wenn sie ihr Gemüse kochen. Und für die Fans von Dr. Matthias Rath und seiner »Hau-rein-die Vitamine!«-Theorie steht fest, dass die böse Pharma-Industrie sie immer und überall niedermachen will, genauso wie für fanatische DGE-Anhänger feststeht, dass alternative Kostformen von vornherein unwissenschaftlicher Humbug sind.

Auch beim Sex ähneln die modernen Food-Apostel den Originalen aus der Bibel: Er findet nämlich nur selten statt. Dazu ist der Apostel einfach zu beschäftigt mit dem Verbreiten seiner Religion. Und wenn dann doch einmal Sex angezeigt sein sollte, dann verläuft er strikt nach den Richtlinien des Apostels. Denn der weiß natürlich auch in diesem Bereich die besten Wege zur Glückseligkeit.

Die Connaisseurs

Den Connaisseur findet man vor allem unter Männern. Er fühlt sich als Meisterkoch, der für die außergewöhnlichen kulinarischen Ereignisse zuständig ist. Das triviale Zubereiten von Cornflakes, Spiegeleiern und Bockwürsten ist seine Sache nicht. Seine Bühne ist vor allem das Kochen für irgendwelche Gäste, denen er beweisen will, was für ein sinnlicher und genussfähiger Mensch er ist. Hin und wieder kocht er zu besonderen Gelegenheiten auch für seine Familie, und die sitzt dann vor seinen kulinarischen Ergüssen und träumt vom fetten Hamburger und Pommes rotweiß – denn schmecken tun sie eigentlich nicht, die Produkte des Connaisseurs. Weil er nämlich gar keine Ahnung vom Kochen hat und gar nicht beurteilen kann, was den Leuten schmeckt. Denn er ist viel zu selbstverliebt, um sich in die Geschmackswelt seiner Mitmenschen hineinversetzen zu können.

In Sexualangelegenheiten macht der Connaisseur ebenfalls viel Wind um nichts. Sex mit ihm muss immer ein Ereignis sein, die schnelle Nummer für zwischendurch gibt es für ihn nicht. Dafür gibt es reichlich Vorspiel, doch das muss nicht heißen, dass seine Partnerin etwas davon hat. Denn dem Connaisseur geht es beim Sex nicht darum, dass seine Partnerin Spaß daran findet, ja, noch nicht einmal darum, dass er selbst Spaß daran hat. Was ihm wirklich wichtig ist: Alle anderen sollen denken, dass er ein Spezialist im Bereiten von sinnlichen Freuden ist. Weil er ein so sinnlicher Mensch ist. Die tatsächliche Bilanz des Connaisseurs sieht freilich anders aus. Er hinterlässt in der Regel nicht viel mehr als frustrierte Partnerinnen, hohe Scheidungsquoten und Imbissbuden voller Menschen, die ein Essen bei ihm hinter sich haben.

Die Oberlehrer

Der Oberlehrer ist überwiegend männlichen Geschlechts, und wir finden ihn tatsächlich auch überwiegend unter Pädagogen und anderen Menschen, die gewohnt sind, Urteile abzugeben. Typisches Charaktermerkmal des Oberlehrers ist seine ständige Nörgelei. Er ist eigentlich nie zufrieden, hat überall etwas auszusetzen. Auch beim Essen. Im Restaurant kann er nicht einfach nur freundlich abnicken, wenn der Ober die »Hat's-geschmeckt?«-Frage stellt, er muss dann auch seinen Kommentar abgeben

(»Die Kartoffeln waren zu kalt, das Fleisch zu zäh und überhaupt«). Wobei es ihm nicht darum geht, von seinem demokratischen Recht auf Meinungsäußerung Gebrauch zu machen, sondern darum, sich als Chef-Kulinare mit der großen Ahnung aufzuspielen. Und zu Hause verhält er sich ähnlich. Immer wieder äußert er dort den Wunsch, dass doch mal Abwechslung auf den Tisch kommen sollen, und wenn sie dann kommt, wird die Köchin abgebürstet: »Na, das war ja wohl noch nichts.«

Beim Sex - wenn es denn überhaupt jemanden gibt, der Sex mit ihm hat - verteilt der Oberlehrer ebenfalls seine Noten. Nach dem Muster: Ganz ordentlich in der Missionarstellung, dafür etwas bockig, wenn man von hinten ran will, und zu unbeweglich, wenn es ums Kamasutra-Training geht. Gesamturteil daher: Ausreichend minus. Und wer glaubt, dass der Oberlehrer all diese Benotungen nur im Kopf ausficht, irrt sich. Für Scheidungsanwälte sind die Pädagogen, die ihren Frauen Aug in Aug Noten für den Geschlechtsverkehr ausstellen, schon längst kein Gossenwitz mehr, sondern blanke Realität.

Die Spitzmäuschen

Die Spitzmäuschen findet man vor allem unter Frauen. Ihre besonderen Merkmale sind ihr spitzer Mund und ihre Art, alles mit spitzen Fingern anzufassen. Egal, ob da ein Apfel geknabbert, ein Eis geschleckt oder Kaffee getrunken wird: Der Mund vom Mäuschen bleibt spitz. Und da nun mal nicht sehr viel Essen auf einmal durch solch einen Mund passt, sieht man Mäuschen immer wieder mit einem Messer herumhantieren. Wie es den Apfel in Dutzende von Scheibchen zerschnibbelt, das Steak mühsam in mundfertige Stücke zersägt oder sogar das Pausenbrot in Einzelteile zerlegt, anstatt herzhaft hineinzubeißen.

Spitzmäuschen ist freilich nicht mit spitzem Mund und spitzen Fingern auf die Welt gekommen. Als Baby sah es aus wie andere Menschen auch. Doch die Eltern trichterten ihm ein, dass es die Klappe niemals zu groß aufreißen sollte, weder beim Sprechen noch beim Essen, und dass es schon gar nicht aufdringlich mit seinen Händen nach allem grabschen sollte. Bloß nicht zu energisch die eigenen Bedürfnisse artikulieren, so sagte man ihm. Eine Erziehung, wie sie heute noch Tausende von Mädchen erleben, um sie brav und züchtig zu halten. Die Folgen dieser Erziehung sind jedoch der spitze Mund und die spitzen Finger, gewissermaßen als Ausdruck dafür, dass ihr Besitzer nicht herzhaft in die Welt hineinbeißen und hineingreifen, sondern immer nur winzig kleine Stücke davon abhaben durfte.

Klar, dass die Spitzmaus auch sexuell nicht zu den Lautsprechern der Liga gehört, selbst wenn sie bei Männern aufgrund ihres defensiven Wesens durchaus beliebt ist. Beim Geschlechtsverkehr geht sie mit ähnlich spitzem Mund und spitzen Fingern zur Sache wie beim Essen. Laute Lustschreie oder inbrünstiges Stöhnen sind nicht ihre Sache, und das mit dem Oralsex klappt ja schon anatomisch gar nicht. Nichtsdestoweniger hätte sie durchaus realistische Chancen, ein halbwegs erfülltes Liebesleben zu führen – die echten Spitzmäuse in der Natur haben ja auch beachtliche Koitus- und Vermehrungsquoten. Voraussetzung wäre freilich, dass sie den richtigen Partner findet. Doch das gelingt nur selten. Denn gerade jene Männer, die auf Spitzmäuse abfahren, zählen nicht gerade zu den Einfühlsamen ihrer Innung.

Die Maßlosen

Der Maßlose findet sich bei beiden Geschlechtern, mit leichtem Überhang bei den Männern. Sein Kennzeichen: Er isst und trinkt viel und schnell. Männliche Maßlose füllen ihre gierigen Mägen vor allem mit Fleisch und Bier, weibliche Maßlose vor allem mit fett- und zuckerreichen Süßspeisen. Der Genussaspekt kommt bei ihnen zu kurz, dazu essen sie einfach zu schnell. Außerdem haben sie keinen Sinn fürs Schöne, sie gehören beim Essen zu denjenigen, die nach dem Motto »Kommt ja eh alles in einen

Magen« auch schon mal Matjes mit Sauce Hollandaise oder Mettwürstchen mit Brokkolicremesuppe kombinieren. Und sie merken auch nicht, wenn sie bei der Kalorienmenge schon weit über ihren tatsächlichen Bedarf hinausgeschossen sind. Die Folge: Deutliches Übergewicht, oft Hand in Hand mit bedrohlichen Blutdruck- und Cholesterinwerten.

Die Fressgier der Maßlosen ist ein Ausdruck ihrer tiefen inneren Leere. Da sind riesige Löcher in ihren Seelen, die sie versuchen, mit Essen und Trinken, aber auch mit anderen materiellen Dingen vollzustopfen. Maßlose vertilgen nicht nur dicke Keulen und humpenweise Bier, sie fahren auch dicke Autos und wedeln in Geschäften und Restaurants mit ihren Gold-Cards herum.

Wer jetzt allerdings glaubt, dass die Maßlosen auch beim Sex unersättlich seien, ist auf dem Holzweg. Richtig ist zwar, dass männliche Maßlose zu den Hauptkunden der einschlägigen Etablissements gehören, doch das ist eher ein Ausdruck von Frust als von besonders entwickelter Libido. Denn guter Sex ist auch eine Sache des Genießen- und Warten-Könnens sowie der Fähigkeit, auf Situationen und andere Menschen eingehen zu können. Doch gerade damit hapert es bei den Maßlosen. Sie wollen alles, und das am besten sofort. Und deswegen empfinden die Maßlosen beim Sex genauso wenig Spaß wie beim Essen.

Die Kopfeten

Das Leben kann schon chaotisch sein. Und wie schon der Philosoph Friedrich Nietzsche sagte, hat der Mensch prinzipiell drei Möglichkeiten, mit diesem Chaos umzugehen: Er kann es als Künstler ästhetisch verschönern, er kann sich selbstvergessen in das chaotische Getümmel hineinstürzen, und er kann versuchen, es mit seiner rationalen Geisteskraft in den Griff zu bekommen. Die Vertreter der letzteren Kategorie kann man auch als Kopfeten bezeichnen, weil ihr Leben hauptsächlich vom Denken geleitet wird. Sie versuchen, die Welt unter ihrer rationalen Kontrolle zu halten. Alles muss irgendwie erklärbar bleiben und einen Gang gehen, den man mit dem Denken nachvollziehen kann. All die schwer kontrollierbaren emotionalen Bereiche werden ignoriert, bagatellisiert oder aber einfach brutal unterdrückt.

Beim Essen fällt der Kopfet durch die Ordnung auf, die auf seinem Teller herrscht. Da hat jede Speise ihren Platz: Das Fleisch kommt in die eine Ecke, das Gemüse in die andere, den verbliebenen Platz erhalten die Kartoffeln, Nudeln oder der Reis. Der Salat und das Dessert liegen in Extra-Schalen, denn für Kopfeten ist nichts ekelhafter, als wenn sich die Salattunke mit der Bratensauce vermischt. Der Kopfet fühlt sich in Krankenhäusern und Großkantinen kulinarisch verstanden und akzeptiert, weil nämlich dort das Essen in das geometrisch geordnete Großgeschirr mit seinen drei Kästen (ein großer für das Fleisch, zwei kleinere für Beilage 1 und Beilage 2) hineingepfropft wird.

Klar, dass vom Kopfeten auch in punkto Sex nicht unbedingt Ekstatisches und Orgiastisches zu erwarten ist. Das Vermischen der Körpersäfte ist ihm ähnlich suspekt wie das Vermischen von Salat- und Bratensauce. Allerdings sieht er wenigstens ein, dass die Menschheit den Geschlechtsverkehr irgendwie nötig hat, um weiter existieren zu können, und er besitzt auch so etwas wie eine Libido. Doch so richtig wohl fühlen tut sich der Kopfet beim Sex eigentlich nie. Und wenn ihm dabei tatsächlich mal die Kontrollsicherungen durchspringen, dann wirkt er lächerlich und überdreht, wie ein durchgeknalltes Hühnchen aus der Massentierhaltung, das man versehentlich aus seinem Käfig entlassen hat.

Die Kurzzeit-Euphoriker

Ähnlich wie der Kopfet wird auch der Kurzzeit-Euphoriker überwiegend von seiner Großhirnrinde geleitet. Doch es gibt einen entscheidenden Unterschied. Nämlich den, dass sich beim Kurzzeit-Euphoriker die emotionalen und ekstatischen Anteile immer wieder Luft verschaffen, dass es ihnen immer wieder gelingt, das Großhirn abzuschalten, um sich in orgiastischen Augenblicken mehr oder weniger frei zu entfalten.

In modernen Zeiten, in denen zwar viele alte moralische Werte aufgelöst werden, aber dennoch in den Hinterköpfen der Menschen herumspuken, findet man den Kurzzeit-Euphoriker recht häufig. Und man findet ihn gleichermaßen unter Männern wie Frauen, hier allerdings mit einem wesentlichen Unterschied: Während man Männern ihre Kurzzeit-Exzesse nicht nur auf kulinarischem, sondern auch auf sexuellem Gebiet gestattet, dürfen Frauen ihre Kurzzeit-Orgien allenfalls beim Essen feiern, und auch das nur, wenn sie dabei nicht allzu fett werden. Mit anderen Worten: Männern dürfen beim Sex und beim Essen und Trinken die Sau rauslassen, Frauen nur beim Essen, und auch das nur unter der Voraussetzung, dass sie danach nicht wie eine Sau aussehen.

Beim Essen erkennt man die Kurzzeit-Euphoriker daran, dass sie sich im Großen und Ganzen recht gesund und ausgewogen ernähren, dabei aber immer wieder von kurzzeitigen Orgien heimgesucht werden, beispielsweise in Form von zwei Tafeln Schokolade, drei Nussecken, einem opulenten Fünf-Gänge-Menü oder einem Zechgelage aus Bier und Zigaretten. Beim Sex verhalten sie sich ähnlich. Den Kurzzeit-Euphorikern gelingt es auch schon mal, zwei oder vier Wochen »ohne« auszukommen, doch dann passiert es ihnen auch, dass sie innerhalb eines einzigen Tages gleich mehrmals »zulangen« und den Partner mit ihren Grabschereien, Zärtlichkeiten oder anderen Koitusanträgen drangsalieren. Nichtsdestoweniger kann man auf diesem Wege durchaus sexuelle Erfüllung finden – vorausgesetzt, es findet sich jemand, der das alles mitmacht.

Die Heuler und Furzer

Leitsätze der Heuler und Furzer sind auf kulinarischem Gebiet: »Warum rülpset und furzet ihr nicht, hat es Euch nicht geschmecket?« (angeblich von Luther), und auf sexuellem Gebiet das Statement einer Porno-Darstellerin: »Wenn ich im Kellergeschoss komme, dann klirren noch unterm Dach die Gläser.« Den Heulern und Furzern geht es nicht um die Befriedigung ihrer Lust, sondern darum, dass man sie während dieser Befriedigung deutlich wahrnimmt.

Im kulinarischen Bereich dominieren hier eindeutig die Männer. Beim Essen und Trinken hört man noch im Nebenzimmer ihr Schmatzen, Schlürfen, Rülpsen und Furzen. Ihnen macht es sogar Freude, ihre Umwelt furzend mit ihren Gerüchen zu beglücken. Für Sigmund Freud ein deutliches Zeichen, dass während ihrer analen Entwicklung etwas schief gegangen ist. Es ist aber auch ein Zeichen für das typische Streben von Säugetiermännchen, ihr Revier zu markieren: So wie der Hund sein Revier mit dem Bepinkeln von Hydranten und Laternenpfählen markiert, so markiert der Mann eben sein Revier durch Furzaromen.

Im sexuellen Bereich dominieren unter den lautstarken Lustbekundlern eindeutig die Frauen. Auch ihr Stöhnen, Schreien, Juchzen, Heulen und Wimmern hört man noch im Nebenzimmer, und oft noch weit darüber hinaus. Das Ziel der Lustheulerinnen: Die ganze Welt soll hören, wie sie gerade herangenommen werden. Gewissermaßen als Beweis dafür, dass sie echte Super-Weiber sind.

Bleibt festzuhalten, dass nicht alle, die bei der Befriedigung ihrer zentralen Gelüste Lärm machen, dies nur aus bloßer Show machen. Denn wenn eine Sache Spaß macht, brennen mitunter auch den Stillen im Lande die Phonsicherungen durch. Fakt ist aber auch, dass in unserer Zeit, die von Marktschreiern und Narzissten bestimmt ist, die Zahl der absichtlich lauten Heuler und Furzer stark zugenommen hat.

Von Muskeln, Wasser und Hormonen

Was Männer und Frauen biologisch unterscheidet, und was das für ihre Ernährung bedeutet

Gregor und das Krisengequatsche

Früher hatte Gregor für all das Krisengequatsche seiner Kumpels nur mitleidiges Lächeln oder bitterböse Sprüche übrig. Er konnte es einfach nicht mehr hören, wenn sie darüber klagten, wie es körperlich und geistig immer weiter mit ihnen bergab ging. Dass sie sich nach den Saufereien nicht mehr so schnell erholten, dass sie morgens Probleme mit dem Aufstehen hätten, dass ihnen nach dem Fußballspielen alle Knochen weh täten und dass sie keine Lust mehr auf Weiterbildungskurse und lebenslanges Lernen hätten, weil sie einfach »geistig satt« seien. Und die Weicheier unter Gregors Kumpels sanken sogar so tief, dass sie von ihren Problemen im Bett erzählten und schon froh wären, einen Koitus noch ohne Kollaps über die Bühne zu kriegen.

Mittlerweile sieht die Sache für Gregor anders aus. Er ist vor kurzem 50 geworden, und auch bei ihm knirscht es im Gebälk. Ans Fußballspielen denkt er schon seit zwei Jahren nicht mehr, und vor kurzem hat er auch das Joggen aufgegeben, weil seine Kniegelenke nicht mehr mitmachen. Abends reicht es gerade noch für eine Flasche Bier, und selbst das muss er in der Nacht damit bezahlen, dass er vom Bett zum Klo pilgern muss. Apropos Klo: Dort kommt der Urin nur noch tröpfchenweise. Ganz zu schweigen davon, dass auch im Bett nichts mehr läuft – was seine Frau noch nicht einmal groß zu stören scheint. Gregor hat auch schon mal überlegt, ob er fremdgehen soll. Doch er ist sich gar nicht mehr so sicher, ob es mit einer Geliebten besser klappen würde.

Während sich der eine lebenserhaltende Trieb also rar macht, kommt der andere umso stärker hervor: Seinen Appetit kann Gregor kaum noch bremsen. Beim Frühstück und Mittagessen geht es eigentlich noch. Aber am Abend, da wird Gregor mitunter selbst mulmig bei all den Mengen, die er verdrückt. Und fast immer sind es diese deftig-würzigen Sachen, vor denen die Ärzte immer warnen. So etwas wie Mettwurst, Schwarzwälder Schinken und Leberpastete. Seit kurzem hat Gregor seine Vorliebe für Aal entdeckt. Echt lecker, aber auch echt fett. Manchmal hat Gregor noch am Morgen den Eindruck, dass der Fisch in seinem Magen Schwimmübungen macht.

Zum Arzt geht Gregor schon länger nicht mehr. Er weiß, was von dem kommt. Er wird sagen: Weniger fressen und saufen, dafür mehr bewegen. Das Gerede will Gregor sich nun wirklich nicht antun. Es reicht schon, dass er sich in das Midlife-Gejammere seiner Kumpels eingeklinkt hat.

Die runde Sibylle

»Irgendwie ging das mit den Hormonen bei mir viel früher los als bei den anderen Mädchen«, erzählt Sibylle. »Schon mit 12 trug ich Büstenhalter mit Körbchengrößen, die eigentlich erst für reife Frauen gedacht waren. Auch bei den Slipgrößen ließ ich alle weit hinter mir.«

Was Sibylle damals nicht begriff, war, dass sie aufgrund ihrer frühen Reife unter den Männern bleibende Eindrücke hinterließ. Dafür begriff ihre Mutter, was los war. Und sie achtete nicht nur penibel darauf, wann Sibylle nach Hause kam, sondern erzählte ihr auch, dass sie unbedingt auf ihre Formen achten müsste. »Denn wer schon als Mädchen solche Formen hat wie du«, warnte sie, »der muss unbedingt darauf achten, dass das Ganze nicht aus dem Ruder läuft.« Also machte Sibylle ihre erste Diät. Mit 12! Und es sollte nicht ihre letzte gewesen sein.

»Mit 16 hatte ich schon vier knochenharte Diäten hinter mir. Mit 17 war ich bulimisch. Ich zog mir massenweise appetithemmende Tropfen rein, parallel zum Essen. Ich habe es echt fertig gebracht, mir 2000 Kalorien auf einmal reinzuwürgen und mir gleichzeitig esslöffelweise diese

Tropfen reinzudröhnen.« Jetzt ist sie 20, seit einem Jahr ist sie »clean«. Keine Tropfen und auch keine bulimischen Attacken mehr. Klar, dass sie zuviel auf den Rippen hat. 65 Kilo auf 162 Zentimeter. Doch ihr jetziger Freund findet das einfach geil. Er sagte: »Frauen bringen mich erst dann zum Lachen, kurz bevor sie aus den Nähten krachen.« Echt witzig! Sibylle weiß nicht, ob sie darüber lachen soll: »Was mach ich, wenn er doch mal auf eines dieser Models abfährt. Das sieht man doch immer wieder, Kerle, die mit einer runden Frau gern mal ihren Spaß haben, später aber mit der schlanken zum Standesamt gehen. Er schwört mir zwar immer das Gegenteil, doch dafür kann ich mir nix kaufen.«

Manchmal steigt in Sibylle neben ihrer Verlassensangst noch ein anderes Gefühl hoch. Nämlich der Verdacht, dass ihre Mutter sie dereinst auf eine falsche Fährte schickte. Dass überhaupt keine »Verdickungs-Gefahr« im Verzug war und sie mit ihren 12 Jahren in einer stinknormalen Entwicklung zeitlich nur etwas voraus war. Und dass sie möglicherweise heute überhaupt kein Übergewicht hätte, wenn sie nicht damals mit den Diäten angefangen hätte. Wenn bei Sibylle solche Gedanken aufkommen, fühlt sie sich ohnmächtig und zornig. »Ob ich meine Mutter schon einmal darauf angesprochen habe? Nein, bloß nicht. Welche Tochter traut sich schon, ihre Mutter auf Erziehungsfehler anzusprechen?«

Die hormonellen Unterschiede: Von allem etwas

Wenn von den biologischen Unterschieden bei Mann und Frau die Rede ist, dann macht es Sinn, bei den Hormonen anzufangen. Denn das lernen wir ja schon in Schule. Die breiten Schultern, der Bartwuchs und die tiefe Stimme beim Mann; die breiten Hüften, die Brüste und die hohe Stimme bei der Frau. Wir wissen, dass sie allesamt ein Produkt der Hormone sind. Und zwar von dem Östrogen bei der Frau und dem Testosteron beim Mann. Eine einfache Geschichte, und so leicht zu merken. Doch sie hat einen Haken, denn es ist beileibe nicht so, dass Östrogen nur bei Frauen und Testosteron nur bei Männern zu finden ist. Beide Hormone finden sich jeweils auch beim anderen Geschlecht. Außerdem sind Frauen aus sexualhormoneller Sicht keine reinen »Östrogenwesen«, ihr Progesteron spielt eine ähnlich große Rolle.

Östrogen: Alles andere als ein Weichmacher

Auch in Bezug auf die Funktionen von Östrogen heißt es, von einigen Vorurteilen Abschied zu nehmen. So ist es wohl richtig, dass Östrogen nicht nur den Menstruationszyklus steuert, sondern auch für die Ablagerung von Unterhautfettgewebe und damit für die weicheren Körperkonturen der Frauen verantwortlich ist. Oder wie es der amerikanische Mediziner Mark Tarnopolsky einmal charmant ausdrückte: »Östrogen sorgt dafür, dass Frauen ein geringeres spezifisches Gewicht als Männer haben und dadurch im Wasser weniger untergehen.« Doch es wäre ein Fehler, das Hormon einseitig als »Verweiblicher« zu betrachten, der den Frauen neben den Tagen nur noch lästiges Fett einbringt.

So stimuliert Östrogen im Oberkörperbereich die Lipolyse, also die Umwandlung von Fett zu Glyzerin und freien Fettsäuren. Das bedeutet, dass Östrogen nicht nur Fettgewebe bildet, sondern auch imstande ist, dieses Gewebe abzubauen. Im Labor verabreichte man kastrierten Ratten große Mengen des Hormons, unter der Erwartung, dass die Tiere schon bald weichere und rundlichere Konturen annehmen würden. Doch das Gegenteil war der Fall: Bereits wenige Tage später nahmen sie deutlich an Gewicht ab.

Östrogen sorgt auch für stabile Knochen. Die für das Knochenwachstum zuständigen Osteoblasten werden erst durch das weibliche Geschlechtshormon richtig aktiv. Nicht zu vergessen schließlich, dass Östrogen den Eiweißanteil im Körper erhöht. Und das ist ein Effekt, auf den so mancher Bodybuilder neidisch sein könnte, der sich seinen Körper mit Eiweißpräparaten, Vitaminen und anabolen Steroiden vollpumpt, damit sich endlich die lang ersehnten Muskeln einstellen.

Auch im psychischen Bereich ist das Östrogen, entgegen gängiger Vorurteile, kein Dickmacher-Hormon. Verschiedene Laborexperimente zeigten, dass es den Appetit bremst und den Organismus zu muskulären Aktivitäten anregt. Ratten, deren Gehirn man unter Östrogen setzte, strampelten in ihren Laufrädern zu neuen Rekorden.

Fazit: Östrogen sorgt zwar für weiche Körperkonturen, es ist aber kein Dickmacher-Hormon. Weiblich geformte Frauen müssen also nicht automatisch damit rechnen, dick zu werden. Im Gegenteil. In ihrem Körper kursieren große Mengen eines Stoffes, der ihr Gewicht auf natürliche Weise unter Kontrolle hält. All die Diäten, mit denen diese Frauen schon in ihrer Jugend ihren Körper drangsalieren, machen also keinen Sinn, ja schlimmer noch, sie hebeln die natürliche Gewichtskontrolle aus. Diätenstress ist immer auch Hormonstress, der zu Lasten der Östrogene geht, denn gestresste Frauen bilden nur wenig weibliche Hormone. Was letzten Endes dazu führt, dass sie immer größere Probleme haben, ihr Gewicht unter Kontrolle zu halten, bis sie schließlich, ganz im Kontrast zu ihrer ursprünglichen Absicht, immer dicker werden. Es ist also nicht die natürliche Veranlagung, sondern der unnatürliche Diätenwahn, der weiblich gerundete Frauen häufig zum Übergewicht treibt.

Progesteron: Vom Appetitzügler zum Dickmacher

Neben dem Östrogen gibt es noch ein zweites Hormon, das im Leben der Frauen eine zentrale Rolle spielt: das Progesteron. Frauen haben einen etwa dreimal höheren Anteil davon als Männer. Und wenn ein Hormon das Attribut »typisch weiblich« verdient hat, dann ist es das Progesteron.

Dieses Hormon ist der größte Gegenspieler des Testosterons. Indem es sich auf die Hormonempfänger des Gewebes setzt, schränkt es das männliche Hormon in seiner Wirkung ein. Natürlich kommt es bei Frauen in wesentlich höherem Maße vor, doch brauchen auch Männer eine gewisse Regulierung ihres Testosterons dank Progesteron.

In Bezug auf Körpergewicht und Fettdepots ist die Wirkung des Progesterons allerdings eher »dialektisch« einzuschätzen. Es regt einerseits die Anlagerung von Fettreserven an. Verabreicht man Labortieren große Mengen an Progesteron, legen sie rasch an Körpermasse zu, »und dabei handelt es sich nicht etwa um Eiweiß oder Wasser«, wie Hormonspezialist Tarnopolsky erklärt, »sondern um astreines Fett.« Andererseits ist auch das Progesteron kein reiner Dickmacher. Denn es besitzt auch einen so genannten »thermogenetischen Effekt«. Es erhöht die Körpertemperatur, und das immerhin um beachtliche 0,6 Grad. Nicht umsonst scheuen Vertreter der natürlichen Empfängnisverhütung bei steigenden Temperaturen den Beischlaf, weil sie das als Indiz für ansteigende Progesteronmengen und damit für eine ansteigende Empfängnisbereitschaft betrachten. Für die Gewichtskontrolle von Bedeutung ist allerdings, dass eine Temperaturerhöhung vom Gehirn aufmerksam registriert und mit einer Senkung des Appetits beantwortet wird. Ein Mechanismus, dessen biologisch sinnvolles Funktionieren man beim Fieber gut beobachten kann: Wer Fieber hat, der soll viel trinken, aber seinen Körper nicht mit Essen belasten.

Progesteron wirkt also appetitzügelnd. Inwieweit diese Wirkung auch mit einer tatsächlichen Gewichtskontrolle einhergeht, hängt davon ab, wie und ob diese Signale von uns überhaupt noch wahrgenommen werden. Denn durch übertriebene Eingriffe in unser Appetitverhalten, etwa durch Diäten oder künstliche Appetitzügler, setzen wir unser natürliches Appetitempfinden außer Kraft. Gerade Frauen sind aufgrund ihres diätgeprägten Ernährungsverhaltens besonders anfällig, ihre natürliche, biologische Appetit- und Gewichtskontrolle nicht wirklich erleben zu können. Und damit nimmt die Tragödie dieser Frauen ihren Lauf. Weit davon entfernt, auf die appetithemmenden Signale ihres Progesterons zu achten, reagieren sie aber nach wie vor auf den fettbildenden Effekt dieses Hormons. Die Unsensibilität auf Progesteron als natürlichen Appetitzügler ist biologisch gesehen einer der Hauptgründe dafür, dass viele Frauen ihre Diäten letztendlich mit einer deutlichen Zunahme an Fett und Körpergewicht bezahlen.

Alles schwankt

Im Unterschied zum Mann ist der Körper der Frau bis zu ihren Wechseljahren großen Östrogen- und Progesteronschwankungen unterworfen. Insofern diese Hormone diverse Wirkungen auf den Stoffwechsel sowie auf andere Hormone und aufs Gehirn haben, kommt es auch zu großen Schwankungen im Appetit und in der Nahrungsaufnahme:

- In den ersten fünf bis zehn Tagen des Zyklus reift das Ei allmählich heran. In dieser Zeit ist die hormonelle Welt noch halbwegs in Ordnung. Progesteron- und Östrogenspiegel sind stabil, und im Gehirn kursieren noch ausreichende Mengen des »Gute-Laune-Hormons« Serotonin. Die Folge: Die Frau fühlt sich gut, sie bleibt von Heißhungerattacken weitgehend verschont.

- Kurz vor dem Eisprung in der Zyklusmitte (um den 14. Tag herum) steigt der Östrogenspiegel rapide an, und auch der Progesteronwert nimmt zu, allerdings in erheblich langsamerem Tempo. Gleichzeitig kommt es zu einer regelrechten Explosion von Endorphinen im Gehirn. Endorphine gelten nicht nur als Schmerzhemmer, in hohen Dosierungen werden ihnen auch euphorisierende Wirkungen nachgesagt. Bleibt die Frage - warum ausgerechnet zum Eisprung derart explodieren? Die Antwort fällt leicht. In der Zeit des Eisprungs und der anschließenden Passage des Eis zur Gebärmutter ist die Frau fruchtbar, und die Endorphine sorgen dafür, dass sie offener für sexuelle Avancen wird. Aus biologischer Sicht völlig nachvollziehbar! Auch klar, dass der Appetit in dieser Zeit relativ mäßig ausfällt. Denn zum Eisprung hat der Geschlechtstrieb Priorität, da haben andere Triebe zurückzustehen.

- Nach dem Eisprung (in der dritten Zykluswoche) kommt es zu einem rapidem Anstieg von Progesteron. Der Grund: Es gehört zu den vornehmsten Aufgaben dieses Hormons, den weiblichen Körper auf die Schwangerschaft vorzubereiten. Nach dem Motto »Man weiß ja nie« wird vor allem die Gebärmutterschleimhaut für die Einbettung des befruchteten Eis aufgebaut.

Der Stoffwechsel der Frau zeigt sich in dieser Zeit besonders anfällig dafür, Fettdepots anzulegen. Auf der anderen Seite erhöht Progesteron die Körpertemperatur, mit der Folge, dass der Appetit sinkt. Beide Effekte sind so angelegt, dass sie einander ausgleichen.

Bleibt die Befruchtung aus, sackt der Progesteronspiegel wieder in den Keller, um die Abstoßung der Uterus-Schleimhaut, also die Regelblutung vorzubereiten. Auch der Östrogenwert sinkt in diesen Tagen vor den Tagen, allerdings in erheblich bedächtigerem Tempo. Einige Frauen können vor der Regelblutung sogar noch echte »Aufwärtskicks« in ihrer Östrogenkurve erleben.

Auch die Endorphin- und Serotoninwerte sacken ab. Die Folge: Die Frauen haben große Probleme, ihre Stimmung im grünen Bereich zu halten. Hinzu kommt, dass der drastische Hormonabfall kurz vor der Regelblutung oft nicht als konzertierte Rückzugsaktion erfolgt, sondern als chaotischer Chemo-Strudel, der die Frau abwärts zu seelischen und körperlichen Krisen führt, dem so genannten Prämenstruellem Syndrom, PMS.

PMS: Hormone außer Rand und Band

Etwa 80 Prozent aller Frauen vor den Wechseljahren leiden unter den »Tagen vor den Tagen«, unter dem so genannten Prämenstruellen Syndrom (PMS). Zu den möglichen Beschwerden gehören depressive Verstimmungen, Aggressivität, Brustspannen, Verstopfung und Kopfschmerzen, berüchtigt sind auch die Appetitstörungen in Form von Heißhungerattacken auf Süßes. Eine weite Palette an Beschwerden, und dennoch wurde PMS noch vor wenigen Jahren von vielen Ärzten als »Modekrankheit« abgetan, der man keine größere Beachtung schenken müsse.

Jüngere Zahlen zeigen allerdings, dass es PMS verdient, ernst genommen zu werden. »Bei drei bis acht Prozent der Frauen«, warnt Jean Endicott, Professor für Klinische Psychologie an der Columbia Universität in New York, »sind die psychischen Symptome so stark ausgeprägt, dass die Berufstätigkeit unterbrochen oder aufgegeben wird und soziale Beziehungen beeinträchtigt sind.« Gründe genug also, sich aus Forschersicht intensiv mit PMS auseinander zu setzen.

Die verstärkten wissenschaftlichen Aktivitäten führten jedoch bislang zu keiner einheitlichen Erklärung, was die Ursachen von PMS betrifft. Als sicher gilt, dass bei den betroffenen Frauen die Balance der beiden Geschlechtshormone Östrogen und Progesteron gestört ist. Es gibt Frauen, bei denen das Östrogen überwiegt (sie leiden dann häufig unter depressiven Verstimmungen), und Frauen, bei denen das Progesteron überwiegt (sie leiden dann vor allem unter Brustspannen und Aufgedunsensein). Was den Spiegel der beiden Hormone in die eine oder andere Richtung ausschlagen lässt, ist unbekannt.

Einige Studien haben erwiesen, dass PMS-Frauen außerdem an Serotoninmangel leiden. Von diesem Botenstoff ist bekannt, dass er die Stimmung aufhellt. Und dass sein Pegel im Gehirn während des Zyklus großen Schwankungen unterworfen sein kann. Bislang ging man jedoch davon aus, dass der Serotoninspiegel erst nach dem Eisprung sinkt, und nicht schon vorher. Bei PMS-Patientinnen scheint jedoch diese Absenkungsphase – aus welchen Gründen auch immer – früher einzusetzen.

Bei PMS-betroffenen Frauen, die von Heißhungerattacken auf Süßes heimgesucht werden, wurde außerdem eine verstärkte Insulinwirkung mit dementsprechend niedrigen Blutzuckerspiegeln gefunden. Nicht zu vergessen schließlich, dass auch psychische Faktoren eine Rolle spielen: Beruflicher und sozialer Stress verstärken die PMS-Symptome.

So vielschichtig die Ursachen und Symptome von PMS, so umfangreich das Angebot der Therapien. »Die internationale medizinische Literatur empfiehlt mehr als 50 Behandlungsmethoden«, so der Westerhorner Pharmazeut Jens Bielenberg, »die Palette reicht von Hormonen über Operationen bis zu Stressbewältigung und Diäten.« Wiegt man jedoch den therapeutischen Nutzen mit den möglichen Risiken ab, so spricht vieles für den Einsatz von Vitaminen, Mineralien und pflanzlichen Heilmitteln.

Zwei amerikanische Studien belegen die PMS-Linderung durch Kalzium und Magnesium. In der einen Studie wurden mit 1500 mg Kalzium pro Tag die Stimmungslöcher und Schmerzen von PMS-Patientinnen gelindert, in der anderen zeigte sich durch 200 mg Magnesium pro Tag eine Besserung, was den Wasserhaushalt betraf: Brustspannen und Aufgedunsensein gingen deutlich zurück.

Vitamin B6 wurde schon früher Frauen verabreicht, die unter dem Einfluss bestimmter Anti-Baby-Pillen von Stimmungstiefs und Heißhungerattacken heimgesucht wurden. Offenbar wirkt sich das Vitamin positiv auf den hormonbedingten Botenstoffwechsel im Gehirn aus. Dass dieser Effekt auch bei PMS hilfreich sein kann, wurde jetzt in klinischen Studien belegt. Demzufolge führen 50 mg des Vitamins pro Tag bei etwa 60 Prozent der Frauen zu einer Besserung der psychischen PMS-Symptome.

Pflanzliche Heilmittel setzen vor allem beim Wasserhaushalt der PMS-Patientinnen an, sie helfen gegen die so genannten hyperhydrativen Symptome der Erkrankung: Aufgedunsensein, Ödeme, Brustspannen, Blähgefühl. Eine der pflanzlichen Alternativen ist der Mönchspfeffer. Zu seiner Wirksamkeit bei PMS wurden an der Universität Zürich zwei Doktorarbeiten vorgestellt. Es gilt heute als gesichert, dass das früher zur sexuellen Beruhigung der Mönche eingesetzte Mittelmeergewächs bei Frauen an jenen Stellen der Gehirnanhangsdrüse greift, die für die Wasserverteilung im Körper zuständig sind. Gute Wirkungen zeigen auch die Öle von Hanf, Borretsch und Nachtkerze. Sie enthalten große Mengen an Gamma-Linolensäure, die vom Körper zu einem Gegenspieler genau des Hormons umgebaut werden, das bei den PMS-Patientinnen die Wassereinlagerung im Gewebe anregt. Man erhält die Öle in Reformhäusern und Apotheken. In ihrem Gehalt an Gamma-Linolensäure unterscheiden sich die einzelnen

Öle nur wenig, im Preis hingegen können recht große Unterschiede bestehen.

Mit Schoko gegen PMS

In der Ratgeber-Literatur finden sich unzählige Ratschläge dazu, wie Frauen mit einer passenden Ernährung besser über die PMS-Krisen kommen. Die meisten davon empfehlen, dem Gelüst nach Süßem nicht nachzugeben, auf Alkohol, Kaffee und Salziges zu verzichten und sich dafür lieber ein Stück Obst zu gönnen.

In der Praxis greifen diese Tipps freilich nur selten. Der Grund: Im hormonellen Tohuwabohu des prämenstruellen Syndroms schreit das weibliche Gehirn regelrecht nach Zucker. Und der muss auch noch süß schmecken, darf also nicht unauffällig in gesunden Speisen wie Obst, Nudeln und Vollkornwaren verpackt sein. In einer Studie der Universität von South Alabama ließen Frauen all die Nahrungsmittel mit »geschmacklich versteckten« Kohlenhydraten links liegen, um zielsicher zu Schoko, Torte, Pudding und Co zu greifen. Weswegen die amerikanischen Psychologen zu dem Schluss kommen: »Nicht die Kohlenhydrate per se, sondern süß schmeckende Lebensmittel mit hohem Kohlenhydratanteil zeichnen für die Verbesserung der Stimmungslage verantwortlich.«

Die alltägliche Erfahrung kann das nur bestätigen. Wer wirklich mal Heißhunger auf Süßes hatte, der weiß, wie schwierig es ist, sich dann vom Verlangen danach abzubringen.

Angenommen, Ihr Gehirn meldet, dass jetzt unbedingt etwas Schokolade her muss. Sie versuchen, es davon überzeugen, dass es gesünder wäre, einen Apfel oder eine Banane zu essen. Denn die würden ja auch etwas für den Zuckerspiegel beitragen können. Glauben Sie allen Ernstes, dieses Argument würde Ihr Gehirn, und damit Sie selbst, überzeugen? Weiter angenommen, Sie würden es tatsächlich schaffen, eine Stunde lang ohne Schokolade auszukommen. Ihr Gehirn würde Ihnen irgendwann melden, dass es immer noch Schokolade will. Und jetzt reicht ihm nicht mehr ein kleiner Riegel, jetzt muss schon eine ganze Tafel her, um das Loch in der Seele zu kitten. Und Sie werden brav zum Küchenschrank gehen - denn wer widerspricht schon seinem leidendem Gehirn? - und eine Tafel Schokolade vertilgen.

Das Endresultat wäre also ein langer vergeblicher Kampf, eine komplette Schokolade mit reichlich Kalorien im Bauch und dazu noch ein schlechtes Gewissen. War es das wirklich wert?

Fazit: Geben Sie nach, wenn Ihr Gehirn nach Süßem schreit. Ohne zu zögern, denn verzögerte und unterdrückte Befriedigungen eines Bedürfnisses führen nur dazu, dass dieses Bedürfnis sich noch dringlicher und entschiedener zu Wort meldet. Schon Nietzsche stellte fest: »Die Askese ist die Mutter aller Lust.« Und die Mutter des schlechten Gewissens, wenn das Fleisch schwach geworden ist.

An der Sollbruchstelle: Frauen und ihre Wechseljahre

Kaum ein biologisches Phänomen des weiblichen Körpers hat ein derart widersprüchliches Image wie das Klimakterium. Positiven Begriffen wie »Menopause als Metamorphose« und »Start zum neuen Frau-Sein« stehen echte Negativ-Knaller wie »umgekehrte Pubertät« und »Midlife-Crisis« gegenüber. Und auch der Begriff »Wechseljahre« fällt ja nicht unbedingt eindeutig aus, bringt er doch einen Neubeginn genauso zum Ausdruck wie die Unterstellung, dass Frauen um die Fünfzig an eine Art Sollbruchstelle kommen.

Unumstritten ist jedoch, dass mit den Wechseljahren ein rapider Abfall im Östrogenspiegel einhergeht, der zahlreiche psychische und körperliche Veränderungen mit sich bringt. Häufig kommt es zu Hitzewallungen, depressiven Verstimmungen, Schlafstörungen und Nervosität. Die Haut wird nicht mehr richtig durchblutet und in ihrer obersten Schicht immer dünner, die Haare werden feiner und die Nägel brüchiger, die Schleimhäute trocknen schneller aus, die sexuelle Lust lässt nach. Oft kommt es auch zu deutlichen Erhöhungen des Blutdrucks, und mit dem Ausfall der Östrogenproduktion verlieren die Frauen einen ihrer wichtigsten natürlichen Beschützer für die Blutgefäße.

Besonders hart trifft der Hormonmangel außerdem das Knochengerüst. Es kommt zu Knochenmasseverlusten von ein bis drei Prozent pro Jahr, in manchen Fällen sogar bis zu zehn Prozent. In der Folge steigt das Risiko von schweren Knochenbrüchen, vor allem an Lendenwirbelsäule, Unterarmen, Oberschenkelhals und Rippen.

Hormontherapie

Knochenschwäche und Osteoporose sind zwei entscheidende Argumente, die von den Befürwortern einer Hormontherapie anlässlich der Wechseljahre ins Feld geführt werden. Die Strategie dieser Behandlung besteht darin, den akuten Östrogenmangel durch die Zufuhr von östrogengleichen Stoffen, die aus Mensch und Tier gewonnen wurden, zu beheben. Sie können in Form von Tabletten, Dragees oder Tropfen zum Einsatz kommen, es gibt sie aber auch zur äußerlichen Anwendung als Pflaster oder Gel. Ihr Hauptziel ist es, die Wechseljahresbeschwerden, vor allem aber das Osteoporoserisiko in den Griff zu bekommen. Darüber hinaus erhofft man sich einen Hemmeffekt auf bestimmte Tumore wie den Brustkrebs, dessen Risiko ja bekanntlich mit dem Einsetzen der Wechseljahre deutlich zunimmt.

Gerade die letzte Hoffnung jedoch scheint, wie ein Oxforder Team unter Leitung von Prof. Valerie Berald herausfand, trügerisch zu sein. Die englischen Forscher werteten 51 weltweit durchgeführte Studien zum Thema Hormontherapie aus und erhielten dadurch die Daten von über 160.000 Frauen im Alter von 50 bis 70 Jahren, von denen ein Drittel an Brustkrebs erkrankt war. Die Daten zeigten: Ohne Hormonbehandlung erkranken 45 von 1.000 Frauen an dem bösartigen Tumor, nach 10-jähriger Behandlung nimmt die Quote um sechs, nach 15-jähriger Behandlung um zwölf Fälle zu. Das Brustkrebsrisiko sinkt also nicht, sondern steigt an, und zwar mit jedem Jahr der Hormoneinnahme um etwa 2,3 Prozent.

Eine Studie von AOK und dem Bremer Institut für Präventionsforschung und Sozialmedizin kommt zu ähnlichen Ergebnissen. Hier zeigte sich, dass bei Hormonbehandlungen, die über fünf Jahre dauern, nicht nur das Brustkrebs-, sondern auch das Gebärmutterkrebsrisiko deutlich zunimmt. Von den 42.000 Brustkrebsfällen im Jahre 1997 sind nach Schätzungen von Prof. Eberhard Greiser, dem Leiter der Studie, 5.000 auf eine vorherige Östrogenbehandlung zurückzuführen – das sind fast zwölf Prozent!

Zahlen, die nicht unbedingt für die Hormontherapie sprechen. Auch sollten ihre therapeutischen Möglichkeiten nicht überschätzt werden. Zwar gilt es als sicher, dass sie das Knochengewebe verdichtet und dadurch vor Osteoporose schützt. Allerdings ist dieser Schutz nicht hundertprozentig. Denn nur etwa 30 Prozent der weiblichen Knochenmasse werden überhaupt in Abhängigkeit von Östrogen gebildet. Und dies bedeutet im Umkehrschluss, dass die Hormontherapie nur begrenzte Chancen hat, den Knochenschwund aufzuhalten.

Zweifelhaft ist auch, ob sie vor den gefährlichen Ablagerungen der Arteriosklerose und damit vor Herzerkrankungen schützt. »Es gibt bis heute keinen Beweis für einen diesbezüglichen Nutzen«, warnt Prof. Clemens von Schacky, Kardiologe an der Universität München, »ganz im Gegenteil, es mehren sich die Beweise für ihre Nutzlosigkeit.« In einer amerikanischen Studie an 309 hormonbehandelten Frauen verschlimmerte sich in den ersten zwei Jahren sogar der Zustand der Blutgefäße, nach vier Jahren war die Hormontherapie wohl nicht mehr schädlich, dafür zeigte sie aber auch keinen Nutzen.

Auch die Hoffnung, Alzheimer-kranken Frauen mit Hormongaben helfen zu können, hat sich laut einer Studie der amerikanischen »Alzheimer Disease Cooperative Group« zerschlagen. Zwar sorgen die Hormone kurzfristig für ein gewisses »Aufwachen« der Verbindungen im Gehirn, doch längerfristig können auch sie den geistigen Verfall nicht stoppen.

Da die Östrogentherapie also alles andere als ein unkompliziertes und sicheres Mittel im Kampf gegen die Beschwerden des Klimakteriums ist, lohnt es sich, nach Alternativen Ausschau zu halten. Und davon gibt es eine ganze Menge.

Frauen nach den Wechseljahren sollten zum Beispiel darauf achten, immer ein paar Fettpolster mit sich herumzutragen. Kein Witz! Denn sobald die Eierstöcke kein Östrogen mehr produzieren, übernehmen die Fettzellen diese Aufgabe; sie sind die wichtigsten Östrogenlieferanten nach den Wechseljahren. »Die Hormontherapie steht erst seit 40 Jahren zur Verfügung«, so die amerikanische Ernährungsberaterin Debra Waterhouse, »aber die Fettzellen haben seit jeher die Fähigkeit zur Östrogenproduktion.« Das sollten wir nicht vergessen. Übergewicht wird erst dann zum Problem, wenn es Maße erreicht, die zu einer echten Gesundheitsbeeinträchtigung führen.

In den Blickpunkt der Wissenschaften gerieten in den letzten Jahren außerdem pflanzliche Hormone, die so genannten Phytoöstrogene. Das Besondere an ihnen: sie wirken zwar - wie schon ihr Name erahnen lässt - ähnlich wie die körpereigenen Östrogene, doch sie haben nicht deren negative Nebenwirkungen. Was daran liegt, dass die pflanzlichen Hormone überwiegend an den Beta-Östradiol-Rezeptoren des weiblichen Körpers andocken, über die vor allem die Funktionen von Herz, Kreislauf, Gehirn, Knochen und Muskeln gesteuert werden. »Daher ihre positive Wirkung«, erklärt der Ulmer Gynäkologe Prof. Alfred Wolf, »auf Psyche, Knochenaufbau, Muskeln und Kreislaufsystem.« Die für Brust und Gebärmutter zuständigen Alpha-Östradiol-Rezeptoren werden von den pflanzlichen Hormonen weitgehend in Ruhe gelassen, so dass sie an diesen Organen auch nicht das Wachstum von Krebszellen anregen können. Dies unterscheidet sie von den Östrogenen aus Tier und Mensch.

Ergiebige Spender von Phytoöstrogenen sind Rotklee und Traubensilberkerze. In mehreren Studien zeigte sich, dass die Extrakte dieser Pflanzen vor allem die Hitzewallungen und depressiven Verstimmungen während der Wechseljahre vertreiben. Das Trockenextrakt der Rhabarberwurzel linderte in einer Studie an 107 Patientinnen typische Wechseljahresbeschwerden wie Schweißausbrüche, Schleimhauttrockenheit, Reizbarkeit und Schwindel.

Einer der fleißigsten Lieferanten von pflanzlichen Hormonen kommt jedoch aus dem Tierreich: die Biene. Ein Phänomen, das nur auf dem ersten Blick paradox erscheint, denn bei seinen Reisen von Blume zu Blume hat das Insekt ja ständig Gelegenheit, zahlreiche Hormone einzusammeln. Nicht verwunderlich also, dass die Bienenprodukte Perga (Bienenbrot), Propolis und Gelee Royal regelrechte Phytoöstrogenbomben aus der Natur sind. In einer Untersuchung der Universität Wien zeigte sich, dass die Phytohormone aus dem Bienenstock zahlreiche Wechseljahresbeschwerden lindern oder sogar zum Verschwinden bringen, wie etwa Leistungsabfall, Muskel- und Kopfschmerzen, Blasenschwäche, Hitzewallungen und Scheidentrockenheit. Auch ergaben sich erste Hinweise darauf, dass sie Osteoporose stoppen können.

Eine andere ergiebige Quelle an Phytohormonen ist Soja. Der Gesundheitsstatus japanischer Frauen beispielsweise geht zu einem großen Teil auf den hohen Sojaanteil ihrer täglichen Ernährung zurück. Ihr durchschnittlicher Periodenzyklus liegt bei 32 Tagen, ihr Brustkrebsrisiko ist um 25 Prozent geringer als hierzulande, und Wechseljahresbeschwerden kennen sie fast gar nicht. Auch in unseren Breiten werden mittlerweile zahlreiche Sojaprodukte angeboten. Neben »Klassikern« wie Tofu, Miso, Tempeh und Sojasauce erhält man sogar schon Kaffee, Sahne und Milch, die aus der exotischen Hülsenfrucht hergestellt wurden.

Wer mehr auf einheimische Kost steht oder Angst vor genverpanschten Sojawaren hat, braucht deshalb nicht auf Phytoöstrogene zu verzichten. Buchweizenmehl und Weizenkleie etwa enthalten ebenfalls große Mengen an pflanzlichen Hormonen, absoluter Spitzenreiter unter den Getreiden ist der Leinsamen. Sein großer Vorteil: Man kann ihn sich, ähnlich wie Weizenkleie, einfach übers Müsli oder in den Joghurt streuen oder in

Form von Leinsamenbrot in jeder gut sortierten Bäckerei kaufen. Man kann ihn natürlich auch mit Sojaprodukten kombinieren. Eine Kombination, die - wie eine Studie der Universität Haifa herausfand - ungemein wirkungsvoll sein kann. Die israelischen Wissenschaftler verköstigten 78 Frauen mit klimakterischen Beschwerden zwölf Wochen lang mit einem Speiseplan, der zu 25 Prozent aus Leinsaat, Tofu, Miso und Sojamilch bestand. Das Ergebnis: Im Blut der Frauen zeigten sich nach ihrer »Phyto-Kur« ähnlich hohe Hormonwerte, als wenn man sie per Östrogentherapie behandelt hätte. Hitzewallungen und Austrocknen der Schleimhäute waren deutlich zurückgegangen, einige Patientinnen berichteten schon wenige Tage nach Beginn ihrer Diät von einer deutlichen Stabilisierung ihres Kreislaufs. Allerdings verschlechterte sich ihr Zustand rasant, wenn sie - etwa durch eine Reise - auf ihre phytoöstrogenreiche Kost verzichten mussten.

Testosteron: Warum Diäten den Mann zum Weichei machen

Nicht nur Männer haben Testosteron, sondern auch Frauen. Allerdings ist bei ihnen der Anteil um etwa das 15-fache geringer als bei Männern. Außerdem wird dieses Hormon bei ihnen durch die großen Progesteronmengen in seinem Wirkungsradius eingeschränkt. Und das ist auch gut so. Denn der biologische Sinn von Testosteron besteht im Wesentlichen in Kraftmeierei. Auf körperlicher Ebene protegiert es den Aufbau von Protein und Muskelmasse, auf psychischer Ebene zeigt es sich als Antreiber expansiver und zum Teil auch aggressiver Handlungen. Ganz zu schweigen davon, dass Testosteron bei überempfindlichen Kopfhaarwurzeln für Haarausfall sorgt - und das nicht nur bei Männern, sondern auch bei Frauen.

Wie alle Hormone reagiert Testosteron äußerlich sensibel auf Stressreize. Unter Angst etwa kann die Ausschüttung des Hormons gedrosselt werden, im Wettkampf wird sie gesteigert. Für das Ernährungsverhalten besonders interessant ist jedoch die Tatsache, dass Diäten und Fastenkuren zu einem drastischen Absinken des Testosteronspiegels führen. Und das hat Konsequenzen. Angenommen, Sie haben sich als Mann ein paar Kilo an Fettpolstern zugelegt. Sie schauen in den Spiegel und finden, dass all die Ringe um die Hüften, ihr Doppelkinn und auch Ihr Kugelbauch das »typisch Männliche« ihrer Figur zerstören, ja, Sie sogar irgendwie weiblich aussehen lassen. Sie haben damit auch aus physiologischer Sicht vollkommen recht. Denn in Ihrem Depotfett werden männliche Hormone zu Östrogen umgewandelt, und das sorgt bekanntlich für weiche Formen. Also beschließen Sie, sich einer Fastenkur zu unterwerfen. Damit das Fett verschwindet und Ihr Körper wieder kernig-männlich aussieht. Doch genau dieses Ziel werden Sie so nicht erreichen. Denn über diverse hormonelle Zwischenstufen führt das Fasten dazu, dass Ihr Körper weniger Testosteron bildet. Und das bedeutet, Sie verlieren zwar Kilos und Fett, aber männlicher werden Sie nicht. Im Gegenteil, Sie verlieren sogar an Männlichkeit. Weswegen die meisten Männer nach Diäten schlaff, ausgepumpt und Mitleid erregend aussehen, wie ein Bratwurstschlauch, der vom Metzger nur zur Hälfte mit Fleisch gefüllt wurde. Ganz zu schweigen davon, dass der akute Testosteronabfall auch Ihre Libido zum Erlahmen bringt.

Wenn Sie dann genug haben von dieser Tragödie, werden Sie vermutlich beschließen, wieder ein normales Leben zu führen und zu essen wie ein normaler Mensch. Doch damit werden Sie natürlich auch wieder Fett anlegen, höchstwahrscheinlich sogar mehr als jemals zuvor. Denn der JoJo-Effekt gilt ja nicht nur für diätierende Frauen, sondern auch für Männer. Für Sie bedeutet die Fettzunahme freilich, dass auch wieder mehr Testosteronanteile zu Östrogen umgewandelt werden. Und dadurch werden Sie am Ende nicht nur dicker, sondern auch weiblicher aussehen als vor der Diät.

Fazit: Fastenkuren sind für Männer genauso unsinnig wie für Frauen. Es sei denn, man kombiniert die Diät mit ausreichend körperlicher Bewegung. Denn regelmäßiger Sport erhöht nicht nur die Muskelmasse, sondern auch die Testosteronwerte. Oder aber, man gibt sich, sofern es gesundheitlich vertretbar ist, zufrieden mit der Figur, die man hat. Denn Umfragen bei Frauen zu ihren Vorlieben beim männlichen Geschlecht zeigen immer wieder, dass sie Speckansätze bei Männern durchaus attraktiv finden.

Langsam bergab: Die Wechseljahre des Mannes

Dass Frauen in die Wechseljahre kommen, ist schon länger bekannt. Doch dem »Klimakterium virile«, den männlichen Wechseljahren also, geht immer noch der Ruf nach, lediglich als Ausrede für jene Männer da zu sein, die ihren jugendlichen Macho-Elan gegen das eher beschauliche Dasein eines Familienvaters eingetauscht haben. Weswegen denn auch laut einer Emnid-Umfrage jeder zehnte Mann die Existenz männlicher Wechseljahre abstreitet. Verständlich wird diese Einschätzung vor dem Hintergrund, dass gerade einmal sechs Prozent der Männer von ihrem Arzt auf ihr Klimakterium aufmerksam gemacht werden.

Aus wissenschaftlicher Sicht gibt es jedoch keine Zweifel an der Existenz der männlichen Wechseljahre. So wie die Frau in der Menopause einen Großteil ihrer weiblichen Hormone einbüßt, so verliert der Mann in dieser Phase einen Großteil seines Testosterons. Allerdings läuft bei ihm der hormonelle Abfall erheblich langsamer ab. »Zwischen dem 40. und 70. Lebensjahr«, erklärt Dr. Friedrich Jockenhövel von der urologischen Uni-Klinik in Köln, »sinkt bei Männern der Testosteronspiegel um etwa 1,2 Prozent pro Jahr.« Dementsprechend langsam können sich bei ihm die Symptome der Wechseljahre einstellen, weswegen auch gerne von dem »schleichenden Klimakterium« des Mannes gesprochen wird.

Nichtsdestoweniger: Auch beim Mann können die klimakterischen Beschwerden echte Probleme mit sich bringen. Denn körperliche Kraft, Ausdauer sowie die Knochendichte nehmen ab, auf der anderen Seite nimmt das Körpergewicht bei älteren Männern oft deutlich zu. Weil ihnen mit der schwindenden Muskelmasse ein potenter Kalorienkiller verloren geht. Weil aber auch der Appetit auf Deftiges bestehen bleibt und zum Teil sogar zunimmt, als Lustersatz für nachlassende sexuelle Energien und nachlassende sexuelle Potenz. Auch die Regenerationsfähigkeit lässt nach: Durchzechte Nächte machen sich erheblich stärker und länger bemerkbar als früher, außerdem dauert es länger, sich von Verletzungen und Krankheiten zu erholen.

Die größten Probleme bereitet aber wohl die Psyche. »Zu den wichtigsten psychischen Symptomen der männlichen Wechseljahre«, so Hans Zeier, Professor für Psychophysiologie der Technischen Hochschule in Zürich, »zählen Konzentrationsschwierigkeiten, Vergesslichkeit, Reizbarkeit, Unentschlossenheit, Ängste und depressive Verstimmungen sowie das Gefühl, einsam, unattraktiv und ungeliebt zu sein.« In einer Erhebung an 240 Männern im »klimakterischen Alter« nannten allein zwei Drittel der Befragten Müdigkeit und Konzentrationsstörungen als ihre Hauptbeschwerden, ein Drittel berichtete von Depressionen und Gefühlen der Sinnlosigkeit.

Gründe genug also, das Klimakterium virile ernst zu nehmen. Nahe liegende Therapie ist sicherlich, das wachsende Hormondefizit mit einer Gabe von Testosteron aufzufangen. Doch diese Therapie steht nach wie vor im Verdacht, das Risiko für Prostatakrebs zu erhöhen. Probleme machen außerdem die Zubereitungsformen. Denn in Form einer Pille wird die Leber zu stark belastet und das verabreichte Testosteron zu schnell abgebaut. Bleiben als Alternative Injektionen. Doch auch sie haben Nachteile. Denn die Spritzen erfolgen im Abstand von zwei bis drei Wochen, mit der Folge, dass es zum »Achterbahneffekt« kommt: Kurz nach der Injektion ist der Testosteronspiegel bei den Patienten stark erhöht, kurz davor ist er hingegen wieder deutlich abgesenkt. Deshalb arbeiten Wissenschaftler an der Entwicklung von »Injektionen mit Verzögerungstaktik«, mit denen es dann möglich sein soll, mit einer einzigen Spritze einen stabilen Hormonspiegel über drei Monate zu halten.

Auf jeden Fall für stabile Testosteronwerte sorgen die Testosteronpflaster, die der Mann täglich neu auf Hoden oder Brust aufklebt. Sie führen allerdings manchmal zu Reizungen der Haut, außerdem sind sie bislang zu groß und unförmig, um sie ohne weiteres unter einem Hemd oder in einer Hose zu verstecken.

Als alternative Hormontherapie schlucken einige deutsche und viele amerikanische Männer derzeit DHEA (Dehydroepiandrosteron), eine Vorstufe des Testosterons. Es soll nicht nur Alterungsprozesse aufhalten, sondern auch die Sexualität steigern, Fettdepots zum Schmelzen bringen und das Risiko für Herzerkrankungen minimieren. Doch ob es tatsächlich gegen das Altern hilft, ist zweifelhaft. Zwar steht fest, dass mit steigendem Lebensalter die DHEA-Konzentration im Blut abnimmt, doch dies lässt keinesfalls den Umkehrschluss zu, mit einer Verabreichung der Hormonvorstufe einen Verjüngungseffekt erzielen zu können. Der Würzburger Endrokinologe Prof. Bruno Allolio konnte in einer Studie an gesunden Männern im Alter zwischen 50 und 70 Jahren keinerlei Nutzen von DHEA ausmachen. Dafür erhöht es - ähnlich wie die Standardhormontherapie - das Risiko, an Prostatakrebs zu erkranken.

Voll im Anti-Aging-Trend des Mannes ist zurzeit auch das Wachstumshormon Somatropin. Es soll das Muskelwachstum anregen sowie verlorene Vitalität und Spannkraft zurückbringen. Es existieren jedoch auch Hinweise darauf, dass Somatropin den programmierten Zelltod von Krebszellen - die so genannte Apoptose - unterdrückt und dadurch möglicherweise das Wachstum von Tumoren begünstigt.

Ein weiterer Renner unter den derzeitigen Anti-Aging-Mitteln ist Melatonin. Als Hormon wird es normalerweise ohnehin von unserer Zirbeldrüse produziert, um den Schlaf einzuleiten. Zusätzliche Gaben sollen Alterungsprozesse verzögern oder sogar rückgängig machen können. Tatsache ist jedoch, wie Prof. Peter Liebmann von der Universität Graz betont, dass man bislang nur wenig über die Funktionen von Melatonin weiß. »Eine Theorie des Alterns ist die Verschleißtheorie«, so Liebmann, »wonach freie Radikale durch Oxidation das Erbgut schädigen und dadurch zum Altern führen.« Melatonin wirke aber, so Liebmann weiter, kaum antioxidativ. Und deswegen hätte es auch keinen sonderlichen Einfluss auf den Verlauf von oxidationstypischen Erkrankungen wie etwa der Arteriosklerose.

Außerdem: Wer seinen Körper mit Stoffen gegen den Altersverschleiß versorgen will, braucht dazu nicht unbedingt Hormone. Eine aktuelle Studie belegt etwa starke Anti-Aging-Effekte bei Buzhong-Yi-Qi-Tang, einem Heilmittel aus der Traditionellen Chinesischen Medizin. Und von den Vitaminen, Sulfiden und Carotinoiden aus Obst und Gemüse ist schon länger bekannt, dass sie antioxidativ wirken. Wirkungsvolle Antioxidantien finden sich außerdem in Grün-, Rotbusch-, Honigbusch- und Cystustee sowie im Rotwein.

Ohne Hormongaben durchs Klimakterium virile

Tees und Weine mögen zwar gewisse Phänomene des Altersverschleißes mildern, sie helfen jedoch nicht gegen die psychischen Symptome der männlichen Wechseljahre. »Die Erfahrung zeigt«, mahnt Psychophysiologe Zeier, »dass die medizinische Behandlung stets mit einem gezielten Verhaltenstraining verbunden sein sollte.« Vor allem müssten ältere Männer lernen, sinnvoll mit ihrem Körper umzugehen und sich neuen Herausforderungen zu stellen. Denn es sind ja nicht nur die Hormonwerte, die sich bei ihnen während des Klimakteriums verändern, sondern auch die alltäglichen Lebensumstände. Oft verlassen die Kinder in dieser Zeit das Haus, mit der Folge, dass die Ehefrau sich Tätigkeiten jenseits des reinen »Mutterdaseins« sucht und damit auch die Partnerschaft zum Mann neu definiert. Ganz zu schweigen davon, dass der Mann selbst ja auch in den Ruhestand tritt. Auf all diese Veränderungen muss er mit psychischer und sozialer Kompetenz reagieren – und dabei hilft ihm kein Hormon.

Zwei Dinge helfen aber dem »klimaktierenden« Mann auf jeden Fall: zum einen die Umstellung der Ernährung auf fleischarme Kost mit einem gleichzeitigen Anheben des Ballaststoffanteils. Denn das, was Männer mit zunehmendem Alter wirklich umbringt, sind Übergewicht, Vitaminmangel und träge Därme sowie hohe Harnsäure- und Blutfettwerte. Zudem sollte auf einen hohen Zinkanteil in der Nahrung geachtet werden. Der Grund: Das Mineral hemmt in den männlichen Fettzellen die Umwandlung von Testosteron in Östrogen. Nahrungsmittel mit hohem Zinkanteil sind Hülsenfrüchte, Nüsse, Bierhefe (aber nicht das Bier selbst!) und Austern. Einige Medikamente wie die Antibiotika Penizillamin, Tetrazyklin und Isoniazid hemmen die Verwertung des Spurenelements. Dies sollte vor einem übereilten Griff zu Hormonen oder Anti-Aging-Drogen unbedingt berücksichtigt werden.

Die zweite natürliche Waffe gegen das Klimakterium virile ist der Sport. In mehreren Studien zeigte sich, dass regelmäßige körperliche Bewegung nicht nur die Entstehung typischer Altersbeschwerden wie Arteriosklerose und Osteoporose verzögert, sondern auch die hormonelle Situation des alternden Mannes stabilisiert. Kraft- und Kraftausdauertraining steigern die Ausschüttung von Testosteron, während Ausdauersportarten wie Jogging und strammes Spazierengehen Körperfett abbauen, so dass im männlichen Körper geringere Mengen an Testosteron zu Östrogen umgebaut werden.

Wichtig ist, mit dem Sport frühzeitig zu beginnen. Wer bereits in seinen 40ern damit anfängt, sich zwei- bis dreimal pro Woche für mindestens eine Stunde intensiv zu bewegen, hat gute Aussichten, dass die Wechseljahre unbemerkt an ihm vorübergehen. Ein späterer sportiver Einstieg mag die Symptome der männlichen Wechseljahre nicht mehr beeinflussen, macht aber dennoch Sinn. In einer US-Studie schafften es Männer im Alter von durchschnittlich 87 Jahren, durch Besuche im Fitness-Studio ihre Muskelkraft noch um 113 Prozent zu steigern!

Der Stoffwechselunterschied: Warum für Frauen Sport besser ist als eine Diät

Die hormonellen Unterschiede von Mann und Frau wirken sich, wie wir bereits gesehen haben, auch auf den Stoffwechsel aus. So fördert Testosteron den Eiweißaufbau, während Östrogen mehr zum Unterhautfettgewebe beiträgt. Es lohnt sich, hier einen noch tieferen Blick in das Stoffwechselgeschehen von Männern und Frauen zu werfen.

Wer Sport treibt, braucht bekanntlich Energien. Der menschliche Körper kann hier auf mehrere Quellen zurückgreifen, vor allem aber auf Kohlenhydrate, also Zucker, und Fette. Mehrere Untersuchungen der letzten Jahre haben ergeben, dass Frauen bei länger andauernden Sportbelastungen mehr auf Fett und weniger auf Kohlenhydrate zurückgreifen als Männer. Was bedeutet diese Erkenntnis für den Alltag?

Sie bedeutet zunächst einmal, dass gerade Frauen, wenn sie schon unbedingt abnehmen wollen, weniger auf Diäten als auf regelmäßigen Ausdauersport setzen sollten. Denn ihr Körper greift hier mehr als der des Mannes auf die Fettreserven zurück. Sie bedeutet aber auch, dass Frauen in extremen Ausdauersportarten den Männern überlegen sind, denn Fett ist als Energiequelle um ein Vielfaches ergiebiger als Zucker. Voraussetzung für die Entfaltung des weiblichen Ausdauertalents ist freilich, dass auch entsprechend trainiert wird. »In Bezug auf Marathon, Triathlon oder ähnliche extreme Ausdauersportarten«, erklärt Prof. Brent Ruby, Direktor vom Human Performance Laboratorium der Universität Montana, »bringen Frauen zweifelsohne das größere Talent mit. Die bisherige Überlegenheit der Männer auf diesen Gebieten beruht wahrscheinlich darauf, dass sie darin in größerem Umfang gefördert und trainiert werden.«

Die größere Ausdauereignung der Frau hat freilich nicht nur Konsequenzen für den Sport. Sie ist auch ein deutlicher Hinweis darauf, dass die immer wieder zu hörende Macho-These, wonach schon in Urzeiten der Mann als Jäger und Sammler unterwegs war, während die Frau zu Hause bei den Kindern und über den Kochtöpfen hockte, auch physiologisch kaum zu halten ist. Denn warum sollte der Frauenkörper solche extremen Ausdauerkapazitäten entwickelt haben, wenn sie nicht irgendwann einmal genutzt wurden? Ein Organismus kann sich gar nicht erlauben, in der Evolution überflüssige Talente zu entwickeln, wenn er überleben will. Also spricht der ausdauerbegabte Körper der Frau eher dafür, dass sie in Urzeiten auch häufig draußen unterwegs war.

Von immunschwachen Kerlen und eisenharten Mädchen

Die medizinischen Unterschiede zwischen den Geschlechtern, und was sie für ihre Ernährung bedeuten

Helen und ihr Haarproblem

Es ist zum Haare ausraufen. Obwohl das eigentlich gar nicht mehr notwendig ist. Denn Helen fallen ohnehin schon die Haare aus, warum sollte man sie dann noch ausreißen? Das klingt zynisch, und Helen weiß das auch. Doch der Zynismus ist das einzige, was sie derzeit in diesem Zusammenhang empfinden kann.

Etwa zwei Jahre ist es her, als Helen feststellte, wie sich immer mehr Haare in ihrer Bürste verfingen und der Abfluss nach dem Duschen regelmäßig verstopfte. Vom Friseur bekam sie ein paar sündhaft teure Kur- und Vitamin-Shampoos, doch die halfen nicht. Also tat sie am Ende das, was wohl die meisten Frauen in ihrer Situation machen würden: Sie ging zum Frauenarzt. Und der hatte natürlich sofort den Durchblick. »Schauen Sie nur, wie Sie aussehen«, teilte er ihr mitfühlend mit, »blasse Haut, brüchige Fingernägel, und die Haare fallen Ihnen aus. Sind Sie in letzter Zeit auch besonders oft müde?« Helen nickte. »Ganz klar«, attestierte der Arzt, und er tat dabei so, als hätte er es schon vorher gewusst, »Sie haben Eisenmangel. Aber keine Sorge, das kriegen wir schon hin.« Und so schrieb er ihr ein paar Eisenpillen aufs Rezept, mit denen werde sich das Problem schon binnen einiger Wochen erledigen.

Erst später fiel Helen ein, dass ihre Haut schon von Geburt an nur wenig Pigmente hatte und ihre Fingernägel vom Nägelkauen brüchig waren. Und ihre Müdigkeit hatte wahrscheinlich etwas mit dem Schichtdienst zu tun, den sie als Polizistin zu absolvieren hat. Doch Helen schluckte brav ihre Eisenpillen. Ihre Haare allerdings ließen sich davon nicht beeindrucken. Dafür aber ihr Darm. Denn der machte den Eindruck, als hätte er durch das Eisen verlernt, wie das funktioniert mit dem Stuhlgang. Und wenn etwas rauskam, dann waren es kleine schwarze Knüttel. Schließlich bekam Helen sogar Hämorrhoiden. Niemals in ihrem Leben zuvor hatte sie damit Probleme gehabt, und so versenkte sie schließlich den Rest ihrer Eisenpillen im Müll.

Was dann freilich werden sollte, konnte Helen nicht so genau sagen. Eisen würde sie jedenfalls nicht mehr schlucken. Vielleicht sollte sie sich in der Apotheke dieses homöopathische Präparat holen, das gegen weiblichen Haarausfall so gut helfen soll. Oder aber sie würde sich mit ihrem Problem arrangieren. Eine Glatze hatte sie ja noch nicht. Vielleicht könnte sie ja ihre Haare einfach zum Bubi-Kopf schneiden. Wer sagt denn eigentlich, dass Frauen immer lange Haare haben müssen?

Rüdiger und das Schwänzken-Problem

Rüdiger ist jetzt 46 Jahre alt. Eigentlich ist alles in Ordnung. Im Job ist er langsam, aber stetig zum Abteilungsleiter aufgestiegen. Das Haus im Grünen steht, und die beiden Kinder sind auf dem Gymnasium. Mit seiner Frau verträgt er sich auch. Obwohl - in letzter Zeit hat sein spezielles Problem dort für etwas Verstimmung gesorgt. Seine Frau sagt zwar nichts und setzt ihn auch nicht unter Druck. Aber Rüdiger spürt, dass da etwas ist. Dass sein spezielles Problem langsam an seinem Eheglück zu nagen beginnt.

Rüdigers spezielles Problem heißt Impotenz. Echt ärgerlich und frustrierend. Mann will, aber Mann kann nicht. Seit zwei Jahren schon. Zum Arzt ist er deswegen bisher noch nicht gegangen. Irgendwie hoffte er, dass sich das Problem von alleine erledigen würde. Aber das ist nicht passiert. Im Gegenteil. Aus gelegentlichen Versagern wurde der Regelfall. Rüdiger ist jetzt soweit, dass er nur noch an Beischlaf denken braucht, um in tiefe Traurigkeit zu fallen.

Von einem Kumpel, der ähnliche Probleme hatte, hat sich Rüdiger die Adresse eines Internisten geben lassen. »Der wird dir helfen«, hat sein Kumpel gesagt. »Und der greift auch nicht gleich zu Pillen wie Viagra oder irgend so'n Scheiß. Ist ein echter Naturdoktor, und ein ganz eigenes Kaliber. Wirst schon sehen.«

Und in der Tat: Der Arzt ist eigenartig. Als es Rüdiger tatsächlich geschafft hat, ihm ohne Stottern von seinem Problem zu erzählen, ist er erstaunt, was da für Fragen auf ihn einprasseln. Wieviel Sport er macht, wie es auf seinem Teller aussieht, ob da viel Fleisch drauf ist, mit schöner fetter Sahnesauce. Ob Rüdiger oft in Kantinen isst, dabei Alkohol trinkt und Zigaretten raucht. Ob abends immer ein schönes dickes Stück Wurst auf dem Brot liegt. Und dann sagt dieser Doktor allen Ernstes: »Sehen Sie. Wenn man unter seinem Bauch das Schwänzken nicht mehr sieht, muss das nicht daran liegen, dass das Schwänzken nicht mehr groß werden will, sondern daran, dass der Bauch das Schwänzken nicht mehr groß werden lässt. Will sagen: Bevor wir untersuchen, ob etwas mit ihrem Hormonspiegel nicht mehr stimmt, schauen wir uns erst einmal ihre Cholesterinwerte und ihr Herz an. Und dann sehen wir weiter.«

Dann kommt der Test auf dem Ergometer. Ein Offenbarungseid. Nicht nur, dass Rüdiger restlos aus der Puste ist und es im Brustkorb schmerzt. »Sie stehen kurz vor dem Infarkt«, teilt der Arzt ihm mit. Und: »Seien Sie froh, dass Schwänzken Ihnen heimgeleuchtet hat. Hätten Sie nicht Ihre Potenzprobleme gehabt, wären Sie ja wohl nicht hier. Und das bedeutet, dass Sie wahrscheinlich in ein paar Jahren den ersten Infarkt erlitten hätten.« Und die Perspektiven? »Gar nicht so schlecht. Wenn Sie mitziehen. Mehr Bewegung, keine Kippen, weniger Fettes auf dem Tisch. Und wenn Sie nicht mitziehen, gibt es ja noch die Pillen für die Cholesterinsenkung. Sie wissen schon. So etwas wie Lipobay. Das, was aus Ihren Muskeln so eine schöne weiche Pampe macht.« O.k., das reicht. Gnade! Rüdiger hebt die Hände. Zum Abschied bekommt er noch einen Ernährungsplan, »und Sie werden sehen«, sagt der Arzt, »dass da auch durchaus was drauf steht, was Spaß macht.« Und nächste Woche soll Rüdiger wiederkommen, denn da gibt es die Cholesterinwerte. Doch eines will Rüdiger noch wissen, bevor er geht: Wann er damit rechnen kann, dass es wieder - Sie wissen schon? »Wenn alles nach Plan läuft, wird Schwänzken in ein paar Wochen wieder auf Vordermann sein, guter Mann. Und das Beste daran: Sie werden es sogar erleben.«

Von medizinischen Allheilmitteln und den kleinen Unterschieden

In den letzten Jahrzehnten sollten eigentlich die Gesundheitswissenschaften genug Aufschwung erfahren haben, um auch den geschlechtsspezifischen Besonderheiten von Mann und Frau mehr Aufmerksamkeit zu schenken. Und auf den ersten Blick sieht das auch wirklich so aus. Wir haben Gynäkologen, die auf den weiblichen Körper spezialisiert sind, und mit dem Urologen haben wir einen Facharzt, der in Gebieten wie Prostata und Testosteron zu Hause sein sollte.

Ein näherer Blick zeigt jedoch, dass der Geschlechtsunterschied in den Bio- und Gesundheitswissenschaften keine sonderliche Rolle spielt. So werden immer wieder Marginalprobleme hochgekocht wie die Eisenversorgung und die Wechseljahre der Frau, um aus dem Verkauf entsprechender Präparate Profit zu ziehen, doch die tatsächlichen Probleme fallen unter den Tisch. Wie etwa die Tatsache, dass etwa 95 Prozent aller Essgestörten und 70 Prozent aller Medikamentenabhängigen weiblichen Geschlechts sind. Unter den psychischen und psychosomatischen Krankheiten nehmen Frauen ebenfalls die Spitzenpositionen ein, ihr Anteil beträgt bei den Winterdepressiven 80 Prozent. Ganz zu schweigen davon, dass auch Arzneimittel bei Frauen ganz anders, oft viel stärker wirken als bei Männern. Doch all das wird in der medizinischen Forschung und Ausbildung hierzulande nur wenig berücksichtigt. Wer weiß denn beispielsweise wirklich Bescheid über die unterschiedlichen Krankheitssymptome bei Männern und Frauen? Niemand. Weil das nämlich in der Medizinerausbildung überhaupt kein Thema ist.

Auch Arzneimittel werden unausgewogen ausgetestet. Groß angelegte Studien wie die Helsinki-Heart (4.081 Teilnehmer) und die WOSCOP-Studie (6.595 Teilnehmer), in denen Medikamente gegen Arteriosklerose untersucht wurden, hatten keinen einzigen weiblichen Probanden! Nur Männer, und das, obwohl die getesteten Medikamente natürlich auch Frauen verordnet werden.

In den Arztpraxen herrschen ähnliche Ungleichgewichte. Eine englische Studie belegt, dass Ärzte bei Frauen deutlich weniger Blutdruck- und Cholesterinmessungen vornehmen und sie auch deutlich seltener nach ihren Ess- und Rauchgewohnheiten fragen. Medikamente zur Verbesserung des Blutflusses und zur Senkung der Cholesterinwerte werden ihnen ebenfalls seltener verschrieben. Denn ein gängiger Glaube ist, dass Frauen doch eh keinen Herzinfarkt bekommen. Tatsache ist, dass Frauenherzen mindestens so infarktanfällig sind wie Männerherzen. Männer hingegen werden in Arztpraxen nur äußerst selten auf ihre Midlife-Crisis angesprochen, obwohl mittlerweile klar ist, dass sie genauso mit klimakterischen Problemen zu tun haben wie Frauen.

Doch immerhin, es gibt auch Tendenzen, den Geschlechterfragen im Gesundheitsbereich mehr Beachtung zu schenken. Das Bundesministerium für Familie, Senioren, Frauen und Jugend legte 2001 einen Frauengesundheitsbericht vor, und Bundesgesundheitsministerin Ulla Schmidt kündigte an, ein Referat für frauenspezifische Gesundheitspolitik einzurichten. Vielleicht liegt dieses Bemühen um die weibliche Gesundheit ja auch daran, dass die beiden Initiatoren selbst Frauen sind. Unter männlicher Führung wäre das wohl kaum passiert. Wie auch immer - dies ist ein Schritt in Richtung einer geschlechtsspezifischen Gesundheitspolitik, der auch von und für Männer(n) weitergegangen werden sollte.

Männer und Frauen werden unterschiedlich krank

Ihre Hormon- und Stoffwechseldifferenzen bringen es mit sich, dass Frauen und Männer unterschiedlich krank werden. Denn Östrogen, Progesteron und Testosteron wirken nicht nur auf sekundäre Geschlechtsmerkmale wie Brüste, Hüften, Bartwuchs und Muskeln, sondern auch auf die Organe und das Immunsystem.

Von ebenso großer Bedeutung für die geschlechtsspezifischen Unterschiede beim Krankwerden ist neben den Hormonen auch der Lebensstil. Männer essen, trinken und arbeiten anders als Frauen, ganz zu schweigen davon, dass sie vor ganz unterschiedlichen Dingen Angst haben und in ganz unterschiedlichen Situationen unter Stress geraten.

Männer: Dauernd schuften, viel saufen, früh sterben

Die mittlere Lebenserwartung eines weiblichen Neugeborenen beträgt derzeit 81 Jahre, ein männliches Baby darf hingegen damit rechnen, gerade mal 74 Jahre alt zu werden. Nur jeder zehnte Mann kommt über die Altersgrenze von 90, bei den Frauen ist es immerhin jede Fünfte. Schwere Unfälle und Krankheiten sind Männersache, zwei Drittel aller Notfallpatienten sind Männer. Im jungen Erwachsenenalter erkranken sie häufiger und schwerer an Herz und Kreislauf, im Alter häufiger an den Atemwegen, wobei sich hier der Lungenkrebs als besonders verheerend zeigt. Und auch bei Leberzirrhose und Selbstmord sind ihre Quoten mehr als doppelt so hoch wie die der Frauen.

Das Dasein als Mann ist also in hohem Maße gefährlich. Und die Gründe dafür liegen nicht nur in den biologischen Voraussetzungen. Denn da hat der männliche Körper durchaus auch Vorteile vorzuweisen. So spricht etwa die Muskelverteilung eher für den Mann und ganz und gar nicht für die Frau. Der Anteil an Muskelgewebe ist bei Männern nämlich deutlich höher, und die Vorteile liegen nicht nur darin, dass durch

Muskelspannung das Skelett stabilisiert wird, sondern auch darin, dass viele Kalorien verbrannt werden und der Mann damit eher vor Übergewicht und Diabetes geschützt ist.

Die Gründe für das schwere Erkranken und frühzeitige Ableben der Männer liegen vor allem in ihrem ungesunden Lebensstil. »Ein Mann zu sein«, erklärt Sozialpädagoge Prof. Uwe Sielert von der Universität Kiel, »wird heute immer noch mit Begriffen umrissen wie klar, hart, fest, aktiv, leistungsorientiert, bestimmend und rational.« Und wer nach diesen Chauvi-Leitlinien lebt, hat nur wenig Chancen, gesund zu bleiben.

So zeigt ein Mann seine Härte darin, dass er sein Leben der Arbeit opfert und seinen Körper für die beruflichen Belange regelrecht ausbeutet. Wichtig ist dabei für ihn vor allem, dass andere Männer sehen, wie er sich quält, wie er auf Ruhe und Entspannung verzichtet, um beruflich das Rad am Laufen zu halten. Zum Ausgleich gönnt er sich allenfalls einen tiefen Blick ins alkoholgefüllte Glas. Wobei es wiederum als männlich zählt, möglichst viel Alkohol zu vertragen und auch noch im angetrunkenen Zustand das Auto fahren zu können – was natürlich auch nicht unbedingt zur Lebensverlängerung beiträgt.

Auch in punkto Ernährung sind Männer nicht bereit, von alten Klischees Abschied zu nehmen. Auf ihren Tellern dominiert nach wie vor das Fleisch, egal, wie es um ihre Harnsäure- und Cholesterinwerte aussieht. Und wenn ein Mann tatsächlich mal ins Vegetarierlager wechselt, mutiert er dort häufig zu einem Apostel, der mit seiner Ernährungsreligion seine Mitmenschen nervt. So ein Verhalten interpretieren Psychologen als typischen Ausdruck »von männlichem Imperialismus«. Womit die männliche und schon in der Bibel dokumentierte Eigenart gemeint ist, sich die Welt untertan zu machen. Und auch dieses Verhalten birgt ein enormes Gesundheitsrisiko, weil es zur andauernden Freisetzung von Stresshormonen führt.

Die medizinische Versorgung leidet ebenfalls unter dem Klischee vom härtesten Mann Deutschlands. Arztbesuche werden als weibische Schwäche gesehen und erst dann angetreten, wenn die Schmerzen nicht mehr zum Aushalten sind. In so einem fortgeschrittenen Stadium greifen freilich selbst die bestgemeintesten Therapieversuche nicht mehr. Stattdessen versuchen sich Männer eher als Frauen in Selbstmedikation, wobei sie ohne Befragen des Arztes auch rezeptpflichtige und riskante Antibiotika und Schmerzmittel einnehmen. Hinzu kommen noch zahlreiche Präparate und Nahrungsergänzungen gegen das Altern. Ein Mann in den 60ern und 70ern ähnelt hierzulande eher einem hektisch sich auffüllenden Pillenfass als einem Menschen, der in Würde älter wird.

Der Mann von heute ist außerdem immer noch mit seinen Sorgen und Nöten am liebsten allein. So betont Prof. Ulrike Maschewsky-Schneider vom Berliner Universitäts-Institut für Gesundheitswissenschaften: »Frauen sind eher bereit als Männer, Probleme in Familie und Beruf zu thematisieren, sich z.B. mit Freundinnen darüber zu unterhalten und dadurch Entspannung und Stressabbau zu erreichen.« Männer suchen wohl auch den Kontakt zu anderen Männern, doch dabei werden in erster Linie Witze, Sportergebnisse und berufliche Erfolgsberichte ausgetauscht. Und das gehört eher in die Kategorie »Prahlerei und andere Kraftmeiereien«, die den Körper über ihren Einfluss auf das vegetative Nervensystem abermals unter Stress setzen.

Die Unfähigkeit, Schwächen einzugestehen und sich anderen Menschen gegenüber »nackt« zu zeigen, überträgt sich schließlich auch auf die Sexualität. Viele Männer nehmen den Leistungsdruck aus dem Beruf mit ins Schlafzimmer. Die Folge: die sexuelle Befriedigung steht im Vordergrund, »dabei wirkt nicht die nackte sexuelle Empfindung positiv auf die Gesundheit«, so Sielers, »sondern die damit verbundene Intimität«. Nicht umsonst gehören Impotenz und männliche Unfruchtbarkeit zu den drängenden Problemen unserer Zeit.

Für den Mann gibt es also wohl nur einen Weg aus seiner gesundheitlichen Sackgasse: er muss sich endlich von seinen alten Rollenklischees verabschieden. Doch damit ist vorerst nicht zu rechnen. Denn die Geschichte zeigt, dass Männer immer dann besonders hart werden, wenn Frauen ihre Emanzipationsbemühungen forcieren. Und Frauen zeigen momentan nur wenig Lust auf Rückschritt, auch nicht, wenn dadurch die Männer länger am Leben blieben.

Frauen: Sensibel leiden, viel schlucken und spät sterben

Frauen werden älter als Männer, und auch bei den schweren Erkrankungen schneiden sie im Durchschnitt erheblich besser ab. Was nicht verwundern darf, da sie ja insgesamt gesünder leben. Sie achten mehr auf gesunde Ernährung, trinken und rauchen weniger und gehen frühzeitig zum Arzt. Und das wiederum darf auch nicht verwundern, weil die Frau ja bereits als Mädchen darauf geeicht wird, das »Gesundheitswesen« in der Familie zu mimen. Sie sorgt dort für das Wohlbefinden - nicht nur mit Fürsorge und lieben Worten, sondern auch mit Medikamenten. Sie ist dafür verantwortlich, dass die Pflaster, Schmerzpillen und Wundsalben in der Hausapotheke nicht ausgehen. Was sie natürlich zur idealen Zielgruppe für die Pharma-Industrie macht: »Karlchen hat Schnupfen, Mutti hat Nasivin.«

Die Gefahren im Leben einer Frau sind daher ganz anderer Natur als die des Mannes. Jemand, der so auf die Gesundheitsvorsorge getrimmt ist wie sie, riskiert, ein insgesamt sensibles, möglicherweise übersensibles Gespür für gesundheitliche Probleme zu entwickeln. »Frauen sind kritischer und auch unzufriedener mit ihrem Gesundheitszustand«, erklärt Prof. Klaus Hurrelmann vom Bielefelder Universitätsinstitut für Bevölkerungsforschung und Sozialpolitik, »und das ist in erster Linie auf ihre größere Sensibilität und Empfindlichkeit zurückzuführen.« Während Männer eher dazu neigten, Krankheiten als Ausdruck von Schwäche zu verdrängen, so Hurrelmann weiter, seien Frauen geneigt, »selbst kleinere Störungen als aussagekräftige Indikatoren für einen beeinträchtigten Gesundheitszustand zu werten«. Eine Neigung, die bereits im zarten Pubertätsalter erworben wird. Eine Umfrage an Jugendlichen ergab, dass 40 Prozent der Jungen, aber nur 20 Prozent der Mädchen ihren Gesundheitszustand als sehr gut einstufen. Und an dieser Verteilung wird sich auch im Erwachsenenalter nicht viel ändern.

Von der größeren »Störungssensibilität« der Frauen profitieren vor allem Mediziner und Pharma-Industrie. Fast jede zweite Frau greift zu Schmerzmitteln, eine halbe Million Frauen zu Benzodiazepinen (das sind fast doppelt so viele wie bei den Männern!), der berüchtigten Allzweckwaffe gegen alles, was psychisch oder psychosomatisch zwickt und peinigt. Benzodiazepine haben bekanntlich ein gewaltiges Suchtpotential, dennoch verschreiben Ärzte sie in ihren Rezepten doppelt bis dreimal so lange, wie es eigentlich im Beipackzettel steht. Und in der Werbung für Hormone erklärt die dynamische Architektin: »Für die Wechseljahre der Frau habe ich keine Zeit.« Was offenbar ihre Geschlechts- und Leidensgenossinnen genauso sehen: Mittlerweile greift jede fünfte Frau im Klimakterium zu Hormonpräparaten.

Doch nicht nur Schulmedizin und Pharma-Industrie, auch die Naturheilverfahren profitieren von der weiblichen Sensitivität in Gesundheitsfragen. Fast jede zweite Frau hat sich schon einmal alternativ therapieren lassen. An erster Stelle steht hier die Homöopathie, und deren Präparate sind in den Apotheken auch nicht gerade zu Spottpreisen zu haben.

Bleibt ferner noch zu ergänzen: Die weibliche Empfindlichkeit gegenüber gesundheitlichen Störungen heißt nicht, dass Frauen wehleidiger sind als Männer. Im Gegenteil. Krankenhausärzte wissen, dass gerade Frauen sehr gut Schmerzen aushalten könnten. Ähnliches hört man von Zahnärzten, die es häufiger mit männlichen als mit weiblichen Drückebergern zu tun haben.

Auch unter Hypochondern dominieren nicht etwa Frauen, sondern Männer. Was wiederum nicht erstaunlich ist. Denn bei Hypochondrie geht es darum, mit eingebildeten Krankheiten seine Umwelt in Atem zu halten und ihr Schuldgefühle einzureden (»Was beklagst Du Dich, Else, mir geht es doch viel schlechter als dir!«). Ein derartiges Verhalten hat viel mit der biblischen Neigung zu tun, sich die Welt untertan zu machen. Und so etwas ist - wir sagten es schon - Männersache.

Herz und Kreislauf: Frauen holen auf

Lange Zeit galten Frauen als »immun« gegenüber typischen Herz-Kreislauf-Erkrankungen wie Herzinfarkt und Schlaganfall. Man glaubte sie aufgrund ihrer die Blutgefäße »putzenden« Östrogene vor diesen schweren Problemen bewahrt. Doch heute weiß man es besser. Zwar sterben zwischen dem 45. und dem 74. Lebensjahr zwei- bis dreimal so viele Männer an Herzerkrankungen wie Frauen, »doch mit zunehmendem Alter«, so resümiert es die *Münchner Medizinische Wochenzeitschrift*, »holt das weibliche Geschlecht dramatisch auf«. In den USA liegt der Männeranteil unter den Herz-Kreislauf-Toten gerade noch zehn Prozent über dem der Frauen - viele Wissenschaftler erwarten im mitteleuropäischen Raum bald ähnliche Daten.

Bleibt die Frage nach den Ursachen für diese Entwicklung. Mit dem Östrogenabfall während der Wechseljahre ist sie nicht zu erklären. Denn dieser Abfall geschieht abrupt, das Risiko der Herzerkrankung bei Frauen steigt jedoch bei zunehmendem Alter allmählich an: Ab dem 40. Jahr erfolgt die Annäherung der Herzerkrankungsquote der Frauen an die der Männer Schritt für Schritt, mit dem 70. Lebensjahr hat sie die Männerkurve eingeholt. Von Menopausen-Knick also keine Spur.

Naheliegender ist da schon die Ursache, dass bei Frauen typische Risikofaktoren für den Herzinfarkt mehr Gewicht haben als bei den Männern. Und in der Tat: Bluthochdruck und Altersdiabetes wirken sich auf das weibliche Herz erheblich schädlicher aus als auf das männliche. Außerdem verschreibt sich die Frau im Laufe ihres Lebens, vor allem dann, wenn sie verheiratet ist und Kinder hat, zunehmend einem ungesunden Lebensstil. Einer der Faktoren, die dabei eine Rolle spielen, ist die Ernährung. Viele verheiratete Frauen starten zwar mit dem Vorsatz, in Ehe und Familie für eine gesunde Küche zu sorgen. Doch wenn sie dann der Alltag in Gestalt eines Mannes einholt, der unterschwellig oder sogar offen nach den Menüs seiner Mami verlangt (»Du könntest ruhig mal bei Mutter über die Schultern gucken, wenn sie kocht ...«), lässt sich die eine oder andere Hausfrau – dem vermeintlichen Wohl ihres Mannes zuliebe – dazu verleiten, sich nach Mamis Kochkünsten zu orientieren. Was bedeutet, dass sie nicht nur anders zu kochen, sondern selbst auch anders als vorher zu essen beginnt. Mit fetten Saucen, mehr Fleisch und weniger Gemüse. Hinzu kommt, dass Frauen heute nach Heirat und Kinderkriegen erbarmungsloser von Stress und Frust heimgesucht werden als je zuvor. Denn die Zeiten, in denen diese Ereignisse noch als hundertprozentige »Erfüllung des Weibes« galten, sind vorbei. Mit der Folge, dass sich die moderne Familienfrau als »Teilerfüllte« auch noch im Beruf tummelt, wobei ihre Pflichten im Haushalt keinesfalls heruntergefahren werden. Und das hat wiederum zur Folge, dass sie mehr Belastung und mehr Frustrationen erfährt, was sich nicht nur direkt über Stresshormone, sondern über eine hastige und ungesunde Ernährung auch indirekt auf ihr Herz-Kreislauf-System auswirkt.

Was weibliche und männliche Herzen schützt

Bekanntermaßen stürzen wir nicht alle im Laufe der Jahre zwangsläufig auf einen Herzinfarkt zu. Es stehen uns durchaus Techniken zur Verfügung, uns davor zu schützen. Für Frauen ist sicherlich eine der wichtigsten Maßnahmen, mit dem Rauchen aufzuhören. Mehrere Studien belegen, dass sich Zigarettenkonsum im weiblichen Herz-Kreislauf-System besonders drastisch niederschlägt. Raucherinnen erleiden in ihrem Leben deutlich früher Infarkte als ihre männlichen Nikotinpendants. Außerdem fallen Infarkte bei ihnen schwerer und häufiger tödlich aus.

Eine weitere Alternative im Kampf gegen den Herzinfarkt sind Medikamente aus der Gruppe der Statine. Sie senken den Cholesterinspiegel im Blut und damit das Risiko von Ablagerungen an den Blutgefäßwänden, der so genannten Arteriosklerose. Doch Statine sind nicht unproblematisch. Spätestens seit Lipobay, unter dessen Einfluss sich neben den Cholesterinplaques auch die Muskeln auflösten wie Schnee unter der Sonne, ahnen selbst pharmahörige Ärzte und Patienten, dass diese Mittel nicht gerade harmlos sind.

Bleiben noch Margarinen mit hohem Anteil an pflanzlichen Sterinen. Deren cholesterinsenkenden Effekte sind mittlerweile auch klinisch abgesichert. Allerdings kosten sie mindestens doppelt so viel wie Butter, und im Geschmack reichen sie auch nicht an die Mutter aller Brotaufstriche heran. Ganz davon zu schweigen, dass sich ein dick belegtes Salamibrot auch durch ein Unterbett aus Margarine nicht ohne weiteres entschärfen beziehungsweise entfetten lässt.

Pikanter als Margarine sind sicherlich die Gewürze Gelbwurz (Kurkuma), Ingwer und Knoblauch. Sie attackieren Arteriosklerose und Herzinfarkt nicht nur auf der Cholesterinebene, sondern auch noch dadurch, dass sie den Blutfluss verbessern und Oxidationen an den Blutgefäßwänden unterbinden. Knoblauch hinterlässt allerdings deutliche Duftnoten – die jedoch nachlassen, wenn er täglich zum Einsatz kommt. Die empfohlene Tagesdosis liegt bei ein bis zwei Zehen pro Tag.

Ähnlich wirksam im Schutz vor Arteriosklerose ist ein enger Verwandter des Knoblauchs, der Bärlauch. Sein besonderer Vorteil: Er teilt mit uns seine Evolutionsgeschichte, ist also zusammen mit uns in Mitteleuropa groß geworden. Deswegen kann unser Verdauungssystem ihn leichter identifizieren und verwerten. Bärlauch wird mittlerweile im Zuge des Naturkosttrends in zahlreichen Darreichungsformen angeboten. Gute Wirkungen erzielen Frischblatt-Granulate, da sie relativ schonend zubereitet werden. Außerdem kann man sie wie ein Gewürz einfach übers Essen streuen.

Interessant ist schließlich, dass einige Vitamine und Naturpflanzen geschlechtliche Vorlieben haben, was ihre Schutzwirkung gegenüber Arteriosklerose und Herzinfarkt angeht. So fanden finnische Forscher heraus, dass Kombinationspräparate aus Vitamin E und C wohl bei Männern verhindern, dass sich Cholesterinplaques in den Blutgefäßen bilden. Bei Frauen tritt diese Wirkung jedoch nicht ein. Ähnliches gilt für Grünen Tee. Japanische Forscher entdeckten, dass täglich drei bis vier Tassen des asiatischen Urgetränks bei Männern das Arterioskleroserisiko um die Hälfte absinken lässt. Bei Frauen traten derlei Effekte nicht auf, es zeigte sich jedoch, dass Grüntee das Brustkrebsrisiko verringern kann. Erklärungen dafür gibt es keine, genauso wenig wie für die geschlechtsspezifischen Wirkungen der Vitaminkombination. Bis dahin müssen wohl die Frauen abwarten und die Männer Tee trinken.

Niedriger Blutdruck: Auch Männer trifft's

Niedriger Blutdruck wird von Männern gerne als typisches Frauen-Wehwehchen gesehen, das symptomatisch für die schwächliche Konstitution des weiblichen Geschlechts sei. Nach dem Motto: »Leg dich halt ein bisschen hin, das wird schon wieder!« sehen sie das Ganze nicht als sonderliches Problem, weiß man doch, dass niedrige Blutdruckwerte durchaus lebensverlängernd wirken können. Und mit dieser Einschätzung liegen sie nicht daneben. Hypotoniker haben in der Tat eine längere Lebenserwartung als Hypertoniker, deren Blutgefäße dauerhaft einem erhöhten Druck ausgesetzt sind. Bei Frauen hat der niedrige Blutdruck eine biologische Schutzfunktion, weil er den weiblichen Körper darauf einstellt, mit den Blutdruckschwankungen und den enorm vergrößerten Blutmengen während der Schwangerschaft klarzukommen.

Dennoch ist Hypotonie auf keinen Fall ein typisches Frauenproblem. Eine australische Studie hat ergeben, dass ein niedriger Blutdruck bei Männern genauso oft zu finden ist wie bei Frauen. Die Symptome aber, wie Schwindel, Müdigkeit und Abgeschlagenheit, treffen das weibliche Geschlecht erheblich stärker als das männliche.

Weswegen denn Frauen in Deutschland viel öfter wegen ihrer Hypotonie behandelt werden als Männer. Die Ärzte greifen hier gerne zu Kreislauf anregenden Medikamenten, die jedoch vom Körper recht unterschiedlich aufgenommen werden. Vor allem Norfenefrin, Oxedrin und Gepefrin müssen als eher unzuverlässig eingestuft werden. Allen Medikamenten gemeinsam ist, dass man sich im Laufe der Zeit an sie gewöhnt, so dass der Blutdruck nur kurzfristig erhöht bleibt, dann aber wieder abfällt. Außerdem beschleunigen sie den Puls, was für einen an sich ruhenden Körper auch nicht gerade zu den angenehmen Empfindungen gehört.

Unproblematischer und preiswerter sind da schon Heil- und Gewürzpflanzen wie Bärlauch, Rosmarin, Mistel und Weißdorn, deren anregende Wirkung auf den Kreislauf zwar erst nach einigen Wochen eintritt, dafür aber mit echter Zuverlässigkeit. Pfarrer Kneipp verordnete beispielsweise mit großem Erfolg Rosmarinwein. Das Rezept:

1 Liter Rotwein mit 20 g getrockneten oder frischen Rosmarinblättern vermischen, drei bis fünf Tage verschlossen ziehen lassen. Schließlich abseihen. Trinken Sie davon jeweils ein Glas zum Mittag- und Abendessen.

Ansonsten hilft bei niedrigem Blutdruck regelmäßiger Sport. Wobei laut sportmedizinischen Studien vor allem dem Krafttraining ein Blutdruck steigernder Effekt bescheinigt werden muss.

Migräne: Ein Frauenproblem mit Vitaminmangel

Laut Berufsverband der Frauenärzte leiden rund 14 Prozent der Frauen hierzulande an Migräne, andere Institutionen gehen von 20 bis 25 Prozent aus. Einig ist man sich aber darüber, dass Männer erheblich seltener unter Migräne leiden und sie von ihren Migräneattacken nicht so »niedergeworfen« werden wie Frauen.

Für die geschlechtsspezifischen Ursachen gibt es zahlreiche Vermutungen. Fakt ist jedoch, dass die Ernährung hierbei eine größere Rolle spielt als gemeinhin angenommen. Denn bestimmte Nahrungsstoffe können Migräneschübe auslösen. Dazu zählen:

- Stickstoffverbindungen in gepökeltem Fleisch sowie in Salami und Schinken.

- Der Zuckerersatzstoff Aspartam.

- Nahrungsmittel mit hohem Anteil an einfachen Zuckern. Sie sorgen dafür, dass der Blutzuckerspiegel und damit auch die Zuckerversorgung des Gehirns großen Schwankungen ausgesetzt sind. Typische Einfachzuckerbomben sind Süßwaren und Trockenobst.

- Farb- und Konservierungsstoffe.

- Biogene Amine, die den Neurotransmitterhaushalt im Gehirn beeinflussen. Man findet sie in Zitrusfrüchten, Heringen, Leber, Nüssen sowie in Schokolade und altem Käse.

Aus mehreren Untersuchungen weiß man, dass migränekranke Frauen oft unter dem Mangel eines Enzyms leiden, das für den Abbau von Aminen zuständig ist. Aminreiche Nahrungsmittel sind also für sie ein besonderes Problem. Weiterhin ist bekannt, dass Frauen tatsächlich häufiger Süßes naschen als Männer und damit häufiger unter Blutzuckerschwankungen leiden. Fazit: Bei der Migräneempfindlichkeit der Frauen spielt auch deren Empfindlichkeit gegenüber bestimmten Nahrungsmitteln eine Rolle. Und in der Tat erzielen migränekranke Frauen oft schon eine deutliche Besserung, wenn sie gewisse Nahrungsmittel auf ihrem Speiseplan stark reduzieren.

Nicht zu vergessen schließlich, dass auch der Mangel an Vitaminen (B6, B12 und Folsäure) und Mineralien (Kupfer und Magnesium) zur Migräne führen oder sie verstärken kann. Und gerade in der Versorgung mit Folsäure und Vitamin B6 weisen die Frauen hierzulande - vielmehr als Männer - große Mängel auf. Beim Vitamin B6 liegen 76 Prozent von ihnen unter den 1,6 mg, die in der Regel für den täglichen Bedarf gefordert werden. Bei Folsäure schätzt man, dass etwa die Hälfte eine Unterdeckung aufweist.

Rückenschmerzen: Auch das Frauenkreuz leidet unter dem Diätenwahn

Etwa 42 Prozent der Frauen leiden laut einer Forsa-Umfrage unter Rückenschmerzen, bei Männern sind es mit 28 Prozent deutlich weniger. Laut Statistik sind sogar vier Fünftel aller Kreuzschmerz-Patienten Frauen. Und das, obwohl Männer mit ihren größeren Fettdepots am Bauch allein aus mechanischer Sicht erheblich gefährdeter sein sollten, Rückenprobleme zu bekommen.

Andererseits ist die Frau statisch ungünstiger ausgelegt als der Mann. Ihre Brüste ziehen sie unbarmherzig nach vorne, und auch ihre Beckenneigung ist stärker, was beides zu einem relativ starken »Einknicken« in der Lendenwirbelsäule führt. Hinzu kommt, dass Frauen weniger als Männer aus dem Bauch heraus atmen und dadurch ihre Bauchmuskeln weniger trainieren - mit der Folge, dass der Wirbelsäulenmast zu stark nach hinten, Richtung Rücken, gezogen wird.

Die für Frauen typischen Hormonschwankungen können ebenfalls zu Rückenschmerzen führen - viele Frauen haben gerade vor und während der Periode mit Rückenproblemen zu tun. Auch psychische Faktoren können eine Rolle spielen. Unter gestressten Frauen mit Doppelbelastung in Beruf und Familie lassen sich besonders viele Kreuzschmerz-Patientinnen finden.

Neben all diesen Faktoren können auch Diäten ein Auslöser von Rückenschmerzen sein. Vor allem dann, wenn sie permanent wiederholt werden. Denn der dadurch hervorgerufene Jo-Jo-Effekt setzt den Bewegungsapparat unter akuten Stress, da er sich auf kein feststehendes Körpergewicht einstellen kann. Hinzu kommt, dass einige Diäten Kalziumverluste in den Knochen provozieren. Ganz zu schweigen davon, dass bei akutem Eiweißentzug Muskelmasse abgebaut wird, mit der Folge, dass dem Wirbelsäulenmast regelrecht die Seile gekappt werden, mit denen er aufrecht und im stabilen Gleichgewicht gehalten wird.

Fazit: Frauen sind statisch und hormonell in besonderem Maße für

Rückenprobleme prädestiniert - mit ihrem Diätenwahn geben sie ihrem Rücken häufig den Rest.

Kniegelenksbeschwerden: Das Stöckel-Syndrom

Frauen leiden häufiger unter Kniegelenksbeschwerden als Männer. Der Grund: Pfennigabsätze, aber auch breite Blockabsätze sorgen für Verschiebungen in der Kniegelenksachse, die schließlich in einem dramatischen Gelenkverschleiß münden. Der Grad dieser Verschiebungen ist um etwa 30 Prozent höher als beim Laufen auf normalen Sohlen. Und zwar unabhängig vom Körpergewicht. Es macht also keinen Sinn, sich herunterzuhungern, um die Gelenke zu schützen. Wer als Frau seinen Kniegelenken (und übrigens auch seinen Fußgelenken) eine Chance geben will, muss auf Hoch-Hackiges an den Füßen gänzlich verzichten.

Osteoporose: Gerade Raucherinnen sind gefährdet

Knapp sieben Millionen Menschen leiden in Deutschland unter Osteoporose. Frauen sind dabei doppelt so häufig betroffen wie Männer. Das größere Osteoporose-Risiko der Frauen ergibt sich jedoch nicht zwangsläufig aus ihrem abrupten Östrogenverlust während der Wechseljahre. Denn durch eine entsprechende Ernährung lässt sich auch bei ihnen ein Knochenschwund wirksam verhindern.

Mindestens 1000 mg Kalzium müssen täglich zur Vorbeugung über die Nahrung aufgenommen werden. Kalziumreiche Nahrungsmittel sind Käse, Nüsse und Soja sowie Basilikum, Kerbel, Majoran und Thymian. Wichtig ist auch eine optimale Versorgung mit Vitamin K, da dieses fettlösliche Vitamin eine aktive Rolle bei der Knochenentwicklung spielt. Man findet es in Gemüse, vor allem in Kohlgemüse wie Rosen- und Blumenkohl.

Eine Studie der Universität Bern fand außerdem heraus, dass sich über Zwiebeln und Petersilie der Knochenstoffwechsel positiv beeinflussen lässt. Auf der anderen Seite sollte der Anteil an Nahrungsmitteln heruntergeschraubt werden, die den Knochenstoffwechsel und die Aufnahme von Kalzium beeinträchtigen. Dazu zählen Alkohol, Nikotin, Koffein, gesättigte Fette aus Fleisch und Wurst sowie die Phosphate aus Fertiggerichten, besonders knalligen Joghurts und Desserts, Schmelzkäse, Cola, Limonade und konservierten Fleisch- und Wurstwaren.

Spätestens mit den Wechseljahren sollten Frauen schließlich auch mit dem Rauchen aufhören. Raucherinnen haben ein um 60 Prozent erhöhtes Risiko, einen Bruch am Oberschenkelhals zu erleiden.

Diabetes: Auch hier nutzt Sport mehr als eine Diät

Die Risiko-Faktoren für Altersdiabetes (Diabetes vom Typ 2) sind bei Männern und Frauen verschieden. Spielt bei Männern der dicke Bauch die entscheidende Rolle, so sind es bei Frauen vor allem geringe Werte an HDL-Cholesterinen (die im Unterschied zu LDL-Cholesterinen die Blutgefäße vor schädlichen Oxidationen und Ablagerungen schützen).

Zwar erhöht Übergewicht bei beiden Geschlechtern das Diabetesrisiko, doch bei Männern fällt es signifikant höher aus, wahrscheinlich deshalb, weil Bauchfett (eine typisch männliche Fettregion) zu höheren Blutzuckerspiegeln führt als Arm- und Oberschenkelfett (die typisch weiblichen Fettregionen). Dafür führen niedrige HDL-Werte bei Frauen mehr als bei Männern zu einer Bindung von Insulinreserven, mit der Folge, dass im Blut höhere Zuckerwerte kursieren. HDL-Werte lassen sich allerdings durch regelmäßigen Sport leichter auf hohem Niveau stabilisieren als durch eine Umstellung der Ernährung.

Harnwegsentzündungen: Ein Frauenproblem mit männlicher Schuld

Von 50 Erwachsenen mit Harnwegsinfekt ist nur einer ein Mann. Der Grund: die weibliche Harnröhre ist nur etwa vier Zentimeter lang, im Unterschied zu 20 Zentimetern beim Mann. Für die entzündungsauslösenden Keime ist also der Weg zur Harnblase bei Frauen deutlich kürzer als beim Mann.

Aus moralischen Gründen gerne verdrängt wird die Tatsache, dass es bei vielen Frauen durch Geschlechtsverkehr zu einer Zystitis kommt. »Vor allem bei jungen, sexuell aktiven Frauen«, so Eiko Peterson, Professor für Gynäkologie an der Uni-Klinik Freiburg, »liegen die Ursachen für den Harnwegsinfekt meist beim Partner.« Empfängnisverhütende Spiralen und Kondome können hier einen wirksamen Schutz aufbauen, andere Verhütungsmittel wie das Diaphragma verändern jedoch das Scheidenmilieu und können dadurch sogar das Risiko einer Harnwegsinfektion erhöhen.

Wirksame Vorbeugemaßnahmen sind also Kondome und Spiralen, wobei letztere allerdings einige andere Infektionsrisiken bergen. Ein weiterer Schutz vor Harnwegsinfekten bildet reichliches Trinken (etwa 3 Liter pro Tag) sowie Preiselbeersaft. Aufgrund seiner entzündungs- und infekthemmenden Eigenschaften senkte der Fruchtsaft in einer Studie an 150 Frauen mit stets wiederkehrenden Harnwegsinfekten die Wiedererkrankungsquote um 50 Prozent.

Im Anfangsstadium der Erkrankung lassen sich Blasenentzündungen erfolgreich mit pflanzlichen Medikamenten behandeln. Zu den phytotherapeutischen Mitteln der ersten Wahl zählen Zubereitungen aus Blättern von Bärentraube und Goldrute. Die Wirkstoffe der Bärentraube hemmen das Wachstum der Bakterien, die der Goldrute wirken keim- und entzündungshemmend, sorgen als »Harntreiber« außerdem für eine zusätzliche Spülung der Harnwege.

Potenzstörungen: Er steht und fällt auch mit der Ernährung

Laut jüngeren Erhebungen soll etwa jeder fünfte Mann mit Potenzproblemen zu schaffen haben. Doch nur die wenigsten gehen zum Arzt. Vor etwa zehn Jahren waren es gerade mal zehn Prozent, heute liegt die Quote bei 15 bis 20 Prozent, »doch diese Steigerung hat«, wie Dr. Gralf Popken, Chefarzt für Urologie am Helios-Klinikum in Berlin-Buch, beklagt, »nicht etwa damit zu tun, dass die Männer mehr Einsicht und weniger Scham als vorher hätten, sondern lediglich damit, dass sie sich beim Arzt Viagra abholen wollen.«

Die »Arztträgheit« der betroffenen Männer ist aus zweierlei Hinsicht fatal. Denn einerseits verpassen sie echte Chancen, von ihrem Potenzproblem kuriert zu werden. Andererseits riskieren sie damit auch ihr Leben, denn Potenzprobleme sind oft die Warnzeichen einer lebensbedrohlichen Störung. »70 Prozent aller Herzinfarktpatienten«, warnt Popken, »litten bereits vor ihrem Infarktereignis fünf bis sieben Jahre lang an Erektionsstörungen.« Wären sie damit frühzeitig zum Arzt gegangen, dann wären wahrscheinlich auch jene bis dahin verdeckten Störungen aufgefallen, die nicht nur oft Potenzprobleme, sondern auch Herzinfarkte verursachen, wie etwa Bluthochdruck, Diabetes oder erhöhte Cholesterinwerte.

Ein weiterer Vorteil des frühzeitigen Arztbesuchs: Er bringt den betroffenen Mann möglicherweise zu der Erkenntnis, dass seine Potenzprobleme etwas mit seiner Ernährung und seinem Lebensstil zu tun haben könnten. Denn Bluthochdruck, Diabetes und erhöhte Cholesterinwerte sind nur selten angeboren, oft sind sie Folgen mangelnder Bewegung und unausgewogener Kost. Tatsächlich würde es bei Erektionsstörungen oft schon ausreichen, die Ernährung und die Lebensweise umzustellen: weniger Fleisch, mehr Gemüse und regelmäßiger Sport. Das hätte auch den Vorteil, preiswerter und risikofreier zu sein als angebliche oder tatsächliche Potenzhilfen wie Viagra, SKAT (steht nicht etwa für ein Autozubehör, sondern für die Schwellkörper-Autoinjektions-Therapie), afrikanische Yohimberrinde, spanische Fliegen und zerbröselter Nashornschmuck.

Prostatavergrößerung: Drüse im Wachstumsrausch

Die Aufgabe der Prostata besteht hauptsächlich darin, den Samenzellen mit milchiger Flüssigkeit das richtige Fortbewegungsmedium zu verschaffen, und diese Aufgabe erfüllt sie die meiste Zeit des männlichen Lebens mit großer Zuverlässigkeit. In späteren Jahren jedoch, wenn die Produktion männlicher Hormone nachlässt, gerät die Prostata aus den Fugen. Sie wächst und wächst, und ihr Druck auf die von ihr umschlossene Harnröhre nimmt immer mehr zu. Dies führt dann oft zu den typisch männlichen Prostata-Problemen.

Etwa 60 Prozent aller Männer über 50 Jahre leiden am Prostataadenom, auch Prostatahyperplasie genannt. Die Anfangssymptome: der Harndrang nimmt zu, doch das Harnlassen wird immer schwerer. Mitunter wird man sogar zum Bettnässer, und in einigen Fällen kommt es zu Potenzstörungen. Alles Probleme, über die man nicht gerne spricht, weswegen denn auch die betroffenen Männer gerne darüber schweigen und die Behandlung auf die lange Bank schieben.

Hinzu kommt, dass die Betroffenen oftmals Angst vor der Behandlung haben. Sie rechnen mit einer Operation, und von der ist weithin bekannt, dass sie Nebenwirkungen haben kann wie etwa eine nicht mehr zu behebende Impotenz. Eine unbegründete Angst. Denn in der Urologie kennt man mittlerweile auch andere Behandlungsmethoden, die weitaus risikoärmer sind und dennoch großen Erfolg versprechen - vorausgesetzt, dass sie frühzeitig zum Einsatz kommen.

Im Trend sind zurzeit vor allem pflanzliche Arzneimittel wie Wurzelextrakte der Brennnessel sowie Zubereitungen von Sabalfrucht, Kürbiskern und Roggenpollen. Das Wirkprinzip der Brennnesselwurzel besteht darin, die Wirkung eines Stoffes namens Aromatase zu hemmen. Dieses Enzym ist hauptverantwortlich dafür, dass Männer in zunehmendem Alter mehr Östrogen anstelle des »typisch männlichen« Testosterons produzieren, und dieser Prozess stachelt wiederum die Vorsteherdrüse zu ungebremstem Wachstum an. Durch die Aromatasehemmung der Brennnessel kann diesem Vorgang wirksam entgegen gesteuert werden. Wissenschaftler fanden aber in der Pflanze auch noch Steroide, die als männlicher Hormonersatz fungieren und dadurch eine direkte Hemmung auf das Wachstum der Prostata ausüben.

Die Wirksamkeit der Brennnesselwurzel wurde in mehreren Langzeitstudien eindrucksvoll belegt. Demzufolge führt sie in über der Hälfte der Fälle zu einer deutlichen Verkleinerung der Prostata.

Ebenfalls gut belegt ist die Wirksamkeit der Sabalfrucht, einem Obst, das von der nordamerikanischen Sägepalme gepflückt wird. Ihr Haupteffekt besteht darin, an der Prostata die Rezeptoren für die Sexualhormone zu blockieren. Mit anderen Worten: gleichgültig, ob der Testosteronspiegel ab- und der Östrogenspiegel zunimmt – die Sabalfrucht sorgt dafür, dass diese Veränderungen relativ wirkungslos an der Vorsteherdrüse vorübergehen. Eine Studie Münchner Urologen ergab: Sabalfrucht verbessert den Harnfluss der Patienten um durchschnittlich 16 Prozent, die Dauer des Harnlassens verkürzte sich um etwa 9 Prozent. Zwei der 101 behandelten Patienten berichteten sogar von einer Zunahme der sexuellen Aktivität.

Ähnlich gute Erfahrungen existieren auch für Kürbissamen und Roggenpollen. Kürbiskerne verringern vor allem die Menge des aufgestauten Restharns in der Blase, während Roggenpollen vorrangig dann angezeigt sind, wenn die Erkrankung zu starkem Blutandrang und Entzündungen an der Prostata geführt hat.

Im fortgeschrittenen Stadium der Erkrankung, wenn also der Restharn in der Blase auf über 150 ml aufgestaut wurde und bereits Schäden an Niere und Blase drohen, reichen Heilpflanzen allerdings nicht mehr aus. Hier ist dann in der Regel eine Operation unvermeidbar.

Krebs: Weibliche Raucher sind besonders gefährdet

Bei einigen Tumorarten sind die geschlechtlichen Unterschiede rein anatomisch bedingt. Gebärmutterkrebs können nun einmal nur Frauen haben, und auch Tumorveränderungen an der Brustdrüse sind bei ihnen allein aus anatomischen Gründen über 100-mal so häufig wie beim Mann, der es dafür mit Prostata- und Hodenkrebs zu tun hat. Doch auch abseits dieser anatomisch bedingten Differenzen gibt es große Unterschiede.

So erkranken und sterben an Lungenkrebs mehr Männer als Frauen. Wobei sich in letzter Zeit ein gegenläufiger Trend bemerkbar macht. Laut einer Verlautbarung des Robert-Koch-Instituts (RKI) aus dem Jahre 1999 sank die Zahl der Lungenkrebsneuerkrankungen bei den Männern um 700, während sie bei den Frauen um 800 zulegte. Laut RKI ein deutlicher Hinweis auf »die sich verändernden Rauchgewohnheiten der Geschlechter«: Während immer mehr Männer mit dem Rauchen aufhören, nimmt die Zahl der Nikotinabuser bei den Frauen sogar zu.

Doch Männer und Frauen unterscheiden sich nicht nur in ihren Rauchgewohnheiten, sondern auch darin, wie sich das Rauchen bei ihnen auswirkt. Jüngere Studien geben deutliche Hinweise darauf, dass Frauen auf die Zigarettendämpfe krebssensibler reagieren und dass bei ihnen auch schon geringe Dosierungen von 10 bis 20 Zigaretten pro Tag für ein deutlich höheres Krebsrisiko sorgen als bei Männern. Die Ursachen hierfür liegen in den genetischen Varianten eines Enzyms, das für den Stoffwechsel der Tabakgifte benötigt wird: Während die männliche Variante vor Krebs schützt, entfaltet die weibliche keinerlei Schutzwirkung.

Rauchenden Frauen kann also nur dringend dazu geraten werden, mit dem Nikotinkonsum aufzuhören, oder aber wenigstens ihrem Organismus ausgiebig pflanzliche »Krebsschützer« in Form von Obst, Gemüse, Tees, Kräutern und Gewürzen zuzuführen. Die Statistik zeigt jedoch, dass Frauen zwar insgesamt mehr Grünes essen als Männer, dass diese Neigung jedoch gerade bei Raucherinnen erheblich schwächer ausgebildet ist als bei Nichtraucherinnen. Raucherinnen scheinen ihre »innere Stimme«, den Schrei nach Obst und Gemüse nicht zu hören. Die Gründe hierfür liegen oft in den Lebensumständen: wer Rauchen als Mittel zur Stressbewältigung einsetzt, ist vermutlich in seinem Alltag soweit gestresst, dass er natürliche Signale weniger wahrnimmt.

Auch beim Hautkrebs (Melanom) lassen sich geschlechtliche Unterschiede in Auftreten und Verbreitung feststellen. In den letzten zehn Jahren hat hier die Zahl der betroffenen Männer deutlich zugenommen (auf über 3.000 Fälle pro Jahr), außerdem haben sie erheblich schlechtere Überlebenschancen, wenn sie der Krebs heimgesucht hat. Dies liegt aber nicht an Unterschieden in der Ernährung oder in der genetischen Veranlagung, sondern einfach darin, dass Männer ihre Haut viel seltener vom Hautarzt kontrollieren lassen als Frauen.

Ernährungspsychologische Erklärungen gibt es aber für die Unterschiede bei den Tumoren im Verdauungsbereich. Etwa dreimal so viele Männer wie Frauen erkranken an Speiseröhrenkrebs. Knapp 10.000 Männer erkranken im Jahr an Magenkrebs, bei den Frauen sind es etwas über 8.000. Dafür führt das weibliche Geschlecht bei den Tumoren in Gallenblase und Bauchspeicheldrüse. Am Gallenkrebs erkranken Frauen sogar fast doppelt so häufig wie Männer. Die erhöhte Speiseröhrenkrebsrate bei Männern hat seine Ursache vor allem in deren höherem Alkoholkonsum, und ihre erhöhte Magenkrebsquote lässt sich damit erklären, dass sie anfälliger sind für Mageninfektionen durch den berüchtigten Helicobacter-pylori, einer Bakterienart, die bei fast allen schwerwiegenden Erkrankungen des Magens eine entscheidende Rolle spielt. Nicht so eindeutig erklärbar ist, warum so viele Frauen an Gallenkrebs erkranken. Vielleicht liegt es daran, dass sie bei entsprechendem Bedarf schneller auf Fettstoffwechsel umschalten, an dem die Gallenblase auch beteiligt ist. Möglich ist aber auch, dass den Frauen hier - ähnlich wie beim Lungenkrebs - bestimmte Schutzenzyme fehlen. Doch egal, welche Theorie letzten Endes als Erklärung taugt - der Gallenkrebs sollte Frauen keine allzu großen Sorgen machen. Denn mit knapp 4.000 Fällen im Jahr spielt er in ihrem Krankheitsgeschehen gerade einmal eine Marginalrolle. Die wahren Krebsfeinde der Frau liegen - was die Häufigkeit betrifft - in Brust- (etwa 46.000), Gebärmutter- (etwa 16.000), Dickdarm- (etwa 18.000) und Lungenkrebs (etwa 9.000 Fälle pro Jahr).

Am Blasenkrebs erkranken schließlich mit über 10.000 Fällen pro Jahr über doppelt so viele Männer wie Frauen. Die genauen Ursachen dafür sind nicht bekannt. Möglich ist aber, dass der männliche Urin aufgrund fett- und purinreicherer Ernährung größere Säurewerte hat und dadurch krebsauslösende Veränderungen in der Blase in Gang setzt. Für diese These spricht auch, dass männliche Vegetarier seltener an Blasenkrebs erkranken als Männer, die traditionell ihre dicken Schnitzel und Wurstbrote auf dem Teller haben.

Prostatakrebs: Fischöl beugt vor

Von 100.000 Männern erkranken jährlich 21 an Prostatakrebs. Wie bei anderen Krebsarten auch, so erhöht sich auch hier das Risiko durch eine Ernährung mit zu hohem Anteil an tierischen Fetten. Doch das ist nicht alles. Wer als Mann im Laufe seines Lebens mit mehr als 30 Frauen Sex hatte, bezahlt dies mit einer Verdoppelung des Prostatakrebsrisikos. Zu diesem Ergebnis kommt eine amerikanische Studie an 1.400 Männern im Alter von 40 bis 64 Jahren. Es bestätigt sich also, dass beim Prostatakrebs auch Infektionen eine Rolle spielen können.

Andererseits lässt sich das Prostatakrebsrisiko mit einer reichlichen Zufuhr an Fischöl halbieren. Offenbar scheint das Öl gezielt oxidative Veränderungen an der Vorsteherdrüse zu blockieren. Besonders effektiv sind die Öle von Lachs, Makrele und Sardinen. Wie sich diese Öle in den Speiseplan integrieren lassen, siehe Seite 254 ff.

Brustkrebs: Gemüse ist keine Hilfe

All die modernen Verfahren der Vorsorge und Therapie können bis heute nicht verhindern, dass immer noch viele Frauen an Brustkrebs erkranken und auch sterben. Im Altersbereich von unter 60 Jahren ist die Brustkrebsrate in den letzten Jahren deutlich gestiegen. Naturmediziner fordern daher, das Augenmerk mehr auf eine auf Krebsabwehr bedachte Ernährung zu legen als auf moderne Technik, weil von zahlreichen Wirkstoffen aus Obst, Gemüse und Tees bekannt ist, dass sie die Entstehung von Tumorgeschwüren verhindern können.

Speziell in Bezug auf Brustkrebs scheint die Wirksamkeit einer Vorbeugung durch gezielte Ernährung allerdings nicht haltbar zu sein. Eine Studie der Harvard School of Public Health im amerikanischen Boston kommt aufgrund ihrer Auswertung von acht Studien mit insgesamt 351.825 Frauen zu dem Schluss: »Es gibt keine gesicherten Hinweise darauf, dass der Obst- und Gemüsekonsum bei der Prävention von Brustkrebs eine Rolle spielt.« Wer also viel Vegetarisches auf dem Speiseplan stehen hat, darf nicht damit rechnen, vor Brustkrebs in besonderem Maße gefeit zu sein. Andererseits fanden die Wissenschaftler aber auch heraus, dass ein sehr geringer Konsum von Obst und Gemüse das Risiko von Brustkrebs erhöht.

Japanische Forscher entdeckten zudem, dass der regelmäßige Verzehr von drei oder mehr Tassen Grüntee pro Tag vor Brustkrebs schützt. Sie sammelten dementsprechende Daten an 1.160 Frauen, die eine Brustkrebsoperation hinter sich hatten. Es zeigte sich, dass die Teetrinkerinnen unter ihnen ein geringeres Risiko hatten, abermals zu erkranken. Vorausgesetzt, dass sie drei oder mehr Tassen Grüntee tranken. Die Forscher geben allerdings zum Schluss ihrer Untersuchung zu, dass ihre Ergebnisse »nur mit Vorsicht auf eine brustkrebsprotektive Wirkung von grünem Tee« schließen ließen.

Arthritis, Lupus und Co: Frauen trifft es öfter

Eigentlich ist es die vornehmste Aufgabe des Immunsystems, unseren Körper vor ungebetenen Eindringlingen zu schützen. Bei den so genannten Autoimmunerkrankungen richtet es jedoch seine Kräfte gegen die eigenen Körperzellen. Es handelt sich hierbei also um Orientierungsstörungen der

Immunabwehr, mit der Folge, dass sich die attackierten Körperteile entzünden, an Funktionsfähigkeit einbüßen und oft auch zu schweren Schmerzen führen.

Zu den klassischen Autoimmunerkrankungen zählen Arthritis, Multiple Sklerose, Lupus und Diabetes vom Typ 1. Insgesamt werden fast dreimal so viele Frauen davon heimgesucht wie Männer. Besonders dramatisch ist der Geschlechterunterschied beim Lupus, der harmlos als Hautrötung im Gesicht beginnt und schließlich in schweren Schmerzen und Herz-Kreislauf-Problemen ausmünden kann. In neun von zehn Fällen sind die Betroffenen weiblichen Geschlechts.

Die höhere Autoimmunanfälligkeit der Frauen hat mehrere Ursachen. Da sind zum einen die höhere Leistungsstärke und Sensibilität des weiblichen Immunsystems. Frauen sind imstande, viele Infekte frühzeitiger und effektiver abzuwehren als Männer. Und vor dem Hintergrund, dass Frauen ja biologisch oft die Verantwortung für zwei Leben, nämlich ihres und das des heranwachsenden Kindes, tragen, macht diese Einrichtung durchaus Sinn. Sie hat aber auch einen Nachteil: Gerade aufgrund ihrer verstärkten Sensibilität ist die weibliche Immunabwehr anfälliger dafür, die Orientierung zu verlieren und neben feindlichen auch freundliche Molekülstrukturen zu attackieren. Wissenschaftler fanden außerdem heraus, dass bestimmte entzündungshemmende Moleküle im männlichen Blut stärker vertreten sind als im weiblichen. Entzündliche Reaktionen laufen dadurch weniger Gefahr, chronisch zu werden.

Der Mann reagiert also auf lokale Entzündungen schneller und heftiger, insgesamt gesehen ist jedoch die weibliche Immunabwehr leistungsfähiger. Dennoch meinen viele Frauen, ihr Immunsystem stärken und stimulieren zu müssen, um zum Beispiel den Winter oder andere Krisenzeiten besser zu überstehen. Die Pharmaindustrie unterstützt sie natürlich in diesem Glauben; Echinacea, Probiotika oder andere Immunstimulanzien wollen ja auch verkauft werden. Dabei brauchen Frauen nicht mehr Immunpower, sondern mehr »Immunerziehung«, damit ihre Immunabwehr darauf verzichtet, körpereigenes Gewebe zu attackieren.

Die Natur kennt eine ganze Reihe von Substanzen, die das Immunsystem modulieren und seine Neigung zu Fehlorientierungen besänftigen können:

- Flavonoide
  Die überwiegende Anzahl der Flavonoide besitzen eine entzündungshemmende und immunsupressive Wirkung, besonders Querzetin scheint ein regelrechtes Beruhigungsmittel für irritierte und überaktive Immuneinheiten zu sein. Querzetinhaltige Nahrungsmittel sollten daher eine zentrale Rolle auf dem Speiseplan von Allergikern und Autoimmunkranken bilden. Dazu zählen Grünkohl, Grüne Bohnen, Äpfel, Kirschen und Brokkoli, bei den Getränken bestechen Rotbusch- und Jasmintee mit hohen Querzetinwerten.

- Sulfide
  Dass Sulfide entzündungshemmende Eigenschaften haben, ist schon länger bekannt. Zu den sulfidreichen Nahrungsmitteln gehören Zwiebeln, Meerrettich, Knoblauch und Bärlauch.

- Vitamin E
  Das fettlösliche Vitamin bändigt Entzündungsprozesse, seine schmerzhemmenden Effekte bei Arthritikern sind durch klinische Studien belegt. Es zeigte sich hier allerdings auch, dass Vitamin E aus natürlichen Quellen wirksamer ist als in Form von Präparaten. Ergiebige Vitamin-E-Lieferanten sind Pflanzenöle, Fisch und Nüsse.

- Essenzielle Fettsäuren
  Die Fettsäuren aus Hanf-, Borretsch-, Nachtkerzen- oder Lachsöl sorgen dafür, dass Entzündungsreaktionen vom schmerzhaften Arachidonsäurezyklus auf weniger schmerzende Bahnen umgeleitet werden.

Depressionen: Ladies sing the Blues

Frauen gehen weitaus häufiger wegen Depressionen zum Arzt als Männer. Wobei zwei Faktoren ineinander spielen: Zum einen, dass Frauen generell einfach schneller zum Arzt und Therapeuten gehen als Männer, und zum anderen, dass sie tatsächlich häufiger an depressiven Störungen leiden.

Bis zum 13. Lebensjahr werden Mädchen und Jungen ungefähr gleich häufig von der Schwermut eingeholt, doch danach gehen ihre Quoten weit auseinander. Wissenschaftler schätzen, dass heute jeder achte Mann und jede fünfte Frau einmal im Leben an Depressionen leidet. Noch krasser fällt der Unterschied bei der Winterdepression SAD (Seasonal Affective Disorder) aus: Hier beträgt der weibliche Anteil 80 Prozent.

Für die größere Depressionsanfälligkeit der Frauen gibt es zahlreiche Gründe:

- Gesellschaftliche Faktoren
  Viel mehr Frauen als je zuvor müssen mit einer Doppelbelastung in Beruf und Familie klarkommen. Im Beruf müssen sie nach wie vor mehr als 100 Prozent leisten, um die Karriereleiter hinaufgelassen zu werden. Hier sind Überforderungen und dementsprechende Stimmungslöcher vorprogrammiert.

- Ästhetische Faktoren
  Frauen müssen schön sein und ihre Triebe - vor allem Ess- und Geschlechtstrieb - unter Kontrolle haben. Wer das nicht schafft, ist ein hässliches oder böses Mädchen und senkt damit seine Chancen auf dem Heirats- bzw. Partnermarkt. Die Folge: Frauen setzen sich ästhetisch unter einen enormen Erfolgsdruck. Sie verbringen durchschnittlich 1 Stunde täglich im Bad, um sich zurechtzumachen und hangeln sich von einer Diät zur anderen. Oft fallen jedoch die Erfolge dieser Bemühungen nicht so aus wie erhofft. Die Folge: Frust,

und wenn sich davon zuviel anhäuft, der Absturz in ein depressives Stimmungsloch.

Biologische Faktoren
Frauen produzieren geringere Mengen des Gute-Laune-Hormons Serotonin als Männer. Auch dies erhöht ihre Anfälligkeit für Depressionen.

Alle drei Faktorentypen zeigen einen engen Zusammenhang zwischen Stimmung und alltäglichen Lebensgewohnheiten. Sie können durch ein bewusstes Ernährungsverhalten auf den jeweils unterschiedlichen Ebenen beeinflusst werden: Zum Beispiel dadurch, dass Frauen mehr als bisher aus ihrer Rolle als Küchenfee entlassen und damit tatsächlich entlastet werden; dadurch, dass Frauen sich weniger (durch andere und durch sich selbst) unter Druck setzen lassen, mit allen Mitteln schlank und toll aussehen zu müssen, und schließlich dadurch, dass mit entsprechender Ernährung die Serotoninproduktion positiv beeinflusst wird. So erhöhen zum Beispiel kohlenhydrat- und fettreiche Speisen im Gehirn die Konzentration von Tryptophan, das für die Herstellung von Serotonin benötigt wird. Nicht umsonst greifen Frauen gerade in Krisenzeiten zu süßen und fettreichen Desserts, Puddings, Sahnetorten und Schokoriegeln. Mag sein, dass die aus ernährungsmedizinischer Sicht nur wenig Gnade finden – billiger und risikoärmer als antidepressive Medikamente sind sie auf jeden Fall.

Wer hat Angst vorm bösen Kropf?

Mit Trijodthyronin und Tetrajodthyronin produziert unsere Schilddrüse zwei Stoffwechselhormone, die bereits in ihrem Namen ausweisen, wie nötig Jod für ihre Herstellung ist. Weswegen denn auch immer ausreichende Mengen des Minerals auf unserem Speiseplan stehen sollten. Doch gerade das soll, glaubt man der Bundeszentrale für öffentliche Gesundheit und der Deutschen Gesellschaft für Ernährung, in unseren Breiten praktisch unerreichbar sein. Die beiden offiziellen Gesundheitswächter weisen uns immer wieder darauf hin, dass wir in einer Jodmangelzone leben, die dereinst von der Eiszeit »entjodet« wurde. Mit der Folge, dass auf unseren Böden keine Nahrungsmittel mehr mit anständigem Jodgehalt zu finden sind. Doch die beiden Institutionen spenden uns auch Trost. Denn, so sagen sie weiter, es gebe einen Ausweg aus diesem Dilemma - und der heißt Jodsalz.

Auch wird uns immer wieder gesagt, was uns droht, wenn wir nicht brav zum Jodsalzstreuer greifen. Nämlich das, was jetzt schon landauf-landab zu bewundern ist, dass nämlich den Menschen Kröpfe im Hals wachsen, ein Zeichen für eine krankhafte Vergrößerung ihrer Schilddrüse. Besonders schlimm soll sich das bei schwangeren Frauen auswirken, belehrt uns der »Arbeitskreis Jodmangel«, eine Gemeinschaft aus namhaften Endokrinologen und Ernährungswissenschaftlern. Deren Erhebungen zufolge wächst bei 30 Prozent aller Schwangeren der Kropf im Hals. Und diese Frauen sollten sich nicht davon beeindrucken lassen, dass sie gar nichts spüren und sich sogar gut fühlen. Sie sollten lieber an ihre Kinder denken, warnen uns die Wissenschaftler. »Die Unterversorgung mit Jod bedeutet auch ein gravierendes Risiko für das betroffene Kind. Neugeborene kommen deshalb häufig schon mit einem Jodmangel zur Welt. Bei starkem Jodmangel können daraus erhebliche geistige Entwicklungsstörungen des Kindes resultieren. Später kann dies zu Konzentrations- und Lernschwierigkeiten und sogar zu einem niedrigeren Intelligenzquotienten führen« - so die eindringliche Prognose des Arbeitskreises.

Jetzt wissen wir also, warum wir alle immer mehr verblöden. Nicht die Medien und Talkshows sind schuld, auch nicht die tranigen Lehrer, sondern der Jodmangel, der unser von bösen Eisfluten gebeuteltes Land heimgesucht hat. Das tröstet. Und außerdem haben wir dafür ja auch eine Lösung parat. Nämlich - wir sagten es schon - den Griff zum Jodsalzstreuer.

Eine Argumentation, die logisch klingt. Nicht zuletzt auch vor dem Hintergrund, dass die Herstellung von Jodsalz recht einfach ist und nur wenig Geld und Energien kostet. Dennoch melden sich in jüngerer Zeit immer mehr kritische Stimmen dazu. So wird zwar unisono anerkannt, dass unser Mutterboden in der Eiszeit große Mengen an Jod verloren hat und daher kaum noch jodhaltige Nahrungsmittel produzieren kann, »doch das lässt nicht zwangsläufig den Schluss zu«, so die Erlanger Ernährungswissenschaftlerin Brigitte Neumann, »dass die Bundesbürger generell an Jodmangel leiden.« Denn typische Jodmangelerkrankungen wie den Kropf gibt es nicht nur hierzulande, sondern auch in Jodüberschussgebieten wie Japan. Andere Ursachen für die Kropferkrankung scheinen also ebenso relevant zu sein. Dazu zählen beispielsweise Umweltgifte. Laut Umweltbundesamtes können auch Nitrate und Huminsäuren, die durch Industrie und Landwirtschaft ins Grundwasser eingespeist werden, zu einer Vergrößerung des Schilddrüse führen.

Gegen die massenhafte Einführung von Jodsalz spricht zudem, dass ein Kropf, den ein Mensch in der Jugend entwickelt hat, sich nicht zwangsläufig zurückbildet, wenn man später jodiertes Salz aufs Essen streut. Ganz zu schweigen davon, dass eigentlich niemand genau sagen kann, wo genau der Jodbedarf des Menschen liegt.

Die Deutsche Gesellschaft für Ernährung empfiehlt 200 Mikrogramm pro Tag, die Weltgesundheitsorganisation gibt sich hingegen schon mit 150 Mikrogramm zufrieden. Möglich ist aber auch, dass beide Werte zu hoch liegen. »Denn die Ermittlungsmethoden, die zu diesen Werten geführt haben,« warnt Neumann, »basieren auf Messungen im Urin - und die taugen nicht dazu, um zu exakten Bedarfswerten zu kommen.« Besser abgesichert ist da schon die Tatsache, dass sich der menschliche Körper im Laufe der Entwicklungsgeschichte an die Mineralvorgaben seiner Umwelt gewöhnt. So wie sich der japanische Mensch im Laufe der Jahrhunderte auf hohe Jodwerte eingestellt hat, so lernte der mitteleuropäische Organismus, mit niedrigen Jodwerten zurechtzukommen. »Und bei so einem an Niedrig-Werte gewöhnten Organismus«, warnt Brigitte Neumann, »ist die zusätzliche Zufuhr von jodiertem Speisesalz eigentlich überflüssig wie ein Kropf.«

Es ist demnach auch nicht verwunderlich, dass die zusätzliche Zufuhr von Jodsalz auch eine Kehrseite hat und manch neues Problem schafft, anstatt alte zu beseitigen. So zeigen Studien aus den USA und den Niederlanden, dass dort die Zahl der Basedow-Patienten mit der Einführung von Jodsalz deutlich zugenommen hat. Und bei Morbus-Basedow handelt es sich nicht etwa um eine Bagatelle, sondern um eine Schilddrüsenerkrankung, die nicht nur zum Kropf, sondern auch noch zu Exophtalmus (»Glotzauge«) und Herzjagen führt. Sie muss mit einem hohen medikamentösen Aufwand und dementsprechend viel Risiko behandelt werden.

Auch die deutsche Jodallergiker-Selbsthilfe warnt schon seit Jahren davor, die Jodsalzanwendung bei der industriellen Herstellung von Nahrungsmitteln zur Selbstverständlichkeit zu machen, »weil wir dann«, so die Leiterin der Gruppe, Dagmar Braunschweig, »gar nicht mehr wissen, was wir noch essen können.«

Fazit: Den seit Jahren aktuellen Run aufs Jodsalz muss man nicht unbedingt mitmachen. Auch nicht als schwangere Frau, es sei denn, dass die entsprechenden Urinwerte auf dramatische Tiefststände abgesackt sind, die mit Jodpräparaten rasch korrigiert werden müssen. Ansonsten gilt, dass naturbelassene Lebensmittel mehr zu unserem Mineralhaushalt beitragen können als synthetische Produkte in Form von Salzen und Präparaten. Der Grund: Wenn unser Körper Jod in organischen Verbindungen vorfindet, kann er sie leichter »erkennen« und verwerten, außerdem kann er aus diesen Komplexen besser die probaten Mineralmengen für sich herausziehen. Dadurch sinkt das Risiko von Über- und Unterdosierungen.

Zu den natürlichen Jodquellen zählen neben Fisch, Muscheln und Krustentieren auch einige pflanzliche Nahrungsmittel, wie etwa Brokkoli, Kichererbsen und Feldsalat. In den Apotheken gibt es Pulverzubereitungen des Seespargels (Salicornia), der als einheimisches Gemüse bei uns in Vergessenheit geraten ist und im Jodgehalt durchaus mit Fisch mithalten kann. Die höchsten pflanzlichen Jodwerte findet man bei Algen. In unseren Breiten sollte ihr Einsatz jedoch eher sparsam erfolgen, also beispielsweise in Form von Salzgemischen oder Trockenpulvern, die als Würze über das Essen gestreut werden. Denn der Verzehr von komplettem Algengemüse, wie es in der japanischen Küche Tradition hat, kann für unseren auf Jodmangel geeichten Organismus möglicherweise zuviel des Guten sein.

Frauen: Eisenhart im Eisenmangel

Mit fünf Prozent ist Eisen das häufigste Schwermetall der Erdkruste, und deshalb findet man es auch reichlich in unserer Nahrung. Was ja auch gut ist, bildet das Mineral doch den Metallkern unseres Blutfarbstoffes Hämoglobin. Dennoch: Hört man internationale Institutionen wie die Weltgesundheitsorganisation oder auch nationale Einrichtungen wie die Deutsche Gesellschaft für Ernährung, dann sieht es mit der Eisenversorgung der Menschheit nicht rosig aus. Demnach leiden 50 Prozent der Weltbevölkerung an Eisenmangel, und hier in Deutschland sollen vor allem Frauen betroffen sein. Weil sie ja im wahrsten Sinne des Wortes regelmäßig viel Blut verlieren und z. B. während der Schwangerschaft dem Fötus reichlich von ihrem Eisen abgeben müssen. Einige Mediziner sprechen sogar davon, dass hierzulande jede zweite Frau an Eisenmangel leidet. Gemäßigte Vertreter gehen immerhin noch von einem Fünftel aus.

Da darf es nicht wundern, dass Eisenpräparate zu den Standardverschreibungen der Frauenärzte gehören, weswegen denn auch mit diesen Präparaten Millionen verdient werden. Die Hersteller rühmen sich damit, dass ihre Produkte gut verträglich seien und für eine optimale Aufnahme des Metalls sorgen. Die Ärzte geben diese Lobpreisungen weiter an ihre Patientinnen, und diese schlucken dann auch brav ihre Eisenpillen. Obwohl sie schon bald feststellen müssen, dass das so gut gemeinte Eisenpräparat durchaus auch seine Nebenwirkungen hat. Verfärbung des Stuhls und Verstopfung sind deutliche Hinweise darauf, dass sich der Körper »übereisent« fühlt und sich vor dem Überangebot des Spurenelements – das ja als Schwermetall durchaus schwere Schäden im Körper hervorrufen kann – zu schützen versucht. Doch damit nicht genug. Auch aus anderer Sicht erscheint die Einnahme von Eisenpräparaten oder frei im Handel erhältlichen Eisensupplementen fragwürdig. Denn es ist gar nicht so sicher, dass mit der vermehrten Zufuhr von Eisen tatsächlich eine richtige Antwort auf Eisenmangel gefunden ist.

Tatsache ist, dass niedrige Eisenwerte ein Hinweis auf Entzündungen und Infekte im Körper sein können. Bakterien etwa führen das Metall oft als Lieblingsmahlzeit auf ihrem Speisezettel. In Afrika traten vergessene Seuchen wie die Malaria wieder auf den Plan, als man den Menschen Eisen und damit den Parasiten hochwertiges Futter verabreichte. In einer Heilpflanzenstudie stellte ein deutsches Forscherteam fest, dass Salbeiblüten den Eisenpegel in die Höhe katapultieren, obwohl sie eigentlich gar nicht so viel von dem Spurenelement enthalten. Der Grund: Die Blüten wirken entzündungshemmend, mit der Folge, dass der Körper weniger eisenhaltige Enzyme zum Aufrechterhalten der Entzündungsreaktionen aufwenden muss und dadurch wieder mehr Eisen für seine Blutbildung zur Verfügung hat.

Eisenmangel kann also auch durch Entzündungen und Infekte hervorgerufen werden. Und die gilt es dann auch gezielt zu behandeln, während das Herumdoktern am Eisenwert in solchen Fällen nicht nur entbehrlich, sondern auch gefährlich ist: Denn gerade bakterielle Erkrankungen können unter Zufuhr von Eisen regelrecht explodieren, nicht zuletzt auch dadurch, dass großen Eisenmengen dem Immunsystem einen wichtigen Hilfsstoff rauben, nämlich Zink. Nicht umsonst hat man früher fieberkranke Menschen zur Ader gelassen und dabei oftmals Erfolg gehabt. Weil dieses Verfahren nämlich die Immunabwehr mobilisiert und vielen Bakterien einfach den Nährboden unter den Füßen wegzieht.

Bleibt die Frage, ob es wenigstens in Ausnahmezuständen sinnvoll sein kann, als Frau hoch dosiertes Eisen zu schlucken. Frauen in der Schwangerschaft benötigen in der Tat mitunter doppelt so große Mengen des blutbildenden Metalls wie sonst. Tatsache ist aber auch, dass Frauen beim Austragen ihres Kindes ihre Fähigkeit zur Eisenaufnahme deutlich verbessern.

Gelingt es ihnen im Normalzustand, gerade einmal 18 Prozent der zugeführten Eisenmengen auch tatsächlich in ihren Körper zu schleusen, so steigern sie diese Quote während der Schwangerschaft auf 25 Prozent. Der weibliche Körper ist also im Normalfall sehr wohl imstande, auf einen erhöhten Eisenbedarf zu reagieren, ohne dass man ihn mit Pillen oder Nahrungsergänzungen vollstopfen muss.

Hinzu kommt, dass man der Ernährung in unseren Breiten alles Mögliche vorwerfen kann, aber keinen Eisenmangel. Denn auf mitteleuropäischen Küchentischen dominiert nach wir vor das Fleisch, und dessen Eisenanteil ist nicht nur hoch, sondern auch gut verwertbar. Vorausgesetzt, dass man der Eisenverdauung ausreichend Vitamin C mit auf den Weg gibt, weil nämlich dieser Biostoff unverdauliches Dreiwert-Eisen zu verdaulichem Zweiwert-Eisen macht.

Anders verhält sich die Situation natürlich bei Veganerinnen, die in ihrem Speiseplan komplett auf tierische Produkte verzichten. Sie sollten auf ihrem Speisezettel jene Stoffe reduzieren, die das Eisen aus pflanzlichen Nahrungsmitteln in chemische Verbindungen zwingen, die der Körper nicht mehr »knacken« und damit auch nicht mehr verwerten kann. Dazu zählen Phytinsäuren, die man vor allem in Weizenkeimen und Weizenkleie sowie in einfachen Roggen- und Weizenmehlen findet, sowie die Alginate aus Puddingpulvern, Instantsuppen und Speiseeis. Die Oxalsäuren von grünen Bohnen, Chicorée, Mangold, Portulak, Rhabarber, roter Rübe und - auch wenn er mitunter immer noch als Eisenlieferant gehandelt wird - Spinat behindern ebenfalls die Aufnahme pflanzlichen Eisens, ebenso wie die Tannine des schwarzen Tees und Medikamente aus den Gruppen der Antibiotika und Magensäurepuffer, den so genannten Antazida.

Fazit: Für die Mehrzahl der Frauen ist es überflüssig und mitunter sogar gefährlich, der Eisenversorgung mit Präparaten oder Nahrungsergänzungsmitteln auf die Sprünge zu helfen. Auch wenn sie sich schlapp und müde fühlen, die Haut blass und rissig wird, das Haar ausfällt und die Fingernägel brüchig werden. Denn solche Beschwerden müssen nicht zwangsläufig durch Eisenmangel, sondern können auch durch zig andere Faktoren ausgelöst werden.

Nikotin und Alkohol: Für Frauen gefährlicher als für Männer

Alkohol und Nikotin zeigen bei Männern und Frauen recht unterschiedliche Wirkungen:

- Frauen produzieren in ihrem Magen weniger Alkoholdehydrogenase. Dieses Enzym sorgt bereits im Magen für eine Vorzerlegung von Alkohol. Somit reichen Frauen bereits relativ geringe Mengen an alkoholischen Getränken, um auf hohe Blutalkoholwerte und damit auf ein dementsprechend benebeltes Hirn zu kommen. Besonders dramatisch wirkt sich dieser Unterschied bei Hochprozentigem aus, während Bier beispielsweise von Frauen- und Männermägen etwa gleich gut verdaut wird.

- Bei Frauen wirkt Alkohol beruhigender als bei Männern. Der Grund: Alkohol fördert die Freisetzung von Progesteron-Abkömmlingen, die den Organismus entspannen. Da ja Frauen nun ohnehin schon mit mehr Progesteron ausgerüstet sind, reagieren sie auf Alkohol stärker mit entspannter Müdigkeit als Männer.

- Weibliche Alkoholiker leiden schneller an Fettleber und Leberzirrhose. Der Grund: Ihnen gelingt es weniger, Leber schädigende Fettsäuren zu zerlegen. Auch schlägt ihnen Alkohol schneller auf Herz und Hirn.

- Frauen und Männern werden aus unterschiedlichen Gründen zu Alkoholikern. Während Frauen vor allem dann zur Flasche greifen, wenn sie familiär vorbelastet sind, wenn sich also in ihrer Familie bereits einige Alkoholiker befinden, werden Männer eher dann zu Säufern, wenn es sozial und wirtschaftlich mit ihnen bergab geht. Mit anderen Worten: Frauen gehen bei ihrem Alkoholismus eher geschichtlich vor, während Männer sich dabei von aktuellen Miseren leiten lassen.

- Weibliche Raucher erkranken eher an Bronchitis und Asthma als ihre männlichen Pendants, jede zehnte Frau mit mehr als 20 Zigaretten täglich leidet an Asthma. Auch das Krebsrisiko von Raucherinnen ist überdurchschnittlich hoch. Der Grund: Wenn Frauen mit dem Rauchen beginnen, vergessen sie auch ihren gesunden Ernährungsstil. Raucherinnen hängen nicht nur am Glimmstängel, sie bringen auch weniger Gesundes auf ihren Küchentisch, essen häufiger in Kantinen, und dadurch erhöhen sie noch einmal ihr Risiko, ernsthaft krank zu werden.

- Eine dänische Studie an 800 Frauen ergab, dass Rauchen die Wirkung der Antibaby-Pille einschränkt. Der Grund: Nikotin beschleunigt den Abbau der zugeführten Hormone. Nimmt man jetzt noch hinzu, dass die Kombination von Antibaby-Pille und Rauchen auch das Krebsrisiko steigen lässt, sollten Frauen wirklich davon absehen, diese beiden Stoffe miteinander zu kombinieren.

- Frauen haben größere Probleme damit, mit dem Rauchen aufzuhören, Zigarettenentzug scheitert bei ihnen öfter als bei Männern. Der Grund: Das Rauchen ist bei ihnen mehr als bei Männern mit bestimmten Situationen verbunden. So findet man unter Frauen mehr Stressraucher, außerdem greifen sie im Anschluss von »Lustangelegenheiten« wie Essen und Geschlechtsverkehr öfter zur »Zigarette danach«.

Die Eva-Diät

Was Frauen wirklich essen und trinken sollten

Alles gar nicht so schlimm

Im Vergleich zu vielen anderen Ländern schneiden die Frauen hierzulande gar nicht so schlecht ab, was ihr Ernährungsverhalten angeht. Im Verhältnis zu England und den USA etwa essen sie weniger fette Süßwaren, weniger Fleisch und weniger Fastfood, trinken weniger Alkohol und weniger süße Limonaden. Dementsprechend leiden sie seltener unter Diabetes oder starkem Übergewicht.

Jüngste Trends weisen zwar in eine andere Richtung, doch sie stehen noch am Anfang. So greifen immer mehr Frauen auf Fertiggerichte und Kantinenessen zurück, was wohl als Tribut an ihre stärkere Beteiligung in der Arbeitswelt bezeichnet werden muss: Die berufstätige Frau hat einfach nicht mehr die Zeit, sich ihr Essen langwierig in Eigenregie zuzubereiten. Dennoch nimmt sich die Frau für die Ernährung immer noch mehr Zeit als der Mann.

Auch das Naschkatzenverhalten der Frauen ist bei weitem nicht so schlimm, wie immer gerne propagiert wird. Ob Schokolade für deutsche Frauen wirklich wichtiger ist als Sex, wie dies angeblich in den USA der Fall sein soll, muss doch eher bezweifelt werden. Denn sexualneurotisch betrachtet sind wir im Verhältnis zur Heimat von Woody Allan und Shere Hite wohl eher ein Entwicklungsland.

Was wirklich schlimm ist

Die wahren Nahrungsfeinde der Frau sind weniger Schokolade und Co als vielmehr Diäten und Co. Das Schlimme an diesen Fastenkuren ist, dass sie meistens erfolglos bleiben und zu psychischen und körperlichen Jo-Jo-Effekten führen, die schließlich in schwere gesundheitliche Schäden ausmünden können.

So bringen die fastenden Frauen durch ihr Gewichts-Jo-Jo den Stoffwechsel aus der Balance. Die Diätaktivistinnen erhoffen sich zwar, durch ihre Fastenkuren nicht nur Kilos zu verlieren, sondern auch etwas für ihre Blutfettwerte zu tun, doch ihr Bemühungen ergeben genau das Gegenteil. Eine amerikanische Studie an 485 Frauen ergab nämlich, dass die durch Diäten ausgelösten Gewichtsschwankungen den HDL-Wert in den Keller treiben, und diese High-Density-Lipoproteine wirken auf unsere Blutgefäße wie ein Rohrputzer, der vor schädlichen und verstopfenden Ablagerungen schützt. Was nichts anderes bedeutet, als dass Diäten und Gewichts-Jo-Jo wichtige Schutzmechanismen für das weibliche Herz-Kreislauf-System außer Kraft setzen.

Wer in seinem Körpergewicht um mehr als 20 kg schwankt, senkt seinen HDL-Wert um mehr als 25 Prozent. Und auch wer in der Schwankungsliga von 10 bis 20 kg spielt, riskiert noch einen HDL-Abfall von etwa zehn Prozent. Weiterhin stellten die US-Wissenschaftler fest, dass bereits drei Diäten in einem Frauenleben ausreichen, um den vor Arteriosklerose und Infarkt schützenden HDL-Wert dauerhaft zu senken. Auf eine solche Anzahl von Fastenkuren kommen manche Frauen schon innerhalb eines Jahres!

Zudem sorgen Diäten in der Frauenseele für ein unerträgliches Auf und Ab der Gefühle. Die Reduzierung der Kohlenhydratzufuhr führt zunächst einmal zu Hunger, und der ist nichts anderes ein Missempfindung, die für schlechte Laune sorgt.

Dann kommt eine Phase, in der im Hirn verstärkt Serotonin aktiv wird, jenes Serotonin, das wir bereits als Gute-Laune-Hormon ausgemacht haben. Diese Aktivitätssteigerung fungiert quasi als Ausgleich für den Lust- und Spaßverzicht, der mit der Diät verbunden ist. Nicht umsonst laufen religiöse Menschen während ihrer rituellen Fastenkuren mit einem verklärten Blick herum und wähnen sich dabei in besonderer Nähe zu ihrem

Schöpfer. Es handelt sich dabei weniger um ein Offenbarungserlebnis als vielmehr um das Resultat hormoneller Kapriolen, die in ihrem Gehirn ausgetanzt werden.

Frauen neigen drei bis vier Tage nach Beginn ihrer Diät ebenfalls zur Euphorie. Erzählen überall herum, wie gut es ihnen geht und dass sie endlich auf dem richtigen Wege sind. Dass sie endlich wieder mit sich selbst im Reinen sind und sich fühlen, als könnten sie die Welt aus den Angeln heben. Und das ist schon etwas anderes als das Gefühl, vor Übergewicht langsam aus den Angeln zu platzen.

Doch dann der Weg zurück. Es kommt der Zeitpunkt, an dem das Fasten ein Ende hat. In diesem Moment wird das aktive Serotonin im Gehirn schlagartig heruntergedreht. Denn jetzt muss es ja keine gute Laune mehr verbreiten, weil ja das Schlimmste vorüber ist. Ein echter Krisenmoment. Dem religiösen Menschen macht er freilich nicht so viel aus, da er ja sein religiöses Erlebnis hinter sich und damit bekommen hat, was er wollte. Der diätierenden Frau schlägt jedoch die Serotoninkrise voll aufs Gemüt. Der Grund: Sie hat *nicht* bekommen, was sie wollte. Im Gegenteil. Sie muss jetzt mit der Furcht leben, dass all die Kilos, die sie verloren hat, in ein paar Wochen wieder drauf sind. Weil ihr Körper die Diät als Stressreiz interpretiert, gegen dessen Wiederholung er sich mittels vermehrter Fettreserven schützen muss.

Ein Auf und Ab von Kilos und Gefühlen also, das wahrlich nicht zur seelischen Stabilität beiträgt. Und das alles auch noch vor dem Hintergrund, dass weibliche Seelen und Körper aufgrund menstruell bedingter Schwankungen ohnehin nicht gerade auf stabilem Fundament ruhen. Mit anderen Worten: Gerade Frauen sollten nicht noch zusätzlich Öl ins Feuer der Emotionen gießen und sich einer Diät unterwerfen, denn aufgrund ihrer hormonellen Situation brennt dieses Feuer schon unruhig genug.

Brauchen Frauen Nährstoffpillen?

Frauen schlucken deutlich mehr Vitamine, Mineralien und Omega-Fettsäuren als Männer, an erster Stelle stehen bei ihnen Multivitaminpräparate, gefolgt von Magnesium, Kalzium und Vitamin C. Bleibt die Frage, ob sie das alles wirklich brauchen.

Tatsache ist, dass es den Frauen hierzulande häufig gelingt, ihren Vitamin- und Mineralienbedarf auch durch normale Ernährung abzudecken. Das ist gut. Schlecht ist aber, dass ihnen in einigen Fällen die Bedarfsdeckung nicht gelingt, dass sie dann aber per Supplement die falschen Stoffe zuführen:

- So häufig Vitamin-A-Mangel in Ländern der Dritten Welt zu finden ist, so selten findet man ihn unseren Breiten. Hierzulande geht man sogar davon aus, dass die Zufuhr den Bedarf deutlich übersteigt. Es ist also in der Regel überflüssig, dem Körper noch zusätzliche Mengen des – in Überdosierung durchaus gefährlichen – Vitamins in Form von Präparaten, Supplementen oder angereicherten Multivitaminsäften zuzumuten.

  Sinnvoller kann es da schon sein, dem Körper Carotinoide zuzuführen. Denn diese Stoffe fungieren nicht nur größtenteils als risikolose Vorstufe von Vitamin A, sondern entfalten im Körper eigene Funktionen wie etwa Entzündungshemmung und Sonnenschutz. In einer Studie der Universität Düsseldorf verabreichte man Versuchspersonen täglich ein 50-Gramm-Gemisch aus Tomatenpaste und Olivenöl. Die Personen konnten bereits nach vier Wochen deutlich länger in der Sonne liegen, ohne einen Sonnenbrand zu bekommen. Neben Tomaten finden sich große Mengen an Carotin in Kürbis, Möhren, Brokkoli und Aprikosen.

- Ihren Bedarf an Thiamin (Vitamin B1) decken Frauen zu 52 Prozent aus pflanzlichen Nahrungsmitteln und zu 36 Prozent aus

Fleisch, der Rest kommt aus Milchprodukten und Eiern. Vitaminpräparate sind hier also ebenfalls überflüssig.

Der Bedarf an Riboflavin (Vitamin B2) ist häufig nicht gedeckt. Etwa zwei Drittel der Frauen zwischen 19 und 35 Jahren erreichen nicht die täglich empfohlene Riboflavinmenge von 1,5 mg. Als Hauptgrund dafür vermuten Wissenschaftler die Einnahme der Antibaby-Pille sowie den zunehmenden Stress. Von beiden ist bekannt, dass sie an den Riboflavinreserven zehren. Ein Defizit an Vitamin B2 ist für junge Frauen problematisch, weil er die Verwertung von Eisen einschränkt. Panik ist jedoch nicht angebracht, denn die Bedarfsunterdeckung ist in der Regel so gering, dass sie auch ohne Präparate ausgeglichen werden könnte. Zu den Nahrungsmitteln mit hohem Riboflavinanteil zählen Käse, Erbsen, Soja, Milchprodukte und Schokolade.

Etwa drei Viertel der Frauen nehmen weniger Pyridoxin (Vitamin B6) auf als von Ernährungswissenschaftlern empfohlen wird, bei 13 Prozent besteht therapiebedürftiger Pyridoxinmangel. Der Grund: Das Vitamin ist hitzeanfällig, vor allem im Fleisch geht es beim Kochen und Braten in großen Mengen verloren. Frauen mit Prämenstruellem Syndrom haben außerdem einen noch erhöhten Bedarf, und auch die Antibaby-Pille zehrt an den Pyridoxinreserven. Wer die Antibaby-Pille schluckt, sollte in jedem Falle über die Einnahme eines pyridoxinreichen Nahrungsergänzungsmittels nachdenken. Ansonsten finden sich große Mengen des Vitamins in Schnittlauch, Soja, Walnüssen und Kichererbsen.

In jüngerer Zeit kursieren Erfolgsmeldungen über den Einsatz von Pyridoxin in der Therapie von Migräne und Depressionen, die ja bekanntlich vor allem bei Frauen auftreten. Allerdings wird hier mit hoch dosierten Präparaten gearbeitet, und deren Einnahme sollte mit einem Arzt abgesprochen sein.

🍴 Etwa die Hälfte aller Frauen decken nicht ihren Folsäure-Bedarf. Der Grund: Beim Zubereiten der Speisen gehen bis zu 90 Prozent des empfindlichen Vitamins verloren, zudem zehren Diäten, Antibaby-Pillen, Schmerztabletten, Schlaftabletten, Alkohol, Schwangerschaften und Stillzeiten an den Folsäurereserven. Mögliche Konsequenzen des Folsäuremangels sind Müdigkeit, blasses Aussehen, Haarausfall und Blutarmut. Gründe genug also, den Folsäuremangel ernst zu nehmen.

In den USA werden denn auch schon Mehl, Reis und Getreideprodukte mit dem wichtigen B-Vitamin angereichert, England und Holland setzen auf breit angelegte Aufklärungskampagnen in der Bevölkerung. Hierzulande wissen selbst viele Frauenärzte nichts von der Folsäure-Problematik.

Ob es allerdings notwendig ist, Frauen - wie es ja beim Eisen schon üblich ist - einer flächendeckenden Versorgung mit Folsäurepillen zu unterziehen, ist fraglich. Denn die meisten von ihnen sind absolut beschwerdefrei, obwohl ihr Folsäure-Depot in den roten Bereich abgedriftet ist. Warum sollte man ihnen dann dementsprechende Pillen verordnen? Außerdem erledigt sich das Problem oft von selbst, wenn der Lebensstil geändert wird. Indem der Rohkostanteil in der Nahrung erhöht und der Konsum an Alkohol sowie an Schlaf- und Schmerzmitteln reduziert wird, oder indem man auf nicht-pharmazeutische Methoden der Empfängnisverhütung ausweicht und endlich auf Diäten verzichtet.

🍴 Vitamin B12 findet sich überwiegend in tierischen Nahrungsmitteln, und da Frauen zwar weniger Fleisch als Männer, aber immer noch genug davon essen, ist ihr Bedarf weitgehend gedeckt.

🍴 Die Vitamin-C-Versorgung der Frauen gilt hierzulande weitgehend als gesichert. Dennoch gehört das wohl bekannteste aller Vitamine zu den Rennern unter den Vitamin-Präparaten, weil viele Frauen erhoffen, dadurch vor Infekten, vor allem vor Erkältungen, geschützt zu sein. Eine trügerische Hoffnung. Selbst Roche Vitamin & Fine Chemicals, einer der führenden Vitaminhersteller in der Welt, muss zugeben: »Die meisten der in den letzten 20 Jahren publizierten Studien kamen zu dem Ergebnis, dass eine prophylaktische Gabe von Vitamin C keinen signifikanten Einfluss auf die Häufigkeit von Erkältungskrankheiten hat.«

Auch die Hoffnung von Raucherinnen, sich durch regelmäßigen Verzehr von sauren Brausetabletten vor Brustkrebs zu schützen, ist trügerisch. Die wissenschaftliche Datenlage dazu ist alles andere als eindeutig. Gesichert ist allerdings, dass Raucherinnen einen um 40 bis 50 Prozent erhöhten Bedarf an Vitamin C haben, und dass dieser Bedarf meistens nicht gedeckt wird. Hier können dann Vitamin-C-Tabletten oder - noch besser - Supplemente in Form von schonend zubereiteten Heilpflanzen wie Sanddorn und Hagebutte sinnvoll sein.

Wer viel an die Sonne geht, braucht kein Vitamin D. Denn der gesunde Erwachsene ist dann durchaus in der Lage, seinen Bedarf durch Eigensynthese zu decken. Die meisten Länder verzichten denn auch darauf, überhaupt irgendwelche Daten zur Vitamin-D-Zufuhr über die Nahrung vorzugeben. In Deutschland ist das natürlich anders. Und auch wird man hier nicht müde, allen möglichen Risikogruppen die Einnahme von Vitamin-D-Präparaten zu empfehlen. Tatsache ist jedoch, dass gesunde Menschen in der Regel darauf verzichten können. Selbst für Osteoporose-Patientinnen ist bislang wissenschaftlich keineswegs belegt, dass Vitamin-D-Präparate ihnen beim Knochenaufbau helfen könnten. Im Gegenteil. Einige Studien fanden sogar negative Effekte auf die Knochenbilanz.

Vitamin E ist ein eminent wichtiger Schutzfaktor gegenüber aggressiven Sauerstoffverbindungen wie den berüchtigten freien Radikalen. Außerdem bindet es Arachidonsäure, die in der Schmerzentstehung eine wichtige Rolle spielt. Nicht umsonst wird das Vitamin bereits in der Unterstützung von Arthritis eingesetzt, einer Erkrankung aus dem rheumatischen Formenkreis, die ja gerade bei Frauen zu finden ist.

Gesunde Frauen benötigen jedoch keine zusätzliche Vitamin-E-Zufuhr, sie können ihren Bedarf hierzulande auch über die normale Ernährung decken. Vorausgesetzt, alles wird möglichst frisch verzehrt. Denn Vitamin E ist recht instabil. Kartoffelchips verlieren nach zweiwöchiger Lagerung 48 Prozent ihres vorher noch ansehnlichen Vitamin-E-Gehalts, und beim Olivenöl beträgt der Verlust nach acht Wochen unter Zimmertemperatur sogar komplette 100 Prozent.

Auch bei Mineralien ist eine zusätzliche Zufuhr überflüssig. Der Kalziumbedarf lässt sich in der Regel durch den reichhaltigen Verzehr von Milchprodukten und Gemüse decken sowie dadurch, dass man phosphathaltige Nahrungsmittel aus dem Speiseplan streicht oder sie zumindestens deutlich reduziert. Dazu zählen bunte Softdrinks, Cola und Schmelzkäse. Magnesiumpräparate zählen zwar zu den Lieblingsverordnungen der Frauenärzte, doch sie sind in der Regel ebenfalls überflüssig, und ihre Hilfestellung bei nächtlichen Wadenkrämpfen ist eher legendär als wissenschaftlich abgesichert. Und ob Frauen wirklich zusätzliches Jod und Eisen benötigen, wie immer wieder propagiert wird, haben wir ja schon an anderer Stelle stark in Zweifel gezogen.

Was Frauen wirklich brauchen

Frauen leiden immer wieder unter starken Hormonschwankungen. Sie sind zum Teil natürliche Folge ihres Monatszyklus, zum großen Teil aber auch Folge der Antibaby-Pille und des heutigen Lebensstils, der über eine Betonung der Stresshormone zu hormonellen Verschiebungen führt. Diese Veränderungen gehen meistens zu Lasten des Östrogens, und sie haben diverse Beschwerden zur Folge, wie etwa Akne, Unfruchtbarkeit, Menstruationsbeschwerden, Depressionen, Knochenschwund und Depressionen. Gründe genug also, den Östrogenspiegel zu stabilisieren.

Um dieses Ziel zu erreichen, setzt man in der Medizin vor allem auf Östrogenpräparate, die in Labors aus tierischen oder menschlichen Quellen gewonnen wurden.

Dass es auch anders geht, zeigt das Beispiel der Phytoöstrogene, die rein pflanzlich gewonnen werden und zum Beispiel in Sojasprossen, in Bienenprodukten wie Perga, Propolis und Gelee-Royal sowie in den Heilpflanzen Rotklee, Traubensilberkerze und Rhabarberwurzel vorkommen. In Weizenkleie, Buchweizenmehl und Leinsamen sind ebenfalls stattliche Mengen zu finden. Der Speise- und Heilpflanzenplan bietet also genug Möglichkeiten für Frauen, auch jenseits von Hormonpräparaten ihren Östrogenspiegel zu stabilisieren.

Darüber hinaus sollten Frauen darauf achten, ihren Körper mit reichlich Gamma-Linolensäure (1 bis 1,4 Gramm pro Tag) zu versorgen. Der Grund: Diese Fettsäuren schützen vor dem Prämenstruellen Syndrom, den Tagen vor den Tagen. Außerdem unterdrücken sie Entzündungsprozesse im Körper, wie sie typisch für Arthritis und Neurodermitis sind. Zu den ergiebigen Quellen der Gamma-Linolensäuren zählen die Öle von Borretsch, Nachtkerze und Hanf. Die ersten beiden erhält man als Pillen in Apotheken, Drogerien und Reformhäusern. Hanföl und Hanfsamen finden sich dort hingegen weniger, sie werden hauptsächlich über Naturkostläden oder einige wenige Hanfbauern verbreitet. Wobei zu hoffen ist, dass Hanf als Fettsäurelieferant endlich eine breitere Akzeptanz hierzulande findet. Denn seine Produktion ist preiswert und rentabel, außerdem lassen sich seine Samen vorzüglich in der Küche einsetzen.

Der tägliche Nährstoffbedarf der Frauen in Zahlen

Kalorienbedarf	etwa 2000 kcal
Eiweiß	0,8 g/kg Körpergewicht
Eisen	15 mg
Kalzium	1000 mg
Jod	150 mg
Vitamin A	0,8 mg
Vitamin C	100 mg
Vitamin D	5 mcg
Vitamin E	10 mg
Thiamin	1,0 mg
Riboflavin	1,2 mg
Pyridoxin	1,6 mg
Niazin	13 mg
Folsäure	300 mcg
Vitamin B12	3,0 mcg

Abkürzungen:
mg = Milligramm
mcg = Mikrogramm
kcal = Kilokalorien

Was schwangere Frauen wirklich brauchen

Wenn ein Kind unterwegs ist, wächst bei den Eltern die Sorge, ob sie medizinisch auch wirklich alles richtig machen. Vor allem hinsichtlich der Ernährung und der Medikamente während der Schwangerschaft herrscht große Unsicherheit, und man wendet sich vertrauensvoll an den Arzt. Doch dort darf man nicht unbedingt Kompetenz vermuten.

So wurde an der Universität München 1997 unter Leitung von Prof.

Jörg Hasford ein Projekt namens PEGASUS aus der Taufe gehoben, das die aktuelle Ernährungs- und Arzneimittelsituation schwangerer Frauen durchleuchtete. Im Ergebnis zeigte sich, dass die Patientinnen in diesen Bereichen von ihren Gynäkologen nur unzureichend betreut wurden, »und die Hauptursache dafür«, so Hasford, »ist sicher in den Wissensdefiziten der Ärzte zu suchen«.

Eine Inkompetenz, die auch Missbildungen der Kinder provoziert. So erhalten 80 bis 90 Prozent der schwangeren Frauen von ihren Ärzten noch Medikamente, obwohl die grundsätzlich riskant für den Fötus sind. Wissenschaftler schätzen, dass dieser leichtfertige Griff in die Arzneimittelkiste für etwa fünf Prozent aller kindlichen Missbildungen verantwortlich ist. Außerdem führen sie bei der Mutter in 25 Prozent aller Fälle zu Übelkeit und Erbrechen. Die berüchtigte Schwangerschaftsübelkeit hat also oft ihre Ursache nicht in den Hormonen, sondern im Arzneimittelmissbrauch der Frauen.

Andererseits muss man zugeben, dass es den Frauenärzten nicht einfach gemacht wird, den Durchblick zu behalten. Ihnen werden von Seiten der Pharma-Industrie und industrienaher Wissenschaftler permanent neue oder auf neu getrimmte Produkte angeboten, und alle mit dem Versprechen, für die ärztliche Praxis unverzichtbar zu sein. Bleibt die Frage, was schwangere Frauen aus diesem reichhaltigen Angebot wirklich brauchen.

Eiweiß: Bedarf deutlich erhöht

Schwangere Frauen haben einen deutlich erhöhten Eiweißbedarf. Der Grund: Proteine werden für den so genannten Aufbaustoffwechsel herangezogen, und da ja bei der Entwicklung des Kindes ziemlich viel Gewebe aufgebaut wird, wird auch ziemlich viel Eiweiß benötigt. Ab dem 4. Schwangerschaftsmonat liegt der Bedarf bei etwa 1,3 g pro kg Körpergewicht.

In den einschlägigen Büchern zu Schwangerschaft und Geburt findet sich allerdings immer wieder der Ratschlag, ausgerechnet während der Schwangerschaft den Pflanzenanteil auf dem Speisezettel zu erhöhen oder sogar ganz zum Vegetarismus zu konvertieren. Keine gute Idee, ausgerechnet in einer Phase erhöhten Proteinbedarfs zu einer proteinarmen Kostform zu wechseln. Dadurch steigt das Risiko, dass das Kind zu früh und mit zu geringem Körpergewicht auf die Welt kommt.

Körpergewicht: Bloß kein Problem daraus machen

Schwangere Frauen legen - unabhängig vom Gewicht ihres Kindes - an Gewicht zu. Das ist normal und soll so sein. Wieviel Kilogramm es jedoch am Ende sein dürfen, kann niemand sagen. Da sind einfach zu viele Variablen, wie etwa die Gewichte von Brust, Fruchtwasser und Plazenta, die von Frau zu Frau stark variieren können.

Das Gewicht von Kind, Plazenta und Fruchtwasser geht freilich bei der Geburt verloren, weswegen denn auch viele Frauen davon ausgehen, dass sie schon bald wieder zu ihrem Alltagsgewicht zurückkehren. Doch diese Erwartung wird in der Regel enttäuscht, es bleiben ein paar zusätzliche Pfunde. Und spätestens jetzt greift wieder der Schlankheits- und Diätenwahn: Viele Frauen unterziehen sich schon kurz nach der Geburt irgendwelchen Diäten, um schnell wieder zu ihrem Wunschgewicht zurückzukehren. Die Erfolge sind jedoch oft enttäuschend - denn warum sollten Diäten nach einer Geburt besser anschlagen als vorher? Außerdem bereiten sie zusätzlichen Stress, der gerade in der Phase der ersten Kindsmonate schädlich für die Mutter-Kind-Beziehung sein kann.

Besser ist es, sich schon vor der Geburt, am besten schon vor der Schwangerschaft, einige Fakten zum Thema Kinderkriegen und Körpergewicht klar zu machen:

- Erst einmal: Wer sagt, dass eine Frau nach der Schwangerschaft direkt wieder perfekt und schlank auszusehen hat? Was Cindy Crawford schafft, ist noch lange nicht die Regel. Der Schlankheitsanspruch an den weiblichen Körper ist nach der Schwangerschaft mindestens genauso sinnlos und willkürlich wie vorher.

Zweitens: viele Frauen sind verantwortungsbewusst genug, zumindest während der Schwangerschaft das Rauchen aufzugeben. Nikotinentzug führt jedoch stets dazu, dass der Körper an Fettmassen zulegt. Das ist einfach physiologisch bedingt, da Stoffwechsel und Pulsschlag von Rauchern nun einmal mehr Kalorien verbrauchen. Und es ist psychologisch bedingt, dass der Mensch zu oralen Ersatzbefriedigungen wie Schokolade und dergleichen greift, wenn man ihm sein geliebtes Nikotin wegnimmt.

Bei schwangeren Frauen, die sich das Rauchen abgewöhnen, hat also die Gewichtszunahme weniger mit ihren Umständen zu tun, als mit ihren Entzugserscheinungen. Raucherinnen sollten sich also nicht erst während der Schwangerschaft zum Nikotinstopp entschließen, sondern wenn möglich schon vorher, damit sie sich voll auf den Kampf gegen die Wirkungen des Nikotinentzugs konzentrieren können.

Drittens: Viele Frauen hören ausgerechnet während der Schwangerschaft damit auf, sich körperlich zu bewegen. Und damit fahren sie natürlich ihren Kalorienbedarf nach unten. Das mündet schließlich in Körperfett. Gewichtsprobleme können also auch etwas mit der nachlassenden Bewegungsbereitschaft der schwangeren Frauen zu tun haben.

Dabei gibt es für schwangere Frauen keinen rationalen Grund, mit dem Sport aufzuhören. Im Gegenteil: »Sport bietet während der Schwangerschaft eine Reihe von Vorzügen«, erklärt Prof. Klaus Jung, Sportmediziner von der Johannes-Gutenberg-Universität in Mainz, »er kann Beschwerden während der Schwangerschaft und im Wochenbett verringern, das Wohlgefühl der Schwangeren steigern, die Muskulatur stärken sowie Krampfadern, Thrombosen und Hämorrhoiden vermeiden.« In den ersten drei Monaten der Schwangerschaft können die Sportdisziplinen praktisch wie zuvor betrieben werden, danach sollte der Schwerpunkt auf Ausdauersportarten wie Schwimmen, Walking und Jogging sowie auf Gymnastik gelegt werden, in denen es weder zu Muskelübersäuerungen noch zu ruckartigen Bewegungen kommt.

Und schließlich: Nach der Geburt benötigt der Körper wieder eine gewisse Zeit, sich zum Alltagsgewicht zurückzupendeln. Im physiologischen Rahmen liegen 0,6 kg pro Monat. Wer also 6 kg zugelegt hat, muss damit rechnen, dass sein Körper das erst im Laufe der nächsten zehn Monate wieder abgebaut haben wird.

Eisenpillen für Mutter und Kind?

Eisenpräparate sind die Cash-Cows der Pharma-Industrie, denn sie gehören zu den Verschreibungen, die schwangere Frauen so gut wie routinemäßig erhalten. Es ist jedoch äußerst fragwürdig, ob sie das wirklich brauchen.

Denn unbestritten ist zwar, dass schwangere Frauen einen erhöhten Eisenbedarf (vermutlich 25–30 mg pro Tag) haben, doch Tatsache ist auch, dass sie ihre Aufnahmeschleusen für das Mineral öffnen, dass sie es also effizienter aus der Nahrung herausziehen und besser verwerten als im Normalzustand. Außerdem haben Schwangere keine Regel mehr, der Eisenverlust über das Menstruationsblut fällt also weg.

Da darf es nicht wundern, dass Eisenpillen in konkreter Anwendung am Menschen ihren Wirksamkeitsnachweis schuldig bleiben. Prof. Elina Hemminki vom National Research and Development Centre for Welfare and Health, Helsinki, überprüfte alle seriösen Studien über den Nutzen von Eisenpräparaten während der Schwangerschaft. Sie fand nicht eine einzige, die einen echten Beleg für den Nutzen dieser Pillen für die Gesundheit von Mutter und Baby erbracht hätte. Selbst das nicht gerade für seine Pharmakritik bekannte *Deutsche Ärzteblatt* muss zugeben, »dass der Nutzen einer routinemäßigen Eisensupplementierung an alle Schwangere durch eine kontrollierte Studie noch erhärtet werden müsste«. Die internationale Fachzeitschrift *British Medical Journal* geht noch einen Schritt weiter. Sie rät, nur jenen Schwangeren ein Eisenmedikament zu verschreiben, bei denen die spezielle Gefahr einer durch Eisenmangel bedingten Blutarmut (Eisenmangelanämie) besteht. Doch das ist gerade mal bei sieben Prozent aller Schwangerschaften der Fall.

Fazit: Eisenpräparate während der Schwangerschaft sind meistens überflüssig. Nicht zuletzt vor dem Hintergrund, dass wir hierzulande wahrlich genug Fleisch und damit auch gut verwertbares Eisen auf dem Tisch haben. In keinem Falle sollten schwangere Frauen sich die zur Verstopfung führenden Pillen routinemäßig verschreiben lassen, sondern nur dann, wenn deutliche Hinweise auf eine Eisenmangelanämie vorliegen.

Jodtabletten für Mutter und Kind?

Jod zählt, ähnlich wie Eisen, in Deutschland und zum Teil auch in Österreich und der Schweiz zu den Standardverschreibungen für schwangere Frauen. Der aus illustren Wissenschaftlern zusammengesetzte »Arbeitskreis Jodmangel« wird nicht müde, davor zu warnen, dass eine unzureichende Zufuhr des Minerals während der Schwangerschaft die geistige Entwicklung des Kindes hemmen könnte. »Dennoch beginnt jede vierte Frau«, wie »Arbeitskreis«-Mitglied Prof. Renate Bergmann von der Kinderklinik der Humboldt-Universität zu Berlin bejammert, »ihre Schwangerschaft mit deutlichen Jodmangelerscheinungen.« Die könnte man zwar durch den regelmäßigen Verzehr von Fisch auffangen, doch dagegen stehen wiederum die Statements von Institutionen wie dem Bundesinstitut für gesundheitlichen Verbraucherschutz und Veterinärmedizin, die vor Fisch während der Schwangerschaft warnen, weil der ja immer wieder von bösem Quecksilber heimgesucht wird. Weswegen denn der »Arbeitskreis Jodmangel« den schwangeren Frauen empfiehlt, pro Tag 0,2 mg des Minerals in Tablettenform zu schlucken. Das freut natürlich die Pharma-Branche.

Ein böswilliger Schelm, wer dahinter weniger die Besorgnis um das Wohlergehen von Müttern und Kindern als vielmehr die Besorgnis um die Renditen der Pharma-Industrie vermutet? Die wissenschaftliche Faktenlage zu der Frage, ob die routinemäßige Verordnung von Jodtabletten an Schwangere tatsächlich einen gesundheitlichen Nutzen hat, ist jedenfalls nicht dicker als jene Faktenlage, die auf Schäden durch flächendeckende Jodsupplementierungen hinweist.

Fazit: Für das routinemäßige Einnehmen von Jodtabletten während der Schwangerschaft gibt es keinen zwingenden Grund. Dennoch bleibt festzuhalten, dass in dieser Zeit ein erhöhter Jodbedarf besteht. Doch der lässt sich auch über natürliche Lebensmittel decken. Denn deren Mineralanteil wird generell effektiver verwertet als der aus kunstvoll hergestellten Präparaten. Zu den jodhaltigen Nahrungsmitteln zählen neben Fisch, Austern und Krustentieren noch Seespargel, Brokkoli, Kichererbsen und Feldsalat.

Keine Wehenhilfe durch Magnesium

Zu den traditionellen Verschreibungen der Gynäkologen zählen bei der Schwangerschaft auch Magnesiumtabletten. »Es gehört«, wie Prof. Jörg Hasford beobachtet hat, »zu den am häufigsten verschriebenen Arzneimitteln überhaupt«. Die Ärzte erhoffen sich davon, dass das Mineral bei vorzeitiger oder übermäßiger Wehentätigkeit eine dämpfende Wirkung entfaltet. Nach dem Motto: Was bei Wadenkrämpfen hilft, muss auch bei frühzeitigen Geburtskrämpfen helfen. Tatsächlich ist jedoch der wehenhemmende Effekt durch nichts belegt. Der Arzt könnte hier also sein enges Arzneimittelbudget leichten Herzens entlasten.

Folsäure: Rettung im Doppelpack

Schon seit mehreren Jahren ist bekannt, dass Folsäuremangel während der Schwangerschaft beim Neugeborenen zu Neuralrohrdefekten wie dem so genannten »offenen Rücken« führen kann. Zahlreiche Wissenschaftler empfehlen, am besten schon während der Schwangerschaftsplanung täglich 0,4 mg des wichtigen B-Vitamins in Form von Präparaten zuzuführen, da über die normale Nahrung der Bedarf nicht gedeckt werden kann. Und in der Tat: Die zusätzliche Folsäurezufuhr senkt das Risiko für den offenen Rücken und andere Neuralrohrdefekte um 50 bis 70 Prozent. Ein Fakt, der durch Studien am Menschen weitgehend abgesichert ist.

Tatsache ist aber auch, dass die zusätzliche Gabe von Folsäure nicht ganz so risikolos ist, wie man bisher glaubte. Denn schwedische Forscher fanden jetzt heraus, dass Folsäure-Präparate die Wahrscheinlichkeit von Zwillingsgeburten erhöhen. Und zwar fast um das Doppelte.

Fazit: Wer als Frau vor der Schwangerschaft brav seine Folsäure schluckt, schlägt womöglich zwei Fliegen mit einer Klappe. Sie sorgt nicht nur für sein Kind, sondern führt das Land auch einen Doppelschritt weiter aus der Kinderarmut heraus. Wobei dieser Effekt natürlich äußerst zweifelhaft ist, schließlich stellt sich die Frage nach dem Folsäurebedarf meist erst, wenn's zu spät ist.

Umstritten: Kaffee

In den Medien werden immer wieder Meldungen zu den Wirkungen von Kaffee auf Schwangerschaft und Stillzeit publiziert. Sie reichen von der Nachricht, dass schon vier Tassen Kaffee das Sudden-Death-Risiko der Kinder um 100 Prozent steigerten, bis zur totalen Absolution, wonach unser beliebtester Muntermacher vollkommen risikolos sei. Werdende Eltern fragen sich dann natürlich, was man davon glauben kann.

Tatsache ist, dass Koffein zu den Alkaloiden gehört, von denen bekannt ist, dass sie dem menschlichen Körper mitunter übel mitspielen können. Tatsache ist aber auch, dass zahllose Studien zu den Wirkungen von Kaffee auf den Fötus vorliegen, und dass sie zu widersprüchlichen Ergebnissen kommen. Wissenschaftler vom Hospital for Sick Children im kanadischen Toronto haben sich daher die Mühe gemacht, die vorliegenden Untersuchungen einer so genannten Meta-Analyse zu unterziehen, sie also kritisch zu überprüfen, um festzustellen, was als Aussagekern noch übrig bleibt. Ihr Resümee: Erst ab sechs Tassen pro Tag kann man beim Kaffee von einem gewissen Risikofaktor für das ungeborene Kind sprechen. Allerdings ist dieses Risiko noch minimal im Verhältnis zu jenen Gefahren, die bereits vom Rauchen von zehn Zigaretten täglich ausgehen.

Mithin kein Grund, den Kaffee vom Speisezettel zu streichen. Schwangere Frauen müssen nicht unbedingt auf den morgendlichen Muntermacher verzichten. Meist schützen sie sich auch ohne Verbote vor Koffein. Denn oft schrauben sie ihren Kaffeekonsum schon allein deswegen herunter, weil ihnen davon speiübel wird. Dies konnte in einer amerikanischen Untersuchung an schwangeren Kaffeetrinkerinnen auch wissenschaftlich belegt werden.

Der tägliche Nährstoffbedarf der schwangeren Frauen in Zahlen

Kalorienbedarf	2300-2500 kcal (ab 4. Monat)
Eiweiß	1,3 g/kg Körpergewicht (ab 4. Monat)
Eisen	25-30 mg
Kalzium	1000 mg
Jod	200 mg
Vitamin A	1,1 mg (ab 4. Monat)
Vitamin C	100 mg
Vitamin D	5 mcg
Vitamin E	12 mg
Thiamin	1,2 mg
Riboflavin	1,5 mg
Pyridoxin	2,5 mg (ab 4. Monat)
Niazin	15 mg
Folsäure	600 mcg
Vitamin B12	3,5 mcg

Abkürzungen:
mg = Milligramm
mcg = Mikrogramm
kcal = Kilokalorien

Die Adam-Diät

Was Männer wirklich essen und trinken sollten

Die unselige Fleischeslust

Die Fleischeslust der Männer hat keinen seriösen physiologischen Background. Sie ist vielmehr historisch und gesellschaftlich bedingt. In patriarchalisch strukturierten Gesellschaften, wie sie seit den letzten Jahrhunderten bis heute üblich sind, besitzt der Mann das angestammte Vorrecht auf Fleisch. Und das nicht nur im kulinarischen Sinne. So wie er das Vorrecht zum Jagen, Töten und Essen von Tieren hat, so nimmt er sich auch das Vorrecht auf das »Fleisch der Weiber«. Es ist wichtig, diese beiden Fleischeslüste stets zusammen zu betrachten, denn sie sind beide unmittelbarer Ausdruck desselben Prinzips männlichen Herrscherdrangs. Während es dem Mann beim Töten und Essen von Tieren darum geht, aus deren Muskelfleisch Kraft für sich herauszuziehen, geht es ihm bei der Auswahl und dem Begatten der Frauen darum, seine Kraft an die nächste Generation weiterzugeben. Die Maxime, die hinter beidem steht: Ich, das Männchen, mache mir jetzt und für alle Zeiten die Welt untertan, und dazu nutze ich das Fleisch der Weiber und der Tiere. Und das ist nichts anderes als männlicher Expansionsdrang und männliche Herrschsucht.

Wie lässt sich die männliche Fleischeslust bezähmen?

Der überhöhte Fleischkonsum in Kombination mit Bewegungsmangel und stressigen Machtphantasien hat natürlich Konsequenzen für die Gesundheit des Mannes. Er wird viel stärker als Frauen durch Krankheiten belastet, die zum Tode führen. Männer sind bei den 15 statistisch wichtigsten Todesursachen durchweg stärker betroffen. Sie sterben überdurchschnittlich oft an Herzerkrankungen, Krebs, Hirnschlag und Diabetes, von denen bekannt ist, dass sie durch eine fleischlastige Ernährung gefördert werden. Bei Gicht beträgt der Männeranteil sage und schreibe 95 Prozent, und auch diese Krankheit wird überwiegend durch einen Überkonsum von tierischen Fetten und Eiweißen verursacht.

Gründe genug also für den Mann, sich mehr zu bewegen und seinen Fleischkonsum herunterzuschrauben. Wobei Letzteres nicht durch eine Diät geschehen sollte, denn die ist bei Männern meistens ebenso sinnlos und gesundheitsschädlich wie bei Frauen. Ziel kann es nur sein, langfristig neue Prioritäten zu setzen. Beispielsweise dergestalt, Fleisch und Gemüse in ihren traditionellen Rollenverteilungen als Hauptmahlzeit und Beilage zu vertauschen. Beispielsweise dadurch, dass man den angehenden Männern nicht schon im Bubenalter erzählt, dass sie ja das Gemüse und die Kartoffel liegen lassen könnten, das Fleisch aber aufessen sollten. Und schließlich durch eine Aufklärungskampagne, in der ausgeführt wird, dass Fleisch keineswegs die einzige Kraftnahrung ist, sondern die Zufuhr der Proteine auch über Fisch, Milch und vegetarische Produkte erfolgen kann. Wobei die Frage bleibt, ob solche Kampagnen nicht auf taube Männerohren stoßen würden. Denn selbst die BSE-Krise hat nur die Frauen, nicht aber die Männer davon abhalten können, schon nach kurzer Zeit wieder ein Steak oder eine Roulade auf ihren Teller zu legen. Ein langfristiger Image-Wandel von Obst und Gemüse wäre demnach der sinnvollste und nachhaltigste Weg.

Brauchen Männer Nährstoffpillen?

Männer schlucken zwar weniger Nährstoffsupplemente sowie weniger Vitamin- und Mineralienpillen als Frauen, doch auch ihr Konsum kann sich sehen lassen. Besonders beliebt sind bei ihnen die Vitamine E und C. Dennoch sind auch bei Männern die meisten Supplemente überflüssig:

- In Bezug auf Vitamin A gilt für Männer wie Frauen dasselbe: Der Bedarf ist gedeckt, eine zusätzliche Zufuhr über Präparate ist überflüssig. Wenn überhaupt, dann kann die Einnahme von Carotinpräparaten oder carotinreichen Nahrungssupplements erwogen werden. Beispielsweise im Sommer, um den Sonnenschutz zu erhöhen, denn Männer haben eine größere Anfälligkeit für Hautkrebserkrankungen.

- Jüngere Männer haben mit 1,3 mg einen höheren Bedarf an Thiamin (Vitamin B1) als Männer in zunehmendem Alter (1,0 mg). Der Grund: Das B-Vitamin spielt eine wichtige Rolle im Energieumsatz, und da gerade bei Männern im Laufe der Jahre immer weniger Bewegung stattfindet, brauchen sie auch nicht mehr so große Mengen an Thiamin. Was zumindestens den Vorteil hat, dass der Bedarf bei älteren Männern in der Regel gedeckt ist.

- Ähnlich wie bei den Frauen befindet sich bei Männern im Alter von 19 bis 35 Jahren in etwa zwei Dritteln der Fälle zu wenig Riboflavin (Vitamin B2) auf dem Speisezettel. Ein möglicherweise problematischer Mangel, weil Männer ja viel Fleisch und damit viel Eiweiß essen, und für dessen Stoffwechsel wird Riboflavin gebraucht. Allerdings fällt das Vitamin-B2-Defizit in der Regel so moderat aus, dass es ohne Präparate ausgeglichen werden kann. Beispielsweise durch Käse, Erbsen, Leberwurst und Bierhefe.

- Pyridoxin (Vitamin B6) wird für den Stoffwechsel benötigt: Sein Bedarf steigt, je mehr Protein und Fett verzehrt wird, Männer haben daher als betonte Fleischesser einen erhöhten Bedarf. Und die Hoffnung, über den Fleischkonsum neben der Eiweiß- auch die Pyridoxinzufuhr abzudecken, ist trügerisch, denn das Vitamin geht beim Kochen und Braten in großem Umfrag verloren.

  Etwa zehn Prozent der Männer haben denn auch Pyridoxindefizite. Sie können sich in unterschiedlichen Symptomen wie Schleimhautentzündungen, Reizbarkeit und Konzentrationsstörungen zeigen, außerdem erhöht sich das Herzinfarktrisiko. Im Falle eines ausgewiesenen Pyridoxinmangels (er lässt sich über eine einfache Blutuntersuchung nachweisen) sollte daher die Einnahme von entsprechenden Präparaten erwogen werden.

- Im Unterschied zu den Frauen leiden Männer recht selten unter Folsäuremangel. Mit Ausnahme von Alkoholikern, da bei ihnen große Mengen des B-Vitamins über den Harn ausgeschieden werden und zudem oft noch eine miserable Ernährungssituation vorliegt. Aber Alkoholkranke sollten ja ohnehin komplexe B-Vitamin-Präparate zu sich nehmen, da diese Vitamine als Hilfe für die strapazierte Leber benötigt werden.

- Vitamin B12 findet sich überwiegend in tierischen Nahrungsmitteln, Männer haben hier deshalb normalerweise keinen Mangel zu befürchten.

- Vitamin C steht als Präparat bei den Männern ganz oben. Sie erhoffen sich davon nicht nur einen Schutz vor grippalen Infekten, sondern auch noch einen gewissen Muntermacher-Effekt. Außerdem hat sich mittlerweile unter Quartalssäufern herumgesprochen, dass eine Aspirintablette in Kombination mit einer Überdosis (300–500 mg) Vitamin C, noch am Abend der Party eingenommen, den dicken Kopf am nächsten Morgen verhindert.

  Ansonsten bringen all die Präparate und Pülverchen mit Vitamin C für den Mann nur wenig, da er es in der Regel schafft, seinen Bedarf über die normale Ernährung zu decken. Bei Männern über 65 Jahren wird allerdings sehr häufig ein Vitamin-C-Mangel festgestellt. Der Grund: Männer werden im Alter noch »mannstypischer«, was ihre Ernährung angeht. Sie essen dann noch mehr Fleisch und noch weniger Gemüse als vorher. Als Ausrede muss man sich oft anhören, dass sie mit ihren dritten Zähnen eben keine Rohkost mehr knacken könnten. Tatsache ist freilich: Wer mit seinen »Dritten« ein zähes Schnitzel zerkauen kann, der schafft das auch mit einer rohen Tomate.

Nicht zu vergessen schließlich, dass der relativ hohe Anteil an Rauchern unter den Männern einen um 50 Prozent erhöhten Vitamin-C-Bedarf hat. Er wird nur selten über die Ernährung gedeckt. Hier können dann entsprechende Tabletten oder Supplemente sinnvoll sein.

- Vitamin D ist bei Männern kein Problem – dementsprechende Präparate oder Supplemente sind also überflüssig.

- Vitamin-E-Pillen werden von Männern erheblich häufiger geschluckt als von Frauen. Selbst Franz Beckenbauer tut es. Bleibt die Frage, was sich die Männer davon erhoffen. Vermutlich verdankt das Vitamin seinen guten Ruf beim männlichem Geschlecht einem Missverständnis. Denn viele Männer glauben, dass Vitamin E helfen kann, Potenzprobleme zu knacken oder sogar die bereits bestehende Potenz noch steigert. In einem Kraftstudio erlebten wir einen Bodybuilder, der davon schwärmte, dass er die ganze Nacht durchvögeln könne, seitdem er das Vitamin in Mega-Dosierungen schluckt. Aus physiologischer Sicht muss es sich dabei aber wohl um einen Placebo-Effekt gehandelt haben. Denn Vitamin E steigert zwar mitunter die Fruchtbarkeit, nicht aber die Potenz. Wobei noch erwähnt werden muss, dass Überdosierungen des Vitamins die Anzahl der funktionsfähigen Spermien reduzieren kann.

- Männer schlucken mitunter bestimmte Mineralienprodukte, um ihre Konzentration und Stressfestigkeit zu steigern. Die Erfolge sind jedoch in der Regel mäßig. Es ist nicht bekannt, dass Mineralien wie Magnesium, Mangan und Kalium in hohen Dosierungen – unabhängig vom Placebo-Effekt – Männern zu Unerschütterlichkeit und geistigen Höhenflügen verholfen hätten.

Das Sardinien-Phänomen: Können Männer davon lernen?

Unsere zivilisierte Welt ist kalkuliert und risikoreduziert, wir haben Hygiene und eine Krankenversorgung auf hohem Niveau. Doch wenn wir auf weniger zivilisierte Länder schauen, deren Menschen trotz – oder gerade wegen? – ihres geringeren Wohlstandes bei bester Gesundheit immer wieder biblische Alter erreichen, überkommt uns der Neid. Wir fragen uns: Wie machen die das nur? Denn was haben wir nicht schon alles unternommen, um diesen Menschen nachzueifern? Wir haben tonnenweise Knoblauch-Extrakte geschluckt sowie Kefir und Joghurt gelöffelt, ganz so, wie es die uralten Kaukasier machten; wir haben hektoliterweise Kombucha in uns hineingeschüttet, ganz so, wie es die Methusalems in China machten; viele von uns trauen sich sogar schon an rohen Fisch, weil es die Japaner mit ihrer hohen Lebenserwartung so machen; und die Hartgesottenen unter uns trinken morgens auf nüchternen Magen ein Likörglas Apfelessig, so wie die Menschen im amerikanischen Vermont, deren überragender Gesundheitszustand schon legendär ist. Doch was hat das alles genutzt? Wenig.

Vor allem den Männern haben die Anstrengungen um Kombucha, Essig und Co nur wenig gebracht. Während Frauen, trotz ihres zunehmenden Nikotinkonsums, locker damit rechnen dürfen, die 80-Jahres-Grenze zu überschreiten, dümpeln die Männer bei einer Lebenserwartung von 74 dahin.

Vielleicht hat diese Differenz ja ihre Ursache darin, dass es auch in den Ländern mit den meisten Hundertjährigen in erster Linie Frauen sind, die dieses Alter erreichen. Ob in Japan, im Kaukasus oder in Frankreich, überall kommt auf fünf hundertjährige Frauen gerade mal ein Mann. Und die ältesten Menschen der Welt, deren Geburtsdatum auch wirklich belegt werden konnte, sind ebenfalls Frauen. Wie etwa die älteste von allen, Jeanne Calment, die 1997 mit 122 das Zeitliche segnete.

Doch es gibt auch eine Ausnahme vom Geschlechterungleichgewicht unter den Hundertjährigen: Sardinien. In den dortigen Bergen schaffen ebenso viele Männer wie Frauen den Aufstieg in die Hunderter-Liga. Ein Phänomen, das auch Wissenschaftler beeindruckt. »Wenn Männer von irgendjemandem lernen können, wie man 100 Jahre alt wird«, so Prof. Claudio Franceschi, Immunologe an der Universität Bologna, »dann von den Männern aus den sardischen Bergen.«

Bleibt die Frage, was von ihnen zu lernen ist. Erst einmal die Tatsache, dass sie körperlicher aktiver sind als hierzulande, insofern sie ihren Lebensunterhalt überwiegend als Bauern bestreiten. Doch das gibt es woanders auch. Ansonsten gibt es in Sardinien als alkoholisches Getränk nur wenig Bier und Schnaps, dafür aber viel Rotwein; doch auch das gibt es woanders auch, man denke nur an Frankreich. Beim Essen haben die sardischen Männer viel Olivenöl und Fisch auf dem Teller. Doch auch das ist nichts Besonderes, denn in Kreta isst man noch erheblich mehr Olivenöl, und in punkto Fisch sind die Menschen in Alaska und Japan ohnehin nicht zu schlagen.

Fazit: Auch wenn der Lebensstil der sardischen Männer sicherlich lebensverändernd wirkt, er kann nicht allein erklären, warum es auf der Mittelmeerinsel so viele Hundertjährige gibt. Wissenschaftler vermuten denn auch, das sich dort einfach besonders günstige genetische Umstände getroffen haben. »Wir müssen uns wohl damit abfinden«, erklärt Franceschi, »dass die hohe Lebenserwartung der Männer auf Sardinien eher etwas mit ihren Genen als mit ihrem Lebensstil zu tun hat.« So wurde bei einigen dieser Männer beobachtet, dass ihr Immunsystem über angeborene Kapazitäten verfügt, die es befähigen, auf typische Belastungen des hohen Alters optimal zu reagieren.

Genetische Dispositionen kann man freilich nicht erlernen. Dem Mann in unseren Breiten bleibt also zunächst nichts anderes übrig, als sich ohne ein konkretes Vorbild um seine gesunde Lebensführung zu kümmern.

Was Männer wirklich brauchen

Die fleischreiche und gemüsearme Kost der Männer in Verbindung mit ihrem stressigen, auf Leistungskraft geeichten Lebensstil und ihrem hohen Konsum an Alkohol und Nikotin bringt es mit sich, dass der männliche Körper unter starkem oxidativem Stress steht. Das heißt, ihr Körper steht unter starkem Beschuss von aggressiven Sauerstoffverbindungen, von freien Radikalen, die als Hauptverantwortliche für Krebs, Arteriosklerose und frühzeitige Altersveränderungen gelten.

Die richtige Antwort darauf wäre: Gemüsekonsum rauf, dafür Fleisch-, Nikotin und Alkoholkonsum runter. Außerdem Orientierung hin zu einer Lebensweise, die weniger von Hartmanns-Attributen wie Leistung, Wettkampf und der Unterdrückung von Funktionsschwächen und Krankheiten geprägt ist. Alles zusammen wird sich freilich kaum einrichten lassen. Nur die wenigsten Männer sind bereit oder imstande, von ihrem ursprünglichen Leben abzulassen. Außerdem zeigt die Erfahrung, dass bei ihnen der Verzicht auf Fleisch, Alkohol und Nikotin oft in typisch männliche Gesundheitsaposteleien ausartet wie etwa ein fanatisches Nichtraucher- oder Rohköstlertum, die den Mitmenschen oft gewaltig auf die Nerven gehen.

Realistisch ist wohl vielmehr, den Umstieg zum gesunden Leben sukzessive und unauffällig zu gestalten. Beispielsweise dadurch, Entspannungstechniken einzubauen, um den Stress des Alltags zu puffern. Der Mann von heute nimmt dergleichen nicht mehr so negativ auf wie noch vor zehn Jahren, wo Autogenes Training oder Tai Chi als typische Beschäftigung von frustrierten Volkshochschulkursbesuchern abgekanzelt wurden. Seit einiger Zeit werden von manchen Industriebetrieben sogar Meditationsübungen für Manager angeboten.

In Bezug auf die Ernährung ist es sinnvoll, den Anteil an antioxidativen Substanzen zu erhöhen. Wissenschaftliche Studien belegen, dass gerade der männliche Organismus sehr positiv auf diese Stoffe reagiert. Die Natur verfügt über eine Reihe von Substanzen, die als Radikalenfänger und damit als wirkungsvoller Krebs- und Arterioskleroseschutz arbeiten können. Besonders effektiv sind hier die so genannten Polyphenole, und davon sollen - so der verbreitete Tenor - gerade in Rotwein und einigen Teesorten große Mengen zu finden sein.

Rotwein
Eine Studie der Universität Bonn belegt, dass Rotwein zwar im Durchschnitt mehr Polyphenole enthält als seine weißen und roséfarbenen Pendants, dass es aber in dieser Hinsicht auch deutliche Unterschiede zwischen den einzelnen Rotweinsorten gibt. Der Polyphenolgehalt in deutschem und italienischem Rotwein ist nämlich deutlich geringer als bei den Produkten aus Spanien, Frankreich und Kalifornien. Ein Phänomen, das wahrscheinlich mit dem trockeneren und sonnenreicheren Klima in diesen Gegenden zusammenhängt.

In einer Untersuchung der Universitätsklinik Köln zeigte sich außerdem, dass nur Rotweine aus Eichenfässern als Schutz gegen Krebs und Herzinfarkt fungieren - ein deutlicher Hinweis darauf, dass nicht der Weinsaft an sich wirkt, sondern dass es auch darum geht, beim Lagern Polyphenole aus dem Eichenholz zu ziehen.

Schwarzer und Grüner Tee
Zu den weiteren ergiebigen Polyphenollieferanten gehört der Tee, wobei in letzter Zeit vor allem der Grüntee in den Mittelpunkt des öffentlichen Interesses geriet. Tatsächlich ist er wohl wertvoll für unsere Gesundheit, aber keineswegs überragend. Lebensmittelchemiker Dr. Ulrich Engelhardt von der Universität Braunschweig verweist auf neuere Studien, »die belegen, dass die antioxidative Akti-

vität von Grün- und Schwarztee vergleichbar ist«. Wer also auf die Entstehung von Krebs und Arteriosklerose zielt, kann auch den kräftig-würzigen Schwarztee in seine Tasse gießen, es muss nicht unbedingt der fein-aromatische Grüntee sein.

Darüber hinaus hängen die antioxidativen Eigenschaften des Grünen Tees auch von seiner Zubereitung ab, wie eine Untersuchung der Universität Jena zeigte. Demzufolge muss der Tee mindestens drei Minuten ziehen, damit sich genügend Polyphenole im Aufguss lösen. Außerdem ist die Lösungsquote umso höher, je heißer das Wasser ist. Die übliche Empfehlung also, den Grünen Tee bei 70 bis 80 Grad aufzusetzen, erfüllt allenfalls den Zweck, den Geschmack aufzuwerten. Aus medizinischer Sicht ist es hingegen sinnvoll, ihn mit kochendem Wasser zu überbrühen.

Alternative Teegetränke

Schließlich sollten Wein- und Teetrinker keinesfalls glauben, den Gipfel der Krebs- und Arterioskleroseehemmung erreicht zu haben. Denn es gibt Getränke, die als Antioxidantien ähnlich wirkungsvoll oder sogar effektiver einzuschätzen sind.

So belegen jüngste Forschungen, dass auch Honeybush- und Rotbuschtee, zwei Tees aus Südafrika, über enorme Polyphenol-Kapazitäten im Kampf gegen den oxidativen Stress verfügen. Man erhält sie mittlerweile in sämtlichen Reformhäusern und Teefachgeschäften. In den Apotheken erhältlich ist hingegen der Cystustee aus dem griechischen Chalkidike. Er präsentierte sich in einer Studie am Ahrensburger Institut für Lebensmitteltechnologie als eine der ergiebigsten Polyphenolquellen, die es überhaupt in der Natur gibt. Dementsprechend groß ist seine antioxidative Kraft. Außerdem stärkt er die Immunabwehr, vor allem gegenüber Krankheiten der oberen Atemwege. Cystus schmeckt allerdings ausgesprochen herb, seine Polyphenole zeigen deutlich, dass man sie früher einmal als Gerbstoffe bezeichnete, so stark zieht er die menschlichen Schleimhäute zusammen. Wobei zu sagen ist, dass ja gerade Männer diesen Geschmack oft attraktiv finden. Außerdem kann man den Tee gut mit Honig oder Zitronensaft mischen, und dann mausert auch er sich zu einem echten Genusstee.

Der tägliche Nährstoffbedarf der Männer in Zahlen

Kalorienbedarf	etwa 2400-2600 kcal
Eiweiß	0,8 g/kg Körpergewicht
Eisen	10 mg
Kalzium	1000 mg
Jod	150 mg
Vitamin A	1,0 mg
Vitamin C	100 mg
Vitamin D	5 mcg
Vitamin E	12-14 mg
Thiamin	1,0-1,3 mg
Riboflavin	1,2-1,5 mg
Pyridoxin	1,8 mg
Niazin	15-17 mg
Folsäure	300 mcg
Vitamin B12	3,0 mcg

Abkürzungen:
mg = Milligramm
mcg = Mikrogramm
kcal = Kilokalorien

Die kulinarische Versöhnung
Rezepte für Sie und Ihn

Schnucke für die Zicke

Eine Szene im Restaurant: Das frisch verliebte Paar sitzt sich schmachtend gegenüber. Sie sind das erste Mal zusammen in Urlaub gefahren, und da ihm der Ort schon länger bekannt ist, hat er gesagt: »Heute Abend lade ich dich zu einer echt exquisiten Besonderheit ein.« Und jetzt sitzen sie da, und er hat dem Kellner die Order gegeben: Schnuckenbraten mit kleinen Knödeln und feinem Gemüse. »Das wird für dich ein unvergessliches Erlebnis«, kündigt er an. Und er soll Recht behalten. Denn als der Teller mit dem Essen vor ihr steht, sieht sie ihre schlimmsten Befürchtungen wahr werden. Die Schnucke ist nämlich nichts anderes als ein Stück Fleisch vom Schaf. Ja, genau. Von diesen dickwolligen Rasenmähern, deren Milch und Fleisch irgendwie immer nach Klee und Stroh schmecken. Und das feine Gemüse besteht in erster Linie aus Bohnen. Jenes ekelhafte Gemüse, von dem sie immer solche Blähungen bekommt.

Sie ist sauer. Was fällt ihm ein, einfach über ihren Kopf hinweg das Essen zu bestellen! Woher soll sie wissen, dass Schnucken etwas mit Schafen zu tun haben? Und Bohnen! Welcher Kerl kann so blöd sein, einer Frau Bohnen zu bestellen? Das kann ja noch was werden hier im Urlaub. Im Restaurant Ärger machen, das will sie dann doch nicht. Aber essen kann sie das Zeug auch nicht. Und dann werden sie wieder kommen, Fragen wie »Hat es dir nicht geschmeckt?«, »Hättest doch sagen können, dass du kein Schaf magst?« Der Kellner wird wahrscheinlich noch mal ins selbe Horn stoßen (»War irgendetwas mit dem Essen nicht in Ordnung?«). Und wahrscheinlich würden er und ihr Liebster denken: »O Gott, was für eine verwöhnte Zicke!« Das kann was werden! Wieso bloß muss es zwischen Männern und Frauen immer so kompliziert zugehen?

Wo bleibt Muttis Braten?

Sie sind schon seit fünf Jahren ein Paar. Heute hat sie ihn zum Abendessen zu sich eingeladen. Damit er endlich was Gesundes in den Magen bekommt. Es gibt Gemüse-Lasagne. Den Brokkoli nicht etwa aus der Tiefkühltruhe, sondern frisch. Mit Sahne und obendrauf mit allerbestem Käse aus Frankreich. Dazu Rotwein und Kerzenlicht. Es gibt wohl nur wenige Paare, so denkt sie sich, die sich nach fünf Jahren noch unter so einem Ambiente treffen.

Doch bei ihm dominiert Enttäuschung. Er hat den ganzen Tag über nichts Gescheites gegessen. Das einzige, was es für den Magen gab, waren Stress, Kaffee und Kekse. Jetzt sehnt er sich nach etwas Deftigem. Ein Stück Fleisch mit einer herzhaften Sauce dazu. Und nicht so ein überbackenes Karnickelfutter. Und warum müssen Frauen immer Rotwein zum Essen kredenzen? Was ist so schlimm daran, dass Männer Bier trinken? Ist sogar weniger Alkohol drin als im Wein. Und in erotische Stimmung kommt er jetzt ohnehin nicht mehr. Denn das Fleisch, das er jetzt braucht, hat nichts mit Weibern zu tun. Sondern was mit Koteletts, Steaks und Bratenduft. Die Frauen von früher, wie etwa seine Mutter, die haben das noch begriffen. Und ihren Männern den Schmorbraten auf den Tisch gestellt. Doch die heutigen Frauen wollen wohl aus Männern mümmelnde Weicheier machen, die ihren Mädels brav im Karnickelschritt hinterherhoppeln. Warum bloß muss es zwischen Frauen und Männern immer so kompliziert zugehen?

Ist Versöhnung überhaupt möglich?

Wenn es ums Essen und Trinken geht, dann ist der Alltag von Mann und Frau mehr denn je von Missverständnissen und unerfüllten Hoffnungen geprägt. Da versuchen Männer, die Frauen zu saftigen Braten mit Hülsenfrüchten zu überreden, obwohl die – nicht nur aus Diätmotiven – naturgemäß Aversionen gegenüber solchen Deftigkeiten haben. Und Frauen bewirten Männer mit vegetarischen Köstlichkeiten, obwohl deren Verlangen - gerade dann, wenn sie von der Arbeit nach Hause kommen - auf Deftiges und Fleischiges zielt.

Ganz zu schweigen von der traditionellen Rollenverteilung, wonach die Frau für das alltägliche Versorgungskochen zuständig ist, während es dem Mann überlassen ist, in den wenigen Gelegenheiten des Genusskochens zu brillieren. Mit der Folge, dass die kochenden Frauen ihre kulinarische Kreativität oft unterdrücken, um des lieben Friedens willen dem Rest der Familie immer dieselben, bewährten Speisen auf den Tisch stellen. Während die männlichen Erlebnisköche irgendwelche Extravaganzen brutzeln, die oft völlig an den Bedürfnissen ihrer Mitmenschen vorbeigehen.

Bei solch ständigem Aneinander-Vorbeikochen und Aneinander-Vorbeiessen bleibt natürlich die Frage, ob sich die Geschlechter überhaupt kulinarisch versöhnen lassen. Und das nicht nur in Bezug auf den Geschmack, sondern auch in Bezug auf die biologischen Bedürfnisse, in denen sich Mann und Frau bekanntlich ebenfalls unterscheiden. Die Frage kann an dieser Stelle sicherlich nicht abschließend beantwortet werden. Wir können aber einige Rezeptvorschläge anbieten, welche die beiden Geschlechter kulinarisch und biologisch gleichermaßen zufrieden stellen.

Rezepte zum Frühstück

Bananen-Kefir-Müsli für 2 Personen

Die Bananen sorgen für ein stabiles Blutzuckerniveau, das gerade für Frauen wichtig ist, um mit gleich bleibender Konzentrationsfähigkeit über den Vormittag zu kommen. Die Weizenkleie enthält Phytoöstrogene zur Stabilisierung des weiblichen Hormonhaushalts. Und der Kefir befriedigt den Eiweißbedarf des Mannes und sein Verlangen nach eher herben Geschmacksnoten. Wichtig ist, dass beide Beteiligten Einigkeit darüber erzielen, mit wieviel Honig oder Agavendicksaft gesüßt werden soll. Möglicherweise ist es am besten, wenn jeder für sich erst in seiner Schüssel süßt.

Zutaten:
2 Bananen
4 EL eingeweichte Weizenkörner
4 EL Vollkornhaferflocken
2 TL Weizenkleie
4 EL Cornflakes
1 EL Zitronensaft
200 g Kefir, Vollfettstufe
Agavendicksaft (gibt es in Reformhäusern) oder Honig nach Bedarf

Zubereitung:
Die Bananen schälen und in kleine Scheiben schneiden. Dann mit den Müslibestandteilen vermischen. Kefir mit Zitronensaft vermischen und darüber gießen, durchmischen. Schließlich mit Agavendicksaft oder Honig abschmecken.

Pikantes Dinkelfrühstück (für 2 Portionen)

Ballaststoffreicher Start in den Tag, besticht durch hohen Sättigungsgrad und viel cholesterinsenkende Pektine (Äpfel und Möhren). Geschmacklich mit süß-sauren wie auch »kernigen« Nuancen.

Zutaten:
40 g gekeimter Dinkel
150 ml Pflaumen- oder Ananassaft
100 g Möhren
100 g Sellerie
100 g säuerlicher Apfel, z. B. Granny Smith oder Klarapfel
1 EL gehackte Zitronenmelisse
2 mittelgroße Bananen

Zubereitung:
Die gekeimten Dinkelkörner mit dem Schneidestab des Handmixers zerkleinern oder nach Wunsch auch ganz lassen. Den Dinkel mit dem Pflaumen- oder Ananassaft verrühren. Die Möhren, den Sellerie und den Apfel ebenfalls mit dem Schneidestab des Handmixers zerkleinern. Mit der Zitronenmelisse unter den Dinkel mischen. Von der Banane 4 Scheiben zum Garnieren beiseite legen, den Rest würfeln und unter den Dinkel heben. Das Sprossenfrühstück in eine Schale füllen.

Vorspeise

Artischocken mit Estragon-Vinaigrette (für 2 Personen)

Artischocken und Knoblauch verbessern die Entgiftung durch die Leber und senken den Cholesterinspiegel. Beides Effekte, die vor allem für Männer erwünscht sind. Der herbe Geschmack des Gerichts ist auch noch für Frauen erträglich.

Zutaten:
2 Artischocken
1 TL Weinessig
1 TL Zitronensaft
50 ml Gemüsebrühe
2 EL Olivenöl
1 ausgepresste Knoblauchzehe
1 TL zerhackter Estragon
1 TL zerhackte Petersilie
1 TL zerhackter Schnittlauch
Salz
Pfeffer

Zubereitung:
Die Artischocken waschen, von den Stielen und abstehenden Bodenblättern befreien. Dann in reichlich Salzwasser auf kleiner Flamme köcheln lassen.

Währenddessen die Vinaigrette zubereiten: Essig, Zitronensaft und Gemüsebrühe mit dem Handrührgerät vermischen, dann bei laufendem Rührgerät das Öl untermischen. Danach kommen die Gewürze hinzu. Gut durchrühren.

Die gekochten Artischocken über einem Sieb abtropfen lassen, dann zusammen mit der Sauce servieren.

Rezepte zum Mittagessen

Ingwer-Hähnchen (für 2 Personen)

Geflügel zählt zu den »Kompromiss-Fleischsorten«, weil es von Männern und Frauen etwa gleich gerne gegessen wird. Der Ingwer sorgt für einen »weiblichen« Ausgleich zum eher deftig-männlichen Knoblauch.

Zutaten:
2 große Hähnchenbrüste
80 ml Gemüsebrühe
2 ausgepresste Knoblauchzehen
4 TL frischer, zerstoßener Ingwer
80 ml Olivenöl
80 ml Essig
1 Zwiebel
Salz
Pfeffer

Zubereitung:
Das Hähnchenfleisch zusammen mit etwas Salz und dem gemahlenen Ingwer in einer hohen Pfanne etwa 20 Minuten schmoren lassen, bis das Fleisch durch ist.

Währenddessen die Zwiebel schälen und in Ringe schneiden. Dann das Fleisch schnetzeln und zusammen mit Knoblauch, Olivenöl, Essig, Zwiebelringen sowie Salz und Pfeffer (Mengen nach eigenem Geschmack) in eine Schüssel geben. Gut durchmischen, schließlich mindestens einen Tag im Kühlschrank ziehen lassen.

Ingwer-Hähnchen schmeckt sehr gut zu Kopfsalat, Reis, Toast oder Kroketten. Servieren Sie es mit einem Glas Weißwein.

Bananen-Curry »Westindia« (für 4 Personen)

Ein Gericht mit gleichermaßen hohem Gehalt an Eiweiß und komplexen Kohlenhydraten. Schön sahnig, was weiblichen Geschmackspräferenzen entgegenkommt. Durch die Zwiebeln und den Curry aber auch etwas scharf, was dem »sensationslüsternen« Gaumen der Männer schmeichelt.

Zutaten:
2 Zwiebeln
20 g Butter
2 EL Curry-Pulver
120 ml Hühnerbrühe
125 ml Sahne (30 Prozent Fett)
400 g Krabben
Saft einer halben Zitrone
Salz
weißer Pfeffer aus der Mühle
frisch geriebene Muskatnuss
4 mittelgroße Bananen
1 Bund Dill

Für den Reisrand:
150 g Langkornreis
Salz
eine kleine, rote Paprika
100 g tiefgekühlte Erbsen
Butter für die Förmchen

Zubereitung:
Die Zwiebeln schälen, feinhacken und in heißer Butter weich dünsten. Das Curry-Pulver einstreuen und andünsten. Mit der Hühnerbrühe und der Sahne aufgießen, aufkochen und zehn Minuten köcheln lassen. Die

Krabben hineingeben. Mit Zitronensaft, Salz, Pfeffer und Muskat würzen. Die Bananen schälen, in Scheiben schneiden und in das Ragout rühren, kurz darin erhitzen. Den Dill abbrausen, feinhacken und einstreuen. Für den Reisrand den Reis in kochendes Salzwasser schütten und in 20 Minuten ausquellen lassen. Die Paprika waschen, putzen und in winzige Würfel schneiden. Mit den Erbsen acht Minuten vor Garzeitende zum Reis geben. Vier Reisringförmchen gut einfetten, den Reis einfüllen und als Ring auf vier Teller stürzen. Das Bananencurry in die Mitte füllen.

Spaghetti mit Muskat-Spinat-Sauce (für 4 Personen)

Die beiden Gewürze Muskat und Knoblauch sprechen in Kombination miteinander beide Geschlechter an. Sahne und Schmelzkäse sorgen für cremige Komponenten, die eher den weiblichen Gaumen ansprechen. Der Spinat ist ein sättigender Fleischersatz, der aufgrund seiner herben Note auch von Männern akzeptiert wird.

Zutaten:
1 große Packung (600 g) Tiefkühlspinat
1 Zwiebel
150 g Schmelzkäse
500 g Spaghetti
1 EL Sahne
2 ausgepresste Knoblauchzehen
1 gestrichener EL geriebene Muskatnuss
2 EL Butter
Salz
Pfeffer

Zubereitung:
Zwiebel schälen, kleine Stücke zerhacken und in der heißen Butter kurz andünsten.

Dann den Spinat mit etwas Wasser hinzufügen und - wenn der Spinat weich ist - den Schmelzkäse und die Sahne hinzufügen. Alles zusammen noch ein paar Minuten köcheln lassen, am Ende den ausgepressten Knoblauch und die Muskatnuss hinzufügen. Mit Salz und Pfeffer abschmecken.

Währenddessen die Spaghetti in reichlich Salzwasser zehn Minuten kochen lassen und abgießen.

Die Spaghetti werden auf den einzelnen Tellern serviert und mit der Spinat-Muskat-Sauce übergossen.

Mexiko-Nudeln (für 4 Personen)

Die komplexen Kohlenhydrate der Nudeln sowie die Fettsäuren und B-Vitamine der Avocado und das C-Vitamin der Tomate sorgen für günstige Voraussetzungen, um auch nach dem Mittagessen konzentriert und guter Laune zu bleiben. Zusammen mit den hochwertigen Proteinen aus dem Käse sorgen sie außerdem für eine stabile Sättigung, bei der auch das Eiweißbedürfnis des Mannes nicht zu kurz kommt. Geschmacklich lässt dieses Gericht kaum Wünsche offen. Scharfe, saure, salzige und süße Nuancen werden miteinander kombiniert, so dass die Gaumen geschlechterübergreifend zufrieden gestellt werden.

Zutaten:
250 g Röhrchennudeln
1 EL pflanzliches Öl
2 Fleischtomaten
2 Avocados
2 Scheiben Ananas (Dose)
1 große Zwiebel
1 kleine Dose Mais
100 g Tortilla-Chips
80 g Gouda (grob gerieben)

Für die Salatsauce:
3 EL saure Sahne
1 Messerspitze Chilipulver
Salz
Pfeffer
1 EL Tomatenmark

Zubereitung:
Nudeln in reichlich Salzwasser bissfest garen. Abgießen und sofort mit ei-

ner Tasse Nudelwasser und 1 Eßlöffel Öl mischen. Tomaten waschen, halbieren, Kerne entfernen und das feste Fruchtfleisch in Stücke schneiden. Eine Avocado schälen, halbieren, Kern entfernen und das Avocadofleisch würfeln. Ananas kleinschneiden. Zwiebel schälen, vierteln und aufschneiden. Mais abgießen. Die Hälfte der Chips grob zerkrümeln. Nudeln, Tomaten, Avocados, Ananas, Zwiebeln, Mais, Käse und die zerkrümelten Chips mischen.

Für die Salatsauce die zweite Avocado schälen, halbieren, Kern entfernen und eine Avocadohälfte pürieren. Die zweite Hälfte in Spalten schneiden. Mit saurer Sahne, Chilipulver, Salz, Pfeffer und Tomatenmark verrühren. Soße über die gemischten Salatzutaten verteilen und mit den restlichen Tortilla-Chips und Avocadospalten dekorieren.

Rezepte zum Nachtisch

Tee-Shake mit Aprikosen (für 2 Personen)

Ein gesundes Dessert, dass herb-männliche Geschmackswünsche genauso befriedigt wie das weibliche Verlangen nach Cremigem.

Zutaten:
0,5 l Wasser
2 gestrichene TL Grüner Tee (Bancha)
Eiswürfel
4 reife Aprikosen
1 Zitrone
2 TL Puderzucker
4 Kugeln Vanilleeis
2 Zweige Zitronenmelisse

Zubereitung:
Das Wasser kurz aufkochen, die Hälfte davon über die Teeblätter gießen. 90 Sekunden ziehen lassen, den ersten Aufguss fortspülen. Den zweiten Aufguss 3 Minuten ziehen lassen und über zwei mit Eiswürfeln bestückte Gläser absieben. Die Aprikosen mit kochendem Wasser überbrühen, häuten, entsteinen und fein zerschneiden. Die Zitrone auspressen, ihren Saft mit den Aprikosestücken und dem Puderzucker in einen Mixer geben. Das Ganze pürieren, den Grünen Tee samt den Vanilleeiskugeln hinzugeben und alles schaumig aufschlagen. Den Shake sofort in ein Longdrinkglas gießen und mit jeweils einem Melissezweig garnieren.

Kardamom-Crème in Papaya (für 2 Personen)

Gerade beim Nachtisch fällt es oft schwer, die unterschiedlichen Vorlieben der Geschlechter in gleichem Maße zu berücksichtigen. In dem vorliegenden Gericht sollte dies allerdings gelungen sein. Denn durch den Kardamom werden auch die »sensationslüsternen« Geschmacksknospen von Männern, die sonst nicht so auf Desserts stehen, angesprochen.

Zutaten:
2 Papayas
50 l Milch
30 brauner Zucker
1 gestrichener TL zermahlener Kardamom
3 Blatt weiße Gelatine
Zitronensaft (Menge nach eigenem Geschmack)
125 Schlagsahne

Zubereitung:
Papaya waschen, der Länge nach halbieren und entkernen. Fruchtfleisch herauslösen und pürieren.

Milch mit Zucker und Kardamom kurz aufkochen, zehn Minuten ziehen lassen.

Gelatine in kaltem Wasser einweichen, dann in der Kardamom-Milch auflösen.

Die Gelatine-Milch-Mischung mit dem Papaya-Püree verrühren, mit Zitronensaft abschmecken, abkühlen lassen.

Währenddessen die Schlagsahne steif schlagen, wenn die Milch-Papaya-Masse geliert ist, die Sahne unterheben.

Nochmals kalt stellen, kräftig durchrühren. In einen Spritzbeutel mit Sterntülle füllen und in die beiden Fruchthälften füllen.

Rezepte zum Abendessen

Kefir mit Spinat und Kräutern (für 2 Personen)

Noch einmal Kefir, diesmal zum Abendessen. Kefir ist eiweißreich, herb und sahnig, deshalb für männliche und weibliche Bedürfnisse in gleichem Maße geeignet. Durch Ingwer und Knoblauch wird ebenfalls eine männlich-weibliche Kulinarversöhnung erzielt.

Zutaten:
200 g frischer Spinat
1 Knoblauchzehe
ein halbes Bund Petersilie
1 Stängel frischer Dill
1 Zweig Zitronenmelisse
1 halbe Sellerieknolle
300 g Vollfettkefir
1 halber TL Ingwer
Salz
Pfeffer
Zucker

Zubereitung:
Spinat waschen und die festen Stiele entfernen. Sellerieknolle waschen, schälen und in kleine Stücke schneiden. Kräuter waschen, trocknen lassen und die größeren Stiele entfernen. Den Knoblauch schälen und in den Kefir pressen.

Kefir, Gemüse und Kräuter zusammen pürieren. Mit Salz, Pfeffer, Zucker und Ingwer würzen und abschmecken.

Zu dem Spinatkefir passen Salzkartoffeln oder Reis.

Knuspriger Apfelsalat (für 4 Personen)

Wenn Männer schon Rohkost essen, dann muss das Ganze knusprig und am besten mit ein wenig angebratenem Fleisch garniert sein. Dies ist bei dem folgenden Salat der Fall. Den weiblichen Geschmackspräferenzen wird durch den hohen Anteil an Obst Rechnung getragen.

Zutaten:
3 Äpfel, leicht säuerlich
2 Bananen
3 kleine Stangen Bleichsellerie
2 Frühlingszwiebeln
150 g Frühstücksschinken
1 EL Zitronensaft
1 TL abgeriebene Zitronenschale
1/2 Bund Schnittlauch
1/2 Bund Petersilie
2 EL Apfelessig
4 EL Pflanzenöl
Salz
Pfeffer aus der Mühle
50 g gehackte Haselnüsse

Zubereitung:
Den Frühstücksschinken klein würfeln, in einer Pfanne knusprig braten, auf Küchenpapier abtropfen lassen. Die Äpfel waschen, halbieren, das Kerngehäuse entfernen, in Stücke schneiden. Die Bananen in Scheiben, den Bleichsellerie in Stücke, die Frühlingszwiebel in Ringe schneiden. Alles in eine Schüssel geben und mit dem Zitronensaft und der -schale vermischen. Den Schnittlauch und die Petersilie feinhacken, mit den Schinkenwürfeln unter die Salatzutaten geben. Zum Schluss Essig mit dem Öl verrühren, mit Salz und Pfeffer abschmecken und über den Salat geben. Vor dem Servieren mit Haselnüssen bestreuen.
Dazu passen: Vollkornstangen.

Herzhafter Bananensalat mit Krabben (für 4 Personen)

Eine herzhafte Kombination aus süß-sauren, deftigen und scharfen Nuancen, und damit genau richtig für die Geschmäcker von Mann und Frau. Der Salat kann auch als vollwertiges Mittagessen serviert werden.

Zutaten:
1 Ei
1 TL scharfer Senf
2 EL Zitronensaft
Cayennepfeffer
Salz
3 EL Öl
150 g Magerjoghurt
1 EL Sahne
1 Bund Schnittlauch
1 Bund Petersilie
2 mittelgroße Bananen
1 Orange
200 g frische Ananas
1 säuerlicher Apfel
200 g Möhren
250 g Krabben

Zubereitung:
Für die Joghurtmayonnaise das Ei mit dem Senf, dem Zitronensaft, einer kräftigen Prise Cayennepfeffer und dem Salz verrühren. Das Öl zuerst tropfenweise, dann in feinem Strahl in die Eimasse einrühren. Den Joghurt, die Sahne und die feingehackten Kräuter untermischen. Die Bananen, die Orange und die Ananas in Stücke schneiden. Den Apfel und die Möhren schälen und raspeln. Das Obst, die Möhren und die Krabben mit der Joghurtmayonnaise mischen.

Literaturverzeichnis

Bourre, Jean-Marie, »Intelligenz & Ernährung«, Econ, Düsseldorf, 1992

Bundesministerium für Familie, Senioren, Frauen und Jugend, »Bericht zur gesundheitlichen Situation von Frauen in Deutschland«, Kohlhammer, Berlin, 2001

Cline, Sally, »Just desserts. Women & Food«, A. Deutsch, London, 1990

Ernst, Heiko, »Gesund ist, was Spaß macht«, Kreuz, Stuttgart, 1992

Farb, P./Armelagos, G., »Consuming Passions: The Anthropology of Eating«, Washington Square Press, New York, 1980

Geo Wissen, »Ernährung, Gesundheit und Genuss«, Gruner und Jahr, Hamburg, 2001

Karmasin, Helene, »Die geheime Botschaft unserer Speisen«, Dr. Rainer-Wild-Stiftung, Heidelberg, 1999

Kleinspehn, Thomas, »Warum sind wir so unersättlich?«, Suhrkamp, Frankfurt, 1987

Manton, Catherine, »Fed Up. Women and Food in America«, Bergin & Garvey, Westport, 1999

Meadow, R./Weiss, L., »Women's conflicts about Eating and sexualitiy«, Harrington Park Press, New York, 1992

Meyer, Heinz, »Frau-Sein: genet. Disposition und gesellsch. Prägung«, Westdeutscher Verlag, Opladen, 1980

Montalvo, Soledad de, »Women, Food an Sex in History«, American Atheist Press, Austin, 1988

Orbach, Susie, »Fat is a feminist issue«, Arrow, London, 1988

Pollmer, U./Warmuth, S., »Lexikon der populären Ernährungsirrtümer«, Eichborn, Frankfurt, 2000

Pudel, V./Westenhöfer, J., »Ernährungspsychologie«, Verlag für Psychologie, Göttingen-Bern, 1998

Rätsch, Christian, »Die orientalischen Fröhlichkeitspillen und verwandte psychoaktive Aphrodisiaka«, VWB, Berlin, 1995

Tarnopolsky, Mark (Herausg.), »Gender Differences in Metabolism«, CRC Press, New York, 1999

Waterhouse, Debra, »Frauen brauchen Schokolade«, Mosaik, München, 1999

Zittlau, J./Kriegisch, N., »Praxisbuch der gesunden Ernährung«, Südwest, München, 2000

Zeitschriftenbeiträge, wissenschaftliche Studien

Amrhein, Christina, »Was Ärzte und Mütter falsch machen«, MMW, 7/1998

Badenberg, Christina, »Geschlechtsblindheit kann schmerzhaft sein«, Ärztezeitung, 2.7.2001

Barker u.a., »Do Type As eat differently?«, Appetite, 3/1996

Braunschweig-Pauli, Dagmar, »Jod: Der Jahrhundert-Irrtum«, Natur und Heilen, 8/2001

Diedrichsen, Iwer, »Genusstraining: Schule des Genießens«, Ernährungsumschau, 11/1999

Epel u.a., »Stress may add bite to appetite in Women«, Psychoneuroendrocrinology, 26; 2001

Ernst, Edzard, »Vegetarierherzen schlagen besser«, MMW, 15/2000

Friebel, Harry, »Der Mann: Zwischen Hecht und Hasenfuß«, Psychosozial, 4/1992

Gniech, Gisla, »Ansätze zu einer Psychologie des Essens«, Report Psychologie, 3/1990

Grosso u.a., »Maternal coffeine intake and intrauterine growth retardation«, Epidemiology, 12; 2001

Gutezeit u.a., »Auswahl und Einschätzung von Mahlzeiten durch Kinder verschiedener Altersstufen«, Z Ernährungswiss. 34; 1995

Hollstein, Walter, »Männlichkeit - Ein Definitionsversuch in männerschwerer Zeit«, Psychosozial 4/1992

Horejsi, R., »Der Nahrungsbedarf von Frauen und Mädchen«, Ernährung/Nutrition, 10/1996

Huether u.a., »Essen, Serotonin und Psyche«, Deutsches Ärzteblatt, 9/1998

Inoue u.a., »Regular consumption of green tea and the risk of breast cancer recurrence«, Cancer Lett, 167; 2001

Kallen, B., »Birth of Dilemma: Folic acid may bring risks as well as benefits«, New Scientist, 28.7.2001

Koenig, Robert, »Sardinia's Mysterious Male Methusalems«, Science, 291; 2001

Koren. G., »Coffeine during pregnancy?«, Can Fam Physician, 46; 2000

Keine Autorenangabe, »Fünf Kilo mehr für guten Sex«, Ärztezeitung, 27.2.2001

Keine Autorenangabe, »Ich fühle mich scheußlich, ich bin viel zu fett«, Ärztezeitung, 19.6.2000

Keine Autorenangabe, »Fat is an European issue«, in Brit Med J, 321; 2000

Keine Autorenangabe, »Der männliche Blick auf weibliche Körper«, Psychologie heute, 8/2001

Kutsch, Thomas, »Ernährungsverhalten in rollentheoretischer Perspektive«, Hauswirtsch. Wiss., 4/1987

Lippmann/Wegener, »Salbeiblütenextrakt bei Erschöpfungszuständen und Eisenmangelanämien«, Zeitschrift für Phytotherapie, 3/2001

LaRusso, Nicholas, »Breast cancer and hormone replacement therapy«, The Lancet, 350; 1997

Loosen, Werner, »Das kranke Mannsbild«, MMW, 45/1997

Macdiarmid u.a., »The sugar-fat relationship revisited: differences in consumption between men and women of varying BMI«, Int J of Obesity, 22; 1998

Millen u.a., »Dietary patterns of men and women suggests targets for health promotion: the Framingham Nutrition Studies«, Am J Health Promotion, Sept/Oct, 1996

Möhr u.a., »Zur Rolle der Geschlechter im Ernährungsverhalten«, Ernährung/Nutrition, 11/1992

Myles u.a., »Sex differences in speed of emergence and quality of recovery after anaesthesia: cohort study«, Brit Med J, 322; 2001

Olbricht, Ingrid, »Frauen sind häufiger psychosomatisch krank - warum eigentlich?«, Praxis Psychother Psychosom, 35; 1990

Olsen u.a., »Weight cycling and high-density lipoprotein cholesterol in women: evidence of an adverse effect«, J Am Coll Cardiol 36; 2000

Pfeiffer u.a., »Wie gesund sind Führungskräfte?«, Arbeitsmed Sozialmed Umweltmed 3/2001

Pirouznia, M., »The association between nutrition knowledge and eating behaviour in male and female adolescents«, Int J Food Sci Nutr, 2/2001

Rappoport u.a., »Gender and age differences in food cognition«, Appetite, 20/1993

Rappoport, L., »Conceptual differences between meals«, Food Quality and Preference, 12/2001

Reid u.a., »The effects of sucrose on everyday eating in normal weight men and women«, Appetite, 22; 1994

Roos u.a., »Gender, socioeconomic status and family status as determinants of food behaviour«, Soc Sci Med, 12/1998

Salonen u.a., »Antioxidant supplementation in atherosclerosis prevention«, J Intern Med, 248; 2000

Sasazuki u.a., »Relation between green tea consumption and the severity of coronary atherosclerosis among japanese men and women«, Ann Epidemiol 10; 2000

Schubert u.a., »Vorteile und Nachteile vegetarischer Kostformen«, Ernährungsumschau, 3/2001

Seer u.a., »Lieblingsspeisen und Einflüsse auf die Nahrungspräferenzen von Kindergartenkindern«, Z Ernährungswiss. 35; 1996

Smith u.a., »Das Geheimnis des Schmeckens«, Spektrum der Wissenschaft, 7/2001

Smith-Warner u.a., »Intake of Fruits and Vegetables and Risk of Breast Cancer«, J. of the American Medical Association, 286; 2001

Strassner u.a., »Die Giessener Rohkoststudie«, Erfahrungsheilkunde 8/1997

Teut, Michael, »Schilddrüsenüberfunktion durch jodiertes Kochsalz?«, Natur und Medizin, 2/2001

Tucker u.a., »Fernsehkonsum und Übergewicht«, Naturwissenschaftliche Rundschau, 2/1993

Tunali, G., »Wie sind die Essgewohnheiten von übergewichtigen Frauen und Kindern wirklich?«, Abstracts zum 38. Kongress der DGE, Vol.3, 2001

Ulrich, H.-J., »Ernährungsgewohnheiten berufstätiger Frauen«, Berichte der BFG für Ernährung, Karlsruhe, 6/1989

Weinschenk, Stefan, »Der Kreuzschmerz der Frau«, Z Allg Med, 68; 1992

Wolfram, Günther, »Fallen wir vom Fleisch?«, MMW, 13/1995

Wolters, M./Hahn, A., »Nährstoffsupplements aus Sicht des Konsumenten«, Ernährungsumschau, 4/2001

Zuckermann u.a., »Developement of a sensation seeking scale«, J Consult Psychology, 28; 1964

Register

Danksagung

Die folgenden Männer und Frauen haben mit ihrer Hilfe wesentlich zu diesem Buch beigetragen:

Gesa Schönberger von der Dr. Rainer-Wild-Stiftung; Dr. Gülin Tunali von der med. Klinik in Passau; Dr. Natalie Koster vom IME; Dr. Gottfried Ulbricht vom DIFE; Antje Zellmer von der DGE; Prof. Leon Rappoport von der Kansas State University